中國本草圖錄

蓋載之三墳者也其三百六十五

百二十種爲君主養命以應天無

老延年之說中藥一百二十種爲

有過病補虛益損之用下藥一百

可久服故有除寒熱邪氣破積聚

尹湯液之與本乎神農仲景傷寒

卷一

中國本草圖錄

商務印書館（香港）有限公司
人民衛生出版社 合作出版

中國本草圖錄　卷一

全書主編——蕭培根

本卷主編——連文琰

編寫——《中國本草圖錄》編寫委員會

責任編輯——孫祖基　江先聲

編輯顧問——李甯漢

美術編輯——嚴麗娟

裝幀設計——王鑑豐

出版——商務印書館（香港）有限公司

　　　　香港鰂魚涌芬尼街 2 號 D 僑英大廈

　　　　人民衞生出版社

　　　　北京天壇西里 10 號

製版——高迪電子分色有限公司

　　　　香港英皇道 499 號北角工業大廈 20 樓

印刷——中華商務彩色印刷有限公司

　　　　香港大埔汀麗路 36 號中華商務印刷大廈

版次——1989 年 11 月第 1 版

　　　　1992 年 4 月第 3 次印刷

　　　　ⓒ 1988 1992 商務印書館（香港）有限公司

　　　　ISBN 962 07 3078 X

前　言

　　中華民族在長期和疾病鬥爭的過程中，積累了極爲豐富的經驗，形成了獨特的中國醫藥學，它是世界傳統醫學的重要組成部分，可說是舉世矚目的。

　　作爲中國醫學防治疾病的主要武器的中草藥，資源十分豐富，藥用種類達七千種。《中國本草圖錄》廣攬博收，通過彩色照片和簡要描述，眞實記錄並介紹了五千種中草藥，可說是目前世界上收載和記錄藥用動物、植物、礦物的一部最大型專業性巨著和工具書。

　　本書由中國醫學科學院藥用植物資源開發研究所、吉林省中醫中藥研究院、長春中醫學院、昆明植物研究所、四川省中藥研究所、廣西藥用植物園、廣西醫藥研究所、上海第二軍醫大學、廣州市藥品檢驗所、四川省中藥學校、人民衛生出版社等十一個單位的數十名高級專業人員和著名學者通力合作完成。

　　收錄的所有彩色照片均在實地拍攝，其中不少品種是專業人員冒着生命危險，歷盡艱苦，深入荒山老林才獲得的，照片眞實、生動，如實地反映了這些中草藥的生長習性和生態環境，具有珍貴的科學價值。文字描述部分包括了這些中草藥的來源，形態，分佈，採製，成分，性能和應用等項目，簡明扼要，深入淺出，最後還附有最基本的文獻書目，幫助讀者進一步查閱更多的科學資料。所以，《中國本草圖錄》旣是專業醫藥人員必備的參考書，也是廣大群衆汲取中草藥知識的良師益友。

　　我們熱切希望本書日後能出版英文版，向全世界發行，這對於各國人民急切要求了解和熟悉中草藥的願望將能得到一定的滿足。

　　本書在編寫過程中，得到國際自然及自然資源保護組織 (IUCN)、世界衛生組織 (WHO) 的熱情關懷，國家自然科學基金會從經費上給予支持，衛生部的領導給予指導及鼓勵，使得這部巨著能在較短的時間內和讀者見面。

　　本書的編寫與攝影工作，不僅得到了各地研究機構的熱情支持與協助，還得到了各學術界老前輩的指導和幫助，有的親自參加了有關內容的審定工作，如樓之岑教授、謝宗萬教授、朱有昌教授、鄧明魯教授、吳征鎰教授等。在此一併向大家致謝。

　　衷心希望廣大讀者在使用過程中對本書提出寶貴意見，不吝指正。

蕭培根

**中國醫學科學院藥用植物資源開發研
究所，教授，所長。世界衛生組織傳
統醫學合作中心，主任。**

一九八八年五月一日

編　寫　說　明

1.　《**中國本草圖錄**》收載中草藥(包括植物、動物、礦物)五千種，分十冊出版。全書採用彩色照片拍攝中草藥的生態環境、生長狀態(活植物、活動物體態)，礦物則拍攝藥材形狀。

2.每種中草藥附有簡要的文字描述，目的在於彌補彩照的不足，並使讀者對該中草藥有一個概括的認識。

3.本書編排以植物(動物)科爲順序；植物科以恩格勒系統爲編排依據。科屬內的中草藥則按植物(動物)的拉丁學名的字母順序依次排列。

4.書前的目錄備列中草藥所屬的植物(動物)的科及科內各中草藥。書後則分別附有中草藥及所屬植物(動物)的中名索引及拉丁學名索引。

5.正名一般祇採用中草藥的常用名稱。若一種中草藥爲多來源或來自同屬多種植物(或動物)，如黃連、貝母、天南星、前胡等，正名參照基源動植物名取名爲三角葉黃連(黃連)、白花前胡(前胡)等，括號內附常用的中草藥名稱。如此藥爲民間藥，則應採用民間藥名稱。若無中草藥名稱，可採用此藥的植物名或動物名。

6.本書文字描述包括：**來源、形態、分佈、採製、成分、性能、應用、文獻**及**附註**等項目。

7.**來源**是記載中草藥所屬的植物(動物)科的中名，植物(動物)名稱及其拉丁學名，藥用部分。礦物藥則記述其礦物來源的名稱或學名。

8.**形態**一項是概述中草藥的原植物(或原動物)的全貌的形態特徵(尤詳於藥用部分)。若爲礦物藥，則祇描述藥材性狀。

9.**分佈**是描述該植物(動物)在野生狀態下的生態環境或栽培狀況，或其棲息環境及習性等。分佈是指野生植物(動物)在中國境內的自然分佈。由於篇幅限制，若分佈的省區太多，可採用大區描述，如東北、華北、華東、中南、西北、西南等，也可寫長江以南等。

10.**採製**是描述該中草藥的採集季節，加工方法(如曬乾、陰乾、鮮用、切片、切段等)，或特殊的炮製加工等方法。

11.**成分**祇記載該中草藥所含的主要成分或有活性成分，對一般次要的化學成分，可不予全部記載，而且也以該中草藥的藥用部位爲主，非藥用部位的成分則或略而不述。

12.**性能**是先描述該中草藥的性味(先寫味，後寫性)，再述其功能。功能祇描述該中草藥的主要作用。對有些有毒的中草藥，按毒性的大小，寫明小毒、有毒、大毒等，以便引起注意。

13.**應用**祇描述該中草藥沿用以治療的主要病症，也可能是與其他藥物配伍的效用。用法一般指內服或外用或其他用法。文中描述"用於"云云即指內服。用量是指成人每日的常用量。

14.**文獻**一項是供進一步查閱該中草藥的詳細資料而編注的；如別名、成分、藥理等內容，可在文獻中查閱。爲節省篇幅，常用文獻多採用簡稱。如《大辭典》上，865，即《中藥大辭典》上冊第865條。各卷所引用的文獻的書目資料，可於每卷後面所附的"參考書目"中找到。

目　錄

1 赤芝(靈芝)

來源 多孔菌科植物赤芝 Ganoderma lucidum (Leyss. ex Fr.) Karst. 的全株。

形態 菌蓋木栓質，有側生柄，半圓形至腎形，偶有圓形，黃色至紅褐色，菌柄紫褐色，有光澤，表面有環狀稜紋和幅射狀皺紋；菌肉近白色至淡褐色；菌管硬，管口初期白色，後期褐色。孢子褐色，卵形，內壁具明顯小疣。

分佈 生於櫟樹及其他闊葉樹的木樁旁。分佈於中國東南部及西南部。

採製 秋季採收，曬乾。

成分 含多糖、氨基酸、麥角甾醇類 (ergosterol)。

性能 甘，平。主治耳聾，利關節，養神益精，滋補，堅筋骨。

應用 用於虛勞，咳嗽，氣喘，失眠，消化不良，胃病。用量 2～5 g。

文獻 《大辭典》上，2395。

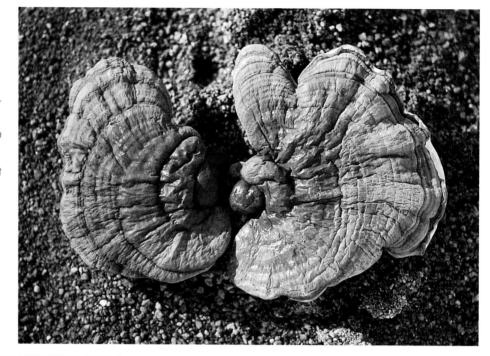

2 卷柏

來源 卷柏科植物卷柏 Selaginella tamariscina (Beauv.) Spring 的全草。

形態 多年生草本，高 5～15 cm，全株呈蓮座狀，乾後內卷如掌狀。主莖直立，各枝為二叉式扇狀分枝。葉二型，覆瓦狀排成 4 列，側生葉斜展，長卵圓形，先端有長芒，外側有微齒，內側膜質，全緣，中葉 2 列，不排列成平行線，寬卵圓形，有長芒，不對稱。孢子囊穗頂生，孢子囊圓腎形。

分佈 生向陽山坡或巖石上。分佈於中國大部省區。

採製 全年可採，洗淨，曬乾。

成分 含海藻糖、甙類及黃酮類化合物。

性能 辛，平。活血通經，止血(炒炭)。

應用 用於閉經，子宮出血，便血，脫肛。用量 10～25 g。

文獻 《滙編》上，473；《大辭典》，3067。

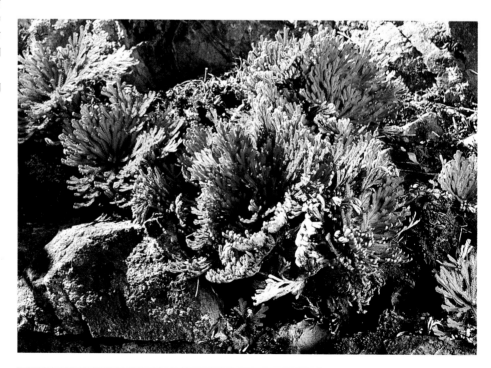

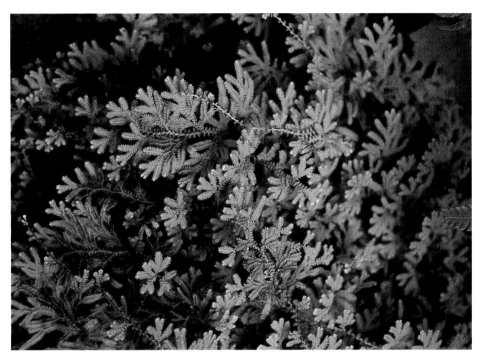

3 翠雲草

來源 卷柏科植物翠雲草 Selaginella uncinata (Desv.) Spring 的全草。

形態 多年生草本。主莖伏地蔓延，黃綠色或略帶紅色。主莖上葉較大，2 列疏生，斜卵圓形，基部不對稱；側枝疏生，多回分叉，葉密生，排列成平面，有 4 列，兩側 2 葉對稱，嫩時上面碧綠色。孢子囊穗單生於枝頂，四稜形，孢子葉卵狀三角形。孢子囊卵形。

分佈 生於林下陰濕處的巖石上、溪邊叢林中。分佈於中國東部、南部、西南部。

採製 全年可採、鮮用或曬乾。

成分 含黴菌糖 (trehalose) 約 1.6%。

性能 甘、淡，涼。清熱利濕，止血，止咳。

應用 用於急性黃疸性肝炎，膽囊炎，腸炎，腎炎，泌尿系感染。外用於跌打損傷，外傷止血。用量 15～30 g。

文獻 《滙編》上，903。

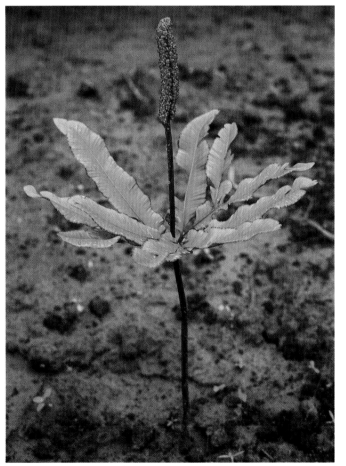

4 入地蜈蚣

來源 七指蕨科植物七指蕨 Helminthostachy zeylanica (L.) Hook. 的根狀莖。

形態 根狀莖粗壯，橫走，有多數肉質粗根。近頂部生葉 1～2 片，基部有 2 片長圓形的肉質托葉，頂部生不育葉和孢子囊穗，不育葉通常 2 叉，每叉由 1 片頂生羽片和 1～2 對側生羽片組成。基部有略具狹翅的短柄。孢子囊穗通常高出不育葉，孢子囊無柄，3～5 枚聚生於囊托，頂端有不育的雞冠狀突起。

分佈 生於雨林下。分佈於台灣、海南、廣東、廣西和雲南南部。

採製 全年可採。

性能 淡，平。除熱，去瘀，止痛。

應用 用於瘠熱咳嗽，痢疾，跌打損傷，瘀血疼痛。外用於毒蛇咬傷。用量 2 g，外用適量。

文獻 《大辭典》上，0070。

5 小葉山雞尾巴草

來源 蹄蓋蕨科植物華中介蕨 Dryoathyrium okuboanum (Mak.) Ching 的葉。

形態 多年生草本，高 60～120 cm。根莖短而橫走。葉叢生，葉柄與葉軸疏被淡褐色鱗片。葉片草質，狹卵圓形，1 回羽狀複葉，3 次羽狀分裂，羽片 9～12 對，長披針形，先端漸尖，羽狀深裂，裂片披針形，先端漸狹而鈍，羽狀半裂至深裂，葉脈羽狀。孢子囊羣卵形、圓形，邊緣不整齊。

分佈 生於林溪邊陰濕處。分佈於華東、中南及貴州、雲南、四川、陝西等地。

採製 四季可採，鮮用或曬乾。

應用 用於下肢瘤腫，用鮮葉搗爛，外敷。

文獻 《大辭典》上，565。

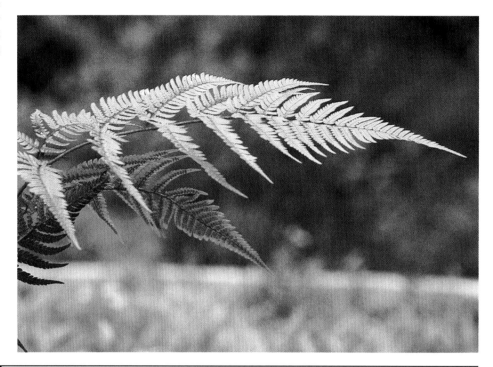

6 抱樹蓮

來源 水龍骨科植物抱樹蓮 Drymoglossum piloselloides (L.) Presl 的全草。

形態 多年生草本，附生於樹上。根狀莖細弱而長，密被鱗片。葉疏生，二型；營養葉革質，近圓形或倒卵形，長 1～4 cm；孢子葉倒披針形或帶狀，初被星狀毛，後脫落。囊羣帶狀，生於葉片上部近葉緣處。

分佈 生於巖石壁或樹上。分佈於廣東、廣西。

採製 全年可採，鮮用或曬乾。

性能 甘、淡，微涼。清熱解毒，止血消腫。

應用 用於黃疸，淋巴結核，腮腺炎，肺結核咯血，血崩，跌打損傷。用量 15～30 g。

文獻 《滙編》下，353。

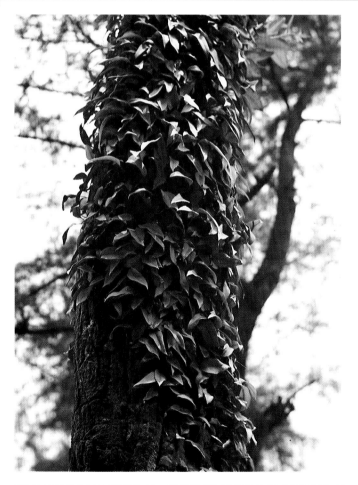

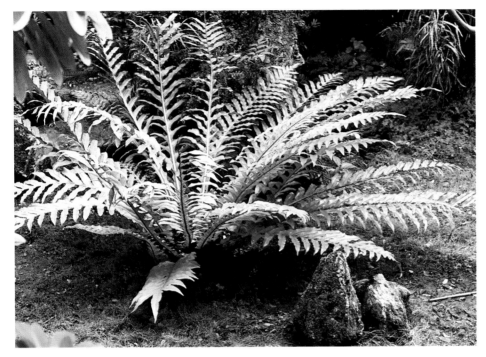

7 崖薑

來源 水龍骨科植物崖薑 Pseudodryna-ria coronans (Wall.) Ching 的根狀莖。

形態 多年生附生的大叢草本，高達 1 m。根狀莖密被棕色長線形鱗片。葉簇生，硬革質，長圓狀披針形，中部以下深羽裂，裂片網脈明顯，網眼有單一或分叉的內藏小脈。孢子囊羣生於近側脈的網眼上邊和內藏小脈的交叉點上，成熟時呈斷線形，無蓋。

分佈 生於林中樹幹上或巖石上。分佈於台灣、廣東、海南、廣西、雲南。

採製 夏秋採，去毛，切片曬乾。

性能 苦、微澀，溫。祛風除濕，舒筋活絡。

應用 用於風濕疼痛。外用於跌打損傷，骨折，中耳炎。用量 9～15 g，外用適量。

文獻 《滙編》下，572。

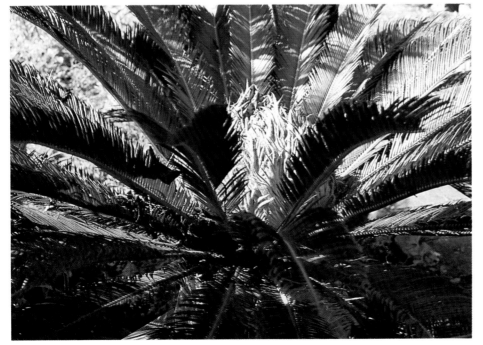

8 㿢平

來源 蘇鐵科植物篦齒蘇鐵 Cycas pe-ctinata Griff. 的葉、根、花及種子。

形態 常綠，高 1～4 m。莖圓柱形，有宿存的葉基和葉痕。羽狀葉叢生莖頂，基部有刺，羽片 80 對以上，質堅硬，線形，先端刺狀，邊緣平坦，下面無毛。雌雄異株；小孢子葉楔形，花藥 3～5 聚生；大孢子葉扁平，密被黃褐色長絨毛；上部頂片寬圓形，寬大於長，裂片鑽形；下部柄狀，着生近球形胚珠，種子朱紅色。

分佈 喜溫暖，多栽培於雲南。

採製、成分、性能、應用 見蘇鐵項下。

文獻 《滙編》上，441。

9　馬尾松（松花粉）

來源　松科植物馬尾松 Pinus massoni-ana Lamb. 的花粉。

形態　常綠喬木，高達 40 m。樹皮紅棕色。小枝常輪生，鱗片狀葉枕宿存，冬芽長橢圓形，芽鱗紅褐色。葉針形，葉緣細鋸齒，葉鞘膜質。雄花序橢圓形，開花後延長成莖荑狀；雌花序橢圓形。松球果卵形。

分佈　生於山地。分佈於長江以南各地及陝西。

採製　4～5 月花期，採雄球花，曬乾，搓下花粉。

成分　含油脂及色素。

性能　甘，溫。收斂，止血。

應用　用於胃、十二指腸潰瘍，咳血。外用於黃水瘡，外傷出血。用量 3～6 g，外用適量。

文獻　《滙編》上，492。

附註　松香苦、甘，溫。燥濕祛風，生肌止痛。外用於濕疹，癩癬瘡瘍等。松節苦，溫。祛風除濕，活絡止痛。用於風濕痛，腰腿痛等。松針苦、澀，溫。祛風活血，明目，安神，解毒，止癢。用於流行性感冒等。

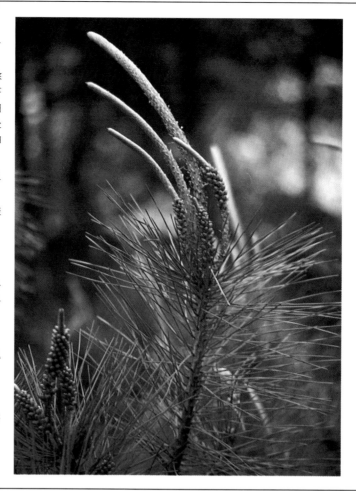

10　油松（松節）

來源　松科植物油松 Pinus tabulae-formis Carr. 的枝幹的結節。

形態　常綠喬木，高 15～25 m。枝輪生，冬芽長圓形，棕褐色。葉針形，2 針一束，稀 3 針一束，邊緣有細鋸齒，兩面有氣孔線，葉鞘外被薄粉層。花單性，雌雄同株，均為松球花序。珠鱗螺旋狀緊密排，珠鱗下有一小型苞片。松球果卵形，在枝上宿存可達數年。

分佈　生長於山坡。分佈於東北、西北、華北。

採製　伐木材時選擇鋸取，曬乾或陰乾。

成分　含纖維素、木質素 (lignin)、揮發油等。

性能　苦，溫。祛風，燥濕，舒筋，通絡。

應用　用於風濕骨痛，跌打瘀痛。用量 9～15 g。

文獻　《大辭典》上，2549。

附註　其根祛濕止痛。葉祛風燥濕。花粉祛風益氣。球果風痹，痔疾。樹脂祛風燥濕，拔毒生肌。

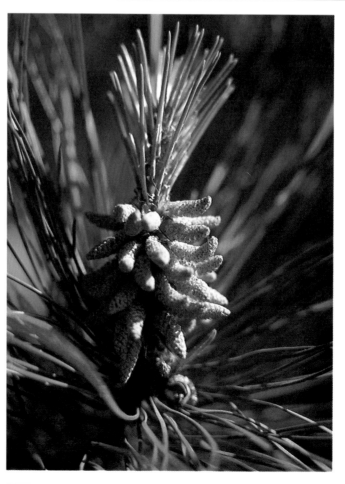

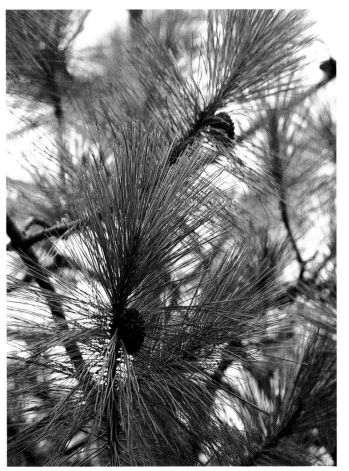

11 雲南松（附：松香、松塔、松節、松花粉、松針）

來源 松科植物雲南松 Pinus yunnan-ensis Franch. 的樹脂、球果、松節、花粉、針葉。

形態 常綠喬木，冬芽紅褐色，針葉3針（稀2針）一束，長15～25 cm，柔軟，樹脂管4～6，邊生或中生並存，葉鞘宿存。花單性，雌雄同株；雄花生於新枝基部。雌花生於頂端。球果卵圓形。

分佈 生於山坡上。分佈於雲南。

採製 樹幹挖洞，收集油樹脂，蒸餾得松香。冬季採球果（松塔）。採鋸下的瘤狀節（松節）。春季採雄花粉，晾乾。針葉四季可採。

成分 含揮發油及樹脂。

性能 苦、甘，溫。燥濕祛風、生肌止痛。

應用 外用於癰癤瘡瘍，濕疹，外傷出血。

文獻 《滙編》上，494。

附註 松塔用於氣管炎，喘咳。松節用於風濕痛，跌傷。松花粉用於胃、十二指腸潰瘍等。針葉用於感冒，高血壓等。

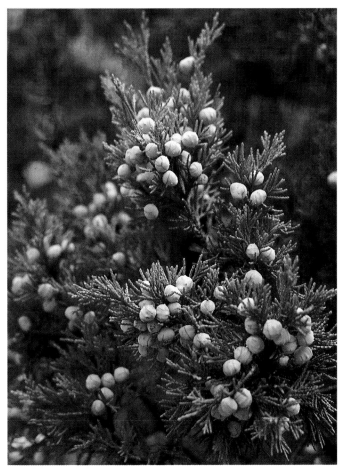

12 側柏

來源 柏科植物側柏 Biota orientalis (L.) Endl. 的種仁。

形態 常綠喬木。樹皮淡灰褐色，裂成長條狀。小枝扁平，成一平面；直展。鱗形葉交互對生。雌雄同株。球花單生短枝頂端。球果當年成熟，卵狀橢圓形，熟前肉質，綠色，熟後木質，張開，紅褐色。種子卵圓形或長圓形，淡黃褐色，無翅或有稜脊。

分佈 中國特產，除青海、新疆外，幾遍全國，多為栽培。

採製 10～11月球果成熟未裂時採摘，曬乾，碾去種鱗及種皮，篩後陰乾。

成分 含脂肪及皂甙。

性能 甘，平。養心，安神，潤燥。

應用 用於心血不足的心悸，失眠，多夢，體虛大便燥結，脫髮。用量5～15 g。

文獻 《大辭典》，3154、3159；《中草藥學》中，27。

附註 本植物的樹枝及去栓皮的根皮亦入藥。

13 木賊麻黃(麻黃)

來源 麻黃科植物木賊麻黃 Ephedra equisetina Bunge 的莖枝和根。

形態 灌木,高 30～80 cm。木質明顯,直立,小枝較細,節間長 1.5～2.5 cm。葉膜質鞘狀,合生,上部約¼分離,裂片 2,三角形,長 1.5～2 mm。雄球花單生或 3～4 集生節上,較小,苞片 3 對;雌球花窄小,窄長橢圓形,珠被管彎曲。漿果狀熟時紅色。種子常只 1 粒成熟。

分佈 生於乾燥山地、巖石峭壁處。分佈於華北,西北及四川。

採製 秋季採挖,根與莖分開切段曬乾。

成分 含麻黃碱(l－ephedrine) 等多種生物碱。

性能 莖枝辛、微苦,溫。發汗,平喘,利尿。根甘、澀,平。止汗。

應用 莖枝用於風寒感冒,發熱無汗,咳喘,水腫。用量 1.5～6 g。根用於自汗,盜汗。用量 3～10 g。

文獻 《滙編》上,721。

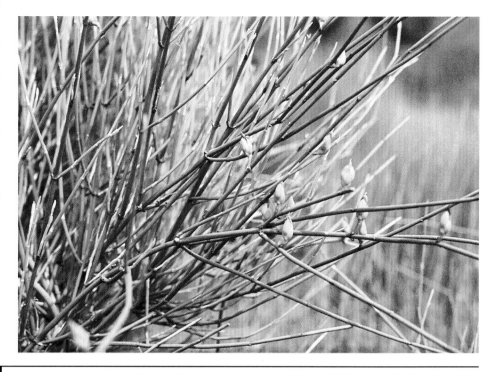

14 膜果麻黃

來源 麻黃科植物膜果麻黃 Ephedra przewalskii Stapf 的莖枝。

形態 高大粗壯,枝對生或 3 枝輪生。葉鞘上部⅓分裂,裂片 3 或 2。雄花序多數簇生節上,苞片無色膜質,雄蕊 6～8;雌花序 3 個輪生或對生節上,雌花 2～3 朵,珠被管通常呈螺旋狀彎曲,雌花序在種子成熟時不變肉質,仍為乾燥黃白色膜質。

分佈 生於沙漠中或乾旱草原多沙石處、礫石山地等。分佈於內蒙古、甘肅、新疆、青海。

採製 秋季割取地上莖枝,除去木質莖及泥土,曬乾。

性能 辛、微苦,溫。發汗,平喘,利尿。

應用 用於風寒感冒,發燒無汗,咳喘,水腫等。用量 1.5～6 g。

文獻 《滙編》上,723。

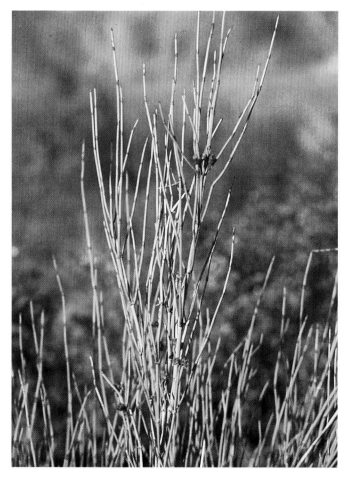

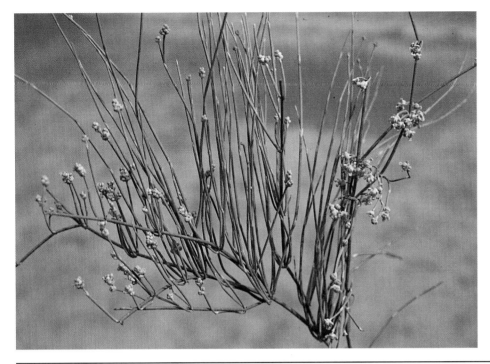

15 草麻黃（麻黃）

來源 麻黃科植物草麻黃 Ephedra sinica Stapf 的草質莖。

形態 多年生草本狀小灌木。木質莖匍匐於土中，草質莖直立，節間細長。鱗葉膜質，鞘狀，下部 1/3～2/3 合生，2 裂。鱗球花序，雌雄異株；雄花序 4～5 個成複穗狀，苞片內有 1 雄花；雌花序多單生枝端，苞片內有 1 雌花，雌花序苞片肉質，漿果狀紅色。

分佈 生於乾燥高地、山崗、乾枯河床。分布於遼寧、內蒙古、河北、山西、甘肅。

採製 秋季割取綠色細枝，晾乾至 6 成，再曬乾。

成分 含麻黃碱 (l-ephedrine)，偽麻黃碱 (d-pseudo-ephedrine) 及揮發油等。

性能 辛、苦，溫。發汗，平喘，利水。

應用 用於傷寒表實，發熱惡寒，無汗等症。用量 1.5～6 g。

文獻 《大辭典》下，4615。

16 買麻藤

來源 買麻藤科植物買麻藤 Gnetum montanum Markgr. 的莖葉及根。

形態 木質藤本，枝圓或稍扁。單葉互生，革質。長 10～20 cm，寬 5～10 cm，全緣。花單性，輪生於有節的穗狀花序上；雄花序 1～2 回三出分枝；雌花序側生於老枝上。成熟果序長約 10 cm，假種皮黃褐色或紅褐色，常被銀色鱗斑。

分佈 生於山谷林中或河邊林緣。分佈於福建、廣東、海南、廣西及雲南。

採製 全年可採，根切段，全曬乾。

成分 含有數種生物碱。

性能 苦，微溫。祛風活血，消腫止痛，化痰止咳。

應用 用於風濕性關節痛，腰肌勞損，支氣管炎，急性呼吸道感染，急性胰腺炎。外用於跌打損傷，風濕骨痛。用量 10～15 g。外用適量。

文獻 《大辭典》上，1994。

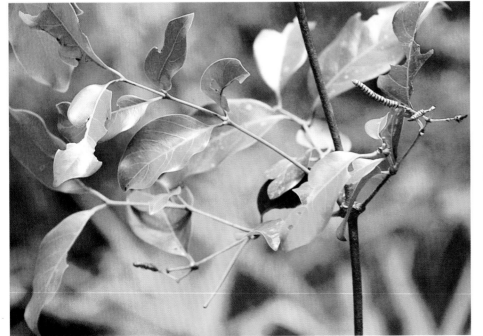

17 小葉蒟

來源 胡椒科植物小葉蒟 Piper arbo-ricola C. DC. 的全株。

形態 藤本。莖、枝平臥或攀援，嫩時密被毛，老時脫落變稀疏。葉薄，有細腺點，匍匐枝的葉卵形，基部心形，被粗毛，毛向上彎曲成鈎狀，小枝的葉長橢圓形，最上一對葉脈離基 1～2 cm從中脈發出。穗狀花序與葉對生；苞片圓形，具短柄，盾狀；無花被；雄蕊2。漿果倒卵形，離生。

分佈 生於山地林下。分佈於東南至西南，東起台灣，西至西藏。

採製 全年可採，曬乾。

性能 辛，微溫。祛風散寒，行氣止痛。

應用 用於游走性風濕痛，風寒濕痺，胃寒痛，感冒，關節痛，牙痛，風疹潰瘍。用量 10～20 g。

文獻 《廣西民族藥簡編》，44。

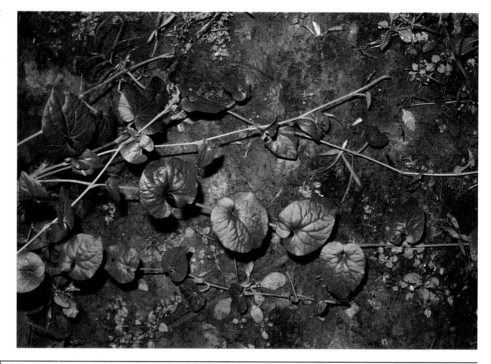

18 海南蒟

來源 胡椒科植物海南蒟 Piper hai-nanensis Hemsl. 的根及莖葉。

形態 草質或木質藤本。莖有條紋，節膨大，全株有香辣味。單葉互生，革質，卵形或橢圓形。穗狀花序與葉對生；花單性，雌雄異株，無花被；雄花序長 7～12 cm；雄蕊4；雌花序與雄花序等長，柱頭4裂。漿果紡錘形。

分佈 生於山谷林下陰濕處。分佈於廣東、海南、廣西。

採製 全年可採，洗淨，切段，曬乾。

成分 含數種生物碱。

性能 辛，溫。驅風，鎮痛，健胃。

應用 用於胃氣痛，消化不良，腹脹，風濕關節瘍，慢性潰瘍，濕疹。用量 15～30 g。

文獻 《大辭典》下，3990。

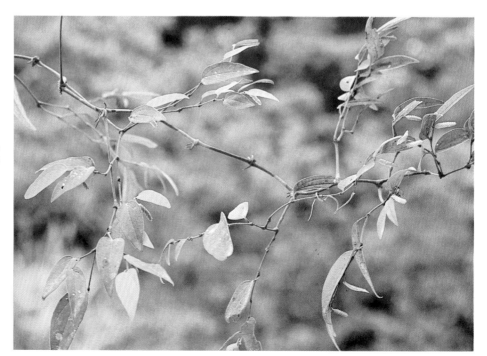

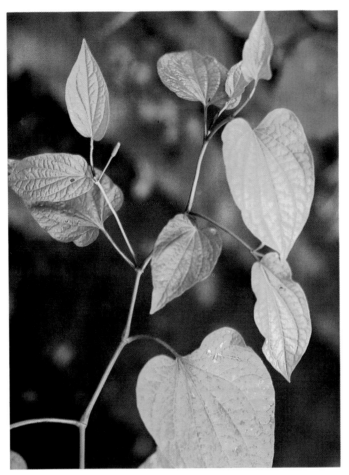

19 蓽撥

來源 胡椒科植物蓽撥 Piper longum L. 的未熟果穗。

形態 多年生草質藤本。根狀莖直立,多分枝,莖下部匍匐,枝柔軟,幼時密被短柔毛。單葉互生,全緣,掌狀脈。穗狀花序腋生,花單性異株,無花被;雄穗長約5 cm;苞片1,雄蕊2,花絲粗而短;雌穗長1.5 cm;無花柱,柱頭3,漿果卵形。

分佈 生於林下濕地。廣東、海南、雲南有栽培。

採製 秋季摘下果穗,曬乾。

成分 含丁香烯 (caryophylene)、蓽撥碱 (piplartine)、胡椒碱 (piperine)。

性能 辛,熱。溫中,散寒,止痛。

應用 用於心絞痛,胃寒腹痛,嘔吐,腹瀉,頭痛。外用治鼻竇炎,齲齒痛。用量2～5 g,外用適量。

文獻 《滙編》下,439。

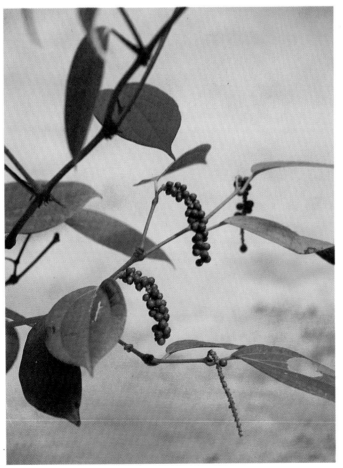

20 胡椒

來源 胡椒科植物胡椒 Piper nigrum L. 的果實。

形態 常綠藤本,莖多節,節處略膨大。單葉互生,近革質,闊卵形、卵狀長圓形或橢圓形。花單性,雌雄異株或雜性,穗狀花序側生於莖節上;雄蕊2,花藥腎形;子房圓形,1室,無花柱。漿果球形,無柄。

分佈 主產於熱帶、亞熱帶地區。台灣、廣東、海南、廣西、雲南有栽培。

採製 採熟果,曬乾即成"黑胡椒";除去外果皮,曬乾,稱"白胡椒"。

成分 含胡椒碱 (piperine)、胡椒脂碱 (chavicine)、胡椒新碱 (piperanine)。

性能 辛,熱。溫中散寒,理氣止痛。

應用 用於胃寒嘔吐,腹痛,泄瀉,慢性氣管炎,哮喘。用量2～8 g。

文獻 《大辭典》下,3218。

21 核桃楸

來源 胡桃科植物核桃楸 Juglans mand-shurica Maxim. 的種仁、青果和樹皮。

形態 落葉喬木。奇數羽狀複葉互生；小葉 9～17，長橢圓形或卵狀長橢圓形，邊緣有細密鋸齒。花單性同株；雄花組成葇荑花序，腋生；雌花序頂生，直立。核果卵圓形，外果皮被密腺毛，內果皮堅硬。

分佈 生於土質肥厚、濕潤處；亦有栽培。分佈於東北及河北、山西、甘肅。

採製 夏季採鮮果；秋季採取果仁；春夏採樹皮，曬乾。

成分 樹皮及葉含甙，鞣質；果及葉含維生素 C；種仁含脂肪油等。

性能 種仁甘，溫；斂肺定喘，溫腎潤腸。青果、樹皮、苦、辛，平；清熱解毒止痛。

應用 種仁用於肺虛咳嗽，腎虛腰痛，遺精等。青果用於胃潰瘍。外用於神經性皮炎。樹皮用於細菌性痢疾等。用量 3～9 g。

文獻 《滙編》上，668。

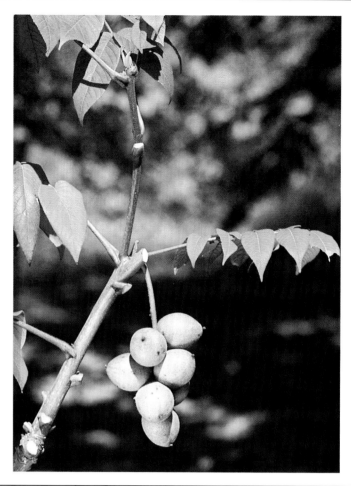

22 胡桃仁

來源 胡桃科植物胡桃 Juglans regia L. 的種子。

形態 落葉喬木，高達 20 m。葉互生，奇數羽狀複葉，小葉 5～9。花單性同株；雄花成下垂葇荑花序，花被片 3；雄蕊 6～30；雌花序穗狀，頂生，直立；花被片 4。核果球形。

分佈 喜陽光、耐嚴寒，宜栽培於山坡或平地土層厚，排水良好的砂質壤土。分佈於東北、華北、華東、西北、中南、西南。

採製 秋末採摘成熟果實，除去果皮，敲破果核（內果皮），取出種子陰乾。

成分 含脂肪油，其主要成分為亞油酸 (linoleic acid)、油酸 (oleic acid) 等的甘油酯。

性能 甘，溫。溫補肺腎，定喘，潤腸。

應用 用於腎虛腰痛，虛寒咳嗽，大便燥結。用量 3～9 g。

文獻 《中藥誌》三，504。

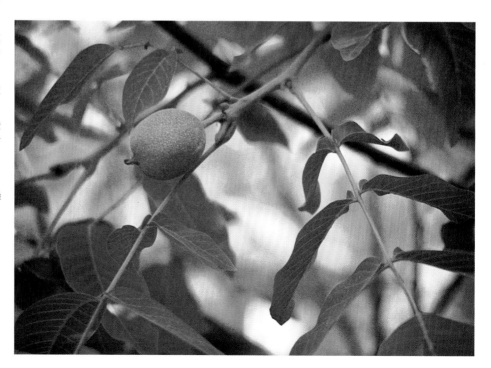

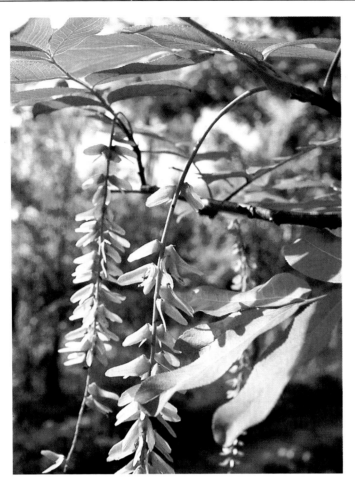

23 楓楊

來源 胡桃科植物楓楊 Pterocarya stenoptera C. DC. 的枝和葉。

形態 落葉喬木，高達 30 m。嫩枝被毛。偶數或稀奇數羽狀複葉，葉軸具翅，小葉 10—24，長圓形，上面脈上被星狀毛，下面被盾狀腺體，脈腋有一叢星狀毛。花綠黃色，單性同株；雄花序葇荑狀；雌花序穗狀，花被片 1—2 或 4；雄蕊 6 或較多。小堅果有 2 翅。

分佈 生於溪旁、河灘。分佈於華東、華南、西南。

採製 夏秋採，曬乾。

成分 含水楊酸、內酯、酚類。

性能 辛、苦，溫。有小毒。殺蟲止癢，利尿消腫。

應用 用於血吸蟲病。外用於黃癬、腳癬。用量 0.6～0.9 g，外用適量。

文獻 《滙編》上，499。

24 遼東榿木

來源 樺木科植物遼東榿木 Alnus sibirica Fisch. 的樹皮。

形態 落葉喬木，高 6～15 m。樹皮暗灰色，光滑，小枝褐色，密被短柔毛。芽有柄。近卵形。葉近圓形，很少近卵形；葉柄長 1.5～5.5 cm，密被短柔毛。花單性，雌雄同株。果序 2～8 枚呈總狀或圓錐狀排列，近球形或矩圓形，果苞長 3～4 mm，翅果寬卵形。

分佈 生山坡林中或河岸邊。產東北、山東等地。

採製 除冬季外均可採剝，曬乾即可。

性能 苦、澀，涼。清熱解毒，收斂。

應用 用於腹瀉，外傷出血。用量 25～50 g。

文獻 《長白山植物藥誌》，206。

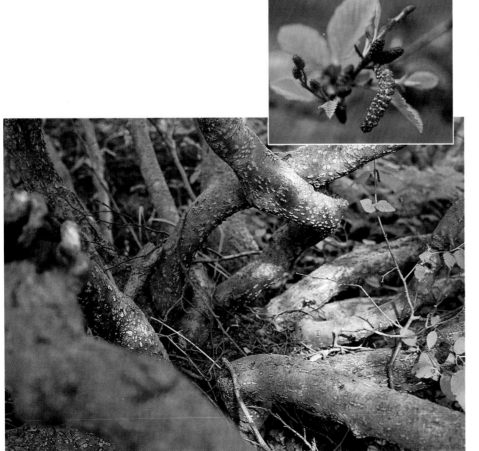

25 穿破石

來源 桑科植物構棘 Cudrania cochinchinensis (Lour.) Kudo et Masam. 的根。

形態 直立或攀援狀灌木，根長而粗壯，外皮金黃色或橙紅色。枝有刺。葉互生，倒卵狀橢圓形或橢圓形，全緣，無毛。頭狀花序單生或成對腋生，被柔毛；花單性，異株；雄花花被片 3～5，有毛；雌花序結果時增大，花被片 4。聚花果肉質，球形，熟時橙紅色，有毛。

分佈 生於灌叢中。分佈於東南及西南。

採製 全年可採，切片曬乾。

成分 木心含桑色素(morin，為 3，5，7，2，4—五羥基黃酮等)。

性能 微苦，平。止咳化痰，祛風利濕，散瘀止痛。

應用 用於肺結核，黃疸型肝炎，肝脾腫大，胃、十二指腸潰瘍，風濕性腰腿痛。外用於骨折，跌打損傷。用量 15～30 g。外用適量。

文獻 《滙編》上，575。

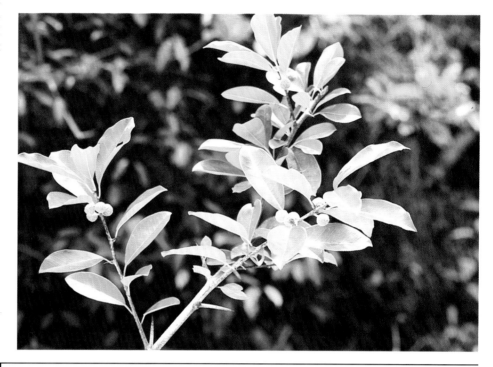

26 無花果

來源 桑科植物無花果 Ficus carica L. 的成熟果實，根、葉。

形態 落葉灌木或小喬木。有乳汁。葉互生，寬卵形或長圓形，掌狀 3～5 裂。隱頭花序，花單性同株，小花白色，着生於總花托的內壁上，花托梨形，成熟時帶綠色或褐青色，光滑肉質而厚。瘦果三稜狀卵形。

分佈 中國各地有栽培。

採製 根全年可採。果、葉夏秋採，曬乾或鮮用。

成分 果實含葡萄糖、果糖、枸櫞酸等。葉含氨基酸，香檸檬內酯 (bergapten)，根含補骨脂素 (psoralen) 等。

性能 果甘，平。潤肺止咳，清熱潤腸。根、葉淡、澀，平。散瘀消腫，止瀉。

應用 果用於咳喘，咽喉腫痛。根、葉用於腸炎，腹瀉。外用於癰腫。用量果、葉 15～30 g。根、葉外用適量。

文獻 《滙編》上，157。

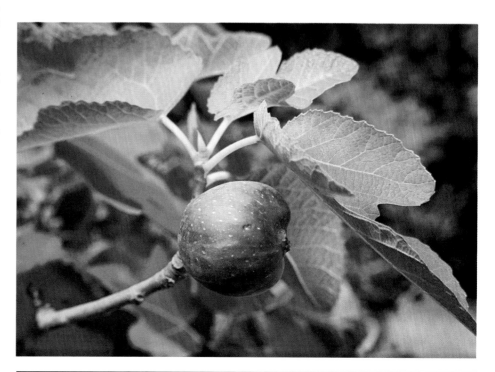

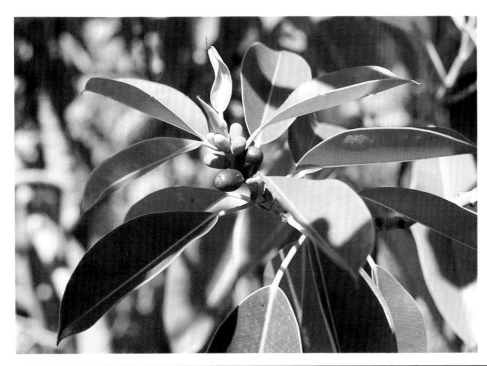

27 印度橡膠

來源 桑科植物印度橡膠樹 Ficus elastica Roxb. 的根。

形態 喬木，高 4～20 m，全株有乳汁，葉互生，厚革質，長橢圓形或長方橢圓形，全緣；托葉單生，披針形，淡紫色，花托成對着生葉腋，長圓形，熟時紅色或紫色；雄花、癭花和雌花同生於一花托中：雄花花被片 4，卵形，雄蕊 1，無花絲；雌花花被片 4，花柱側生；癭花近似雌花，花柱近頂生。

分佈 中國南方及各庭園有栽培。

採製 春秋採挖，取側根，切段曬乾。

成分 乳汁含橡膠。

性能 辛，平。活血調經，行氣止痛。

應用 用於風濕骨痛，閉經，胃痛，疔毒。用量 30～50 g。外用適量。

文獻 《原色中國本草圖鑑》 14 冊，2470。

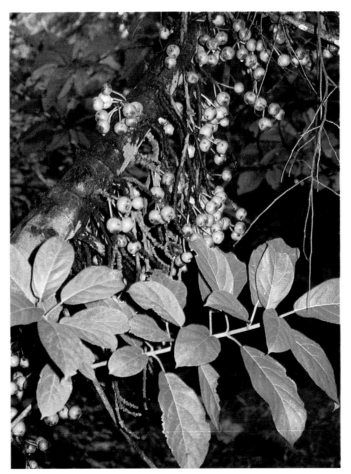

28 對葉榕

來源 桑科植物對葉榕 Ficus hispida L. f. 的根、葉和皮。

形態 灌木或小喬木，有乳狀樹液，略被粗毛。小枝有明顯的環狀托葉痕迹，嫩時中空。葉對生，革質，卵形或倒卵形，兩面粗糙，邊緣有鈍鋸齒。花小，單性，生於陀螺形或近梨形的花托內（隱頭花序），花序成對生於葉腋或老樹幹上或無葉枝上，成熟黃色或稍帶紅。

分佈 生於山谷、水旁、曠地及低海疏林中。分佈中國南方各地。

採製 全年可採，刷去毛、洗淨曬乾。

成分 含鞣質等。

性能 淡，涼。清熱利濕，消積化痰。

應用 用於感冒，氣管炎，消化不良，痢疾，風濕性關節炎。用量 15～30 g。

文獻 《滙編》下，191。

29 啤酒花

來源 桑科植物啤酒花 Humulus lupulus L. 未熟的果穗。

形態 多年生纏繞草本。莖、枝、葉柄密生細毛並有倒鈎刺。葉對生，卵形，基部心形或圓形，不裂或3～5深裂，具粗鋸齒，上面密生小刺毛，下面有疏毛和黃色小油點。花單性，雌雄異株；雄花圓錐花序，花被片、雄蕊各5；雌花每2朵生於苞片腋內，苞片覆瓦狀排列成穗狀。果穗球狀，瘦果1或2，爲增大苞片包着。

分佈 東北、華北、西北及山東、四川等多有栽培。

採製 秋季果穗綠色而帶黃色時摘下，曬乾。

成分 含揮發油，葎草酮 (humulone) 等。

性能 苦，平。健胃消食，抗癆，安神利尿。

應用 用於食欲不振，腹脹，肺結核，胸膜炎，癆病，膀胱炎。用量2～5 g。

文獻 《滙編》上，745。

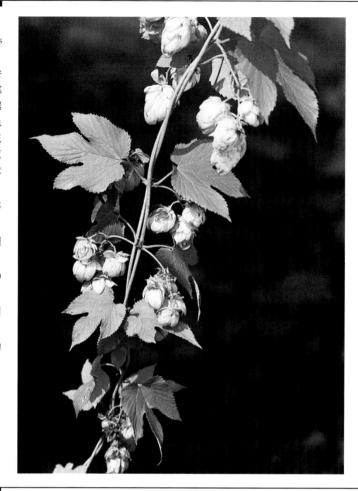

30 葎草

來源 桑科植物葎草 Humulus scandens (Lour.) Merr. 的全草。

形態 一年生或多年生蔓性草本，長達數米，全株有倒鈎刺。葉對生，掌狀5深裂，上面生剛毛，下面有腺點。花單性，雌雄異株；花序腋生；雄花呈圓錐狀花序；雌花10餘朵集成短穗，2雌花有1披針形苞片。果穗綠色，苞外側有暗紫斑及長白毛；瘦果卵圓形。

分佈 生於溝邊、路旁，荒地。分佈於中國大部分省區。

採製 夏、秋季採收，曬乾。

成分 全草含木犀草素、葡萄糖甙、膽碱及天門冬酰胺等。

性能 甘、苦，寒。清熱利尿，消瘀，解毒。

應用 用於淋病，小便不利，腹瀉，肺炎等。外用治癩瘡，癰毒，瘰癧。用量15～30 g（鮮品100～400 g）。外用適量。

文獻 《大辭典》下，4805。

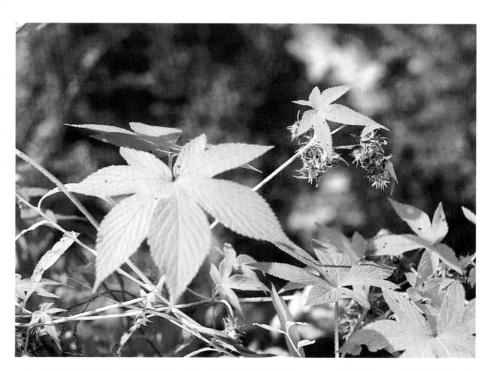

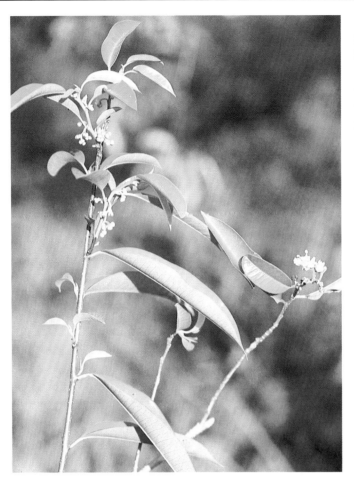

31 滑葉跌打

來源 桑科植物假鵲腎樹 Pseudostre-blus indica Bur. 的樹皮。

形態 常綠喬木，高達 15 m，有白色乳汁。單葉互生，有柄，葉片革質，長橢圓形、長倒卵形或倒披針形，先端急尖或漸尖，全緣。花單性，雌雄同株；雄花腋生的短聚傘花序，花被 5，有緣毛；雄蕊 5，與花被對生；中央有退化子房；雌花單生於葉腋或雄花序上，子房卵狀球形。果實近球形，包於增大的花被內。

分佈 生於雜木林或灌叢中。分佈於廣東、海南、廣西、雲南。

採製 全年可採、切片曬乾。

性能 苦、辛，溫。止血、止痛。

應用 用於消化不良，胃痛。外用於外傷出血。用量 0.5～3 g。外用適量。

文獻 《滙編》上，810。

32 長葉苧麻

來源 蕁麻科植物長葉苧麻 Boehmeria penduliflora Wedd. ex Long 的全株。

形態 灌木。嫩枝被短糙伏毛。葉披針形，基部稍不對稱，邊緣有小牙齒，上面脈下陷而形成泡狀隆起，下面被短糙毛。花單性異株，雄花序腋生，比葉短，雄花花被 3～5 裂，雄蕊 3～5，退化雌蕊球形；雌花序比葉短或近等長，雌花簇球形，花被管狀，2～4 齒裂。瘦果狹倒卵形。

分佈 生於山坡或溪邊。分佈於廣西、雲南、四川、貴州。

採製 全年可採，曬乾。

性能 清熱解毒，消滯。

應用 用於小兒疳積。外用於瘡疥，中耳炎。用量 15～30 g。外用適量。

文獻 《廣西民族藥簡編》，149。

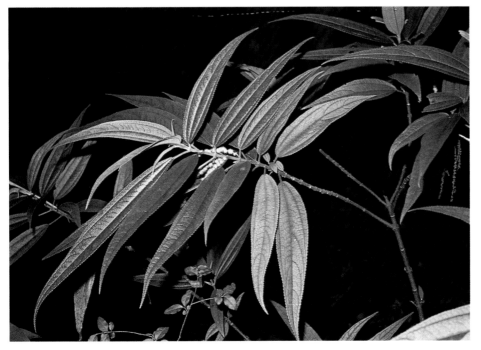

33 北馬兜鈴（馬兜鈴）

來源 馬兜鈴科植物北馬兜鈴 Aristolochia contorta Bge. 的成熟果實。

形態 多年生攀援草本，長達 1 m 餘，全株無毛。葉三角狀心形至寬卵狀心形。花 3～10 簇生於葉腋，花被喇叭狀；雄蕊 6；子房下位，6 室。蒴果下垂，倒廣卵形或橢圓形，6 瓣裂開。種子多數，扁三角形，周圍有寬翅。

分佈 生於山坡灌叢邊及溝旁。分佈於東北、華北、西北及山東等地。

採製 秋季果熟時摘下曬乾，搓碎過篩除去雜質。

成分 含水溶性季銨類生物碱、馬兜鈴酸 (aristolochic acid) 等。

性能 苦、微辛，寒。清熱降氣，止咳平喘。

應用 用於慢性支氣管炎，肺熱咳喘，百日咳。用量 5～15 g。

文獻 《大辭典》上，603，《長白山植物藥誌》，258。

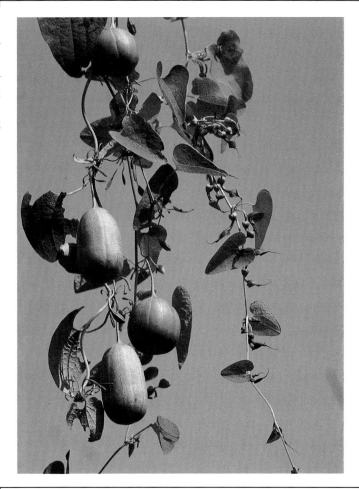

34 馬兜鈴（附：青木香）

來源 馬兜鈴科植物馬兜鈴 Aristolochia debilis Sieb. et Zucc.

形態 多年生纏繞或匍匐狀草本。葉互生；三角狀長圓形、長圓狀卵形或卵狀披針形，基部心形，兩側圓耳狀。花單生於葉腋；花被綠暗紫色，基部管狀，中部略彎曲，上部呈斜喇叭狀；雄蕊 6，幾無花絲；子房下位。蒴果 6 裂。種子扁三角形，邊有膜質翅。

分佈 生於山野樹林下。分佈於中國東部和中部及河南、廣西、四川。

採製 秋季採果，曬乾。

成分 種子含馬兜鈴酸 (aristolochic acid) 等。

性能 苦，寒。清肺祛痰，止咳平喘。

應用 用於肺熱咳喘，咯血，痔瘡腫痛。用量 3～9 g。

文獻 《中藥誌》三，190。

附註 青木香的根部用於中暑發痧腹痛，胃痛，疝痛，高血壓症，疽腫瘡毒，濕疹，蛇蟲咬傷。用量 3～9 g。外用適量。

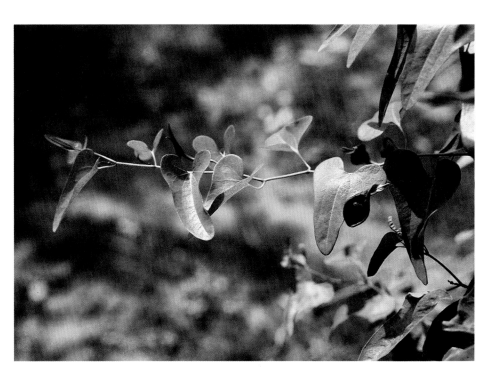

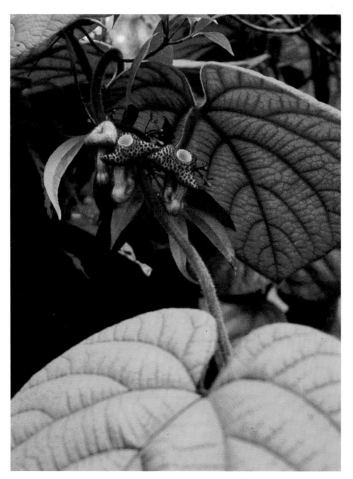

35 管南香

來源 馬兜鈴科植物廣西馬兜鈴 Aristolochia kwangsiensis Chun et How ex C.F. Liang 的塊根。

形態 常綠木質藤本。嫩莖密被長柔毛。葉卵形，下面密被柔毛。總狀花序腋生，花紫黑色；花冠喉部黃色，花被3裂；雄蕊6。蒴果近圓柱形，具6稜。

分佈 生於石山林中或林緣。分佈於廣西、雲南。

採製 全年可採，切片曬乾。

成分 含馬兜鈴酸 (aristolochic acid)、水囊素 (allantoin)、生物鹼等。

性能 甘、苦，涼。清熱解毒，止血止痛。

應用 用於急性胃腸炎，胃潰瘍，咽喉炎，肺結核。外用於癰瘡腫毒，外傷出血。用量1.5～3 g。外用適量。

文獻 《滙編》下，674；《藥學學報》(1981：8)，638。

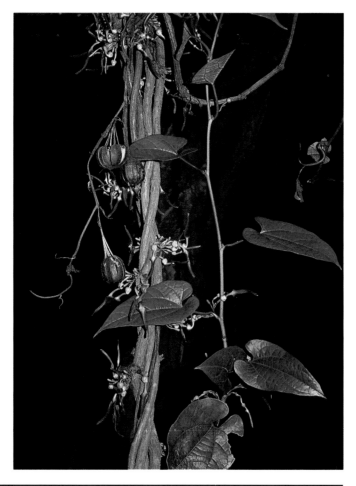

36 耳葉馬兜鈴

來源 馬兜鈴科植物耳葉馬兜鈴 Aristolochia tagala Champ. 的根。

形態 木質藤本。嫩莖被毛。葉卵形，無毛。聚傘花序總狀式排列，花暗紫色，被毛，花被管上部一側延伸成長2～3 cm的唇，雄蕊6。蒴果卵球形，表面有稜線。

分佈 生於山坡林中。分佈於廣東、廣西、雲南。

採製 秋季採，切片曬乾。

成分 含4，7-二甲基-6-甲氧基萘滿酮 (4，7- dimethyl -6- methoxy -1- tetralone)、馬兜鈴酸 C、尿囊素等。

性能 苦辛，涼。利尿除濕，消炎止痛。

應用 用於泌尿系感染，水腫，風濕關節痛，胃潰瘍。用量9～15 g。

文獻 《滙編》下，621；《中草藥》(1984：9)，13。

37 竹節蓼

來源 蓼科植物竹節蓼 Homalocladium
platycladum (F. Muell.) Bail. 的全草。

形態 多年生草本，高達 2 m。莖基部木
質化，上部枝扁平，有細線條，節處略收
縮。葉互生，菱狀卵形，全緣或近基部有
一對鋸齒。花小，兩性，苞片膜質，花被
4～5 深裂，裂片長圓形；雄蕊 6～7；子房
上位，花柱 3，柱頭分叉。瘦果三角形，包
於紅色肉質的花被內。

分佈 多栽培於庭園。分佈於福建、廣東、
廣西。各地多有栽培。

採製 全年可採，曬乾或鮮用。

性能 甘、酸，微寒。清熱解毒，散瘀消
腫。

應用 用於癰疽腫毒，跌打損傷，毒蛇咬
傷。用量 10～15 g（鮮用 100～200 g）。
外用適量。

文獻 《滙編》下，743。

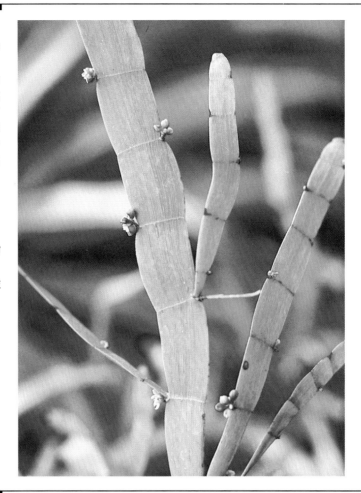

38 毛蓼

來源 蓼科植物毛蓼 Polygonum bar-
batum L. 的全株。

形態 一年生草本。莖無毛或被毛。葉披
針形，被疏毛，邊緣全緣；托葉鞘圓筒狀，
長 1.5～2 cm，膜質，密被毛，頂端有長睫
毛，睫毛通常比托葉鞘長或等長。穗狀花
序頂生或腋生，花淡紅色或白色；花被 5
深裂；雄蕊通常 8。瘦果卵形，有 3 稜，無
毛。

分佈 生於水旁、路邊濕地或山地林下。
分佈於江蘇、浙江、福建、台灣、安徽、
廣東、海南、廣西、貴州、雲南。

採製 夏秋季採，曬乾。

性能 清熱解毒，拔毒生肌。

應用 用於痢疾。外用於瘡瘍膿腫。用量
15～30 g。外用適量。

文獻 《廣西民族藥簡編》，59。

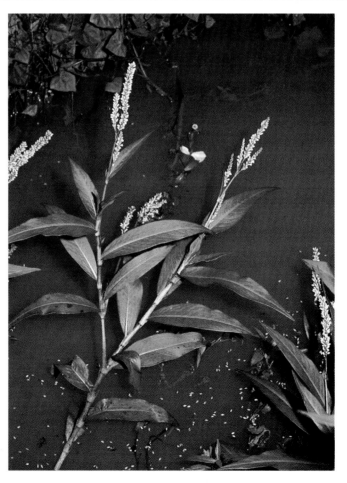

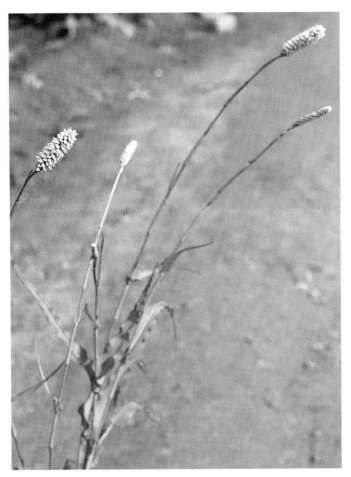

39 拳參

來源 蓼科植物拳參 Polygonum bistorta L. 的根莖。

形態 多年生草本,高 35～85 cm。基生葉有長柄,葉片長圓披針形,沿葉柄下延成窄翅;莖生葉互生,向上柄漸短至抱莖。托葉鞘筒狀。總狀花序呈穗狀,小花密集;苞片卵形,膜質,淡棕色;花被片 5,淡紅或白色,橢圓形;雄蕊 8。瘦果橢圓形,有 3 稜,棕褐色。

分佈 生於較高山坡,草叢或林間陰濕草甸中,分佈於中國大部地區。

採製 春秋可採,去細根曬乾。

成分 含鞣質 8～25%,澱粉、糖類。

性能 苦、澀,微寒。清熱解毒,收斂。

應用 用於腸炎,痢疾。外用於口腔糜爛。用量 4.5～9 g。外用適量。

文獻 《中藥誌》二,177。

40 虎杖

來源 蓼科植物虎杖 Polygonum cuspidatum S. et Z. 的根莖及根。

形態 多年生草本。莖直立,叢生,基部散生紫紅色斑點,節上有膜質托葉鞘。葉片卵狀橢圓形。花單性,雌雄異株,成腋生密集的圓錐花序;花小,白色,花被 5,2 輪排列,外輪 3 片在果期增大。瘦果卵狀三稜形,包於宿存的翅狀花被中。

分佈 生於濕潤土壤,山坡及溪谷兩岸灌叢邊。分佈於全國大部省區。

採製 春、秋採挖後切片曬乾。

成分 含大黃素 (emodin)、大黃素甲醚 (physcion)、大黃酚 (chrysophanol)。

性能 微苦,微涼。活血定痛,清利濕熱,止咳化痰。

應用 用於關節疼痛,濕熱黃疸,慢性支氣管炎。外用於燙火傷,跌打損傷。用量 9～15 g。外用適量。

文獻 《中藥誌》一,441。

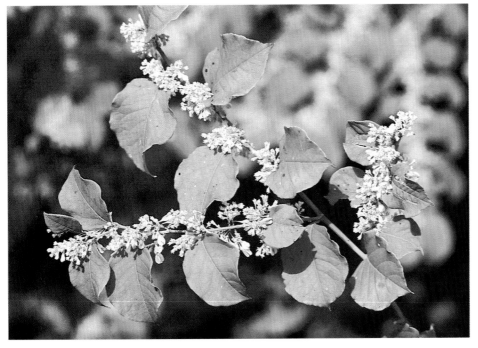

41 牛膝

來源 莧科植物牛膝 Achyranthes bidentata Bl. 的根。

形態 多年生草本，高達 1 m，根細長。莖四稜形，疏被柔毛，節膨大。葉對生，橢圓形，全緣，被毛。穗狀花序長 10 cm，花後伸長，花向下折貼近花梗；膜質苞片 1，寬卵形，先端突尖成粗刺狀；2 枚小苞片堅刺狀，基部兩側各具 1 卵狀膜質小裂片；綠色花被片 5，邊緣膜質；退化雄蕊極短，先端不撕裂。胞果長圓形。

分佈 栽培或野生於山野路旁。分佈於中國黃河以南。

採製 冬季採挖，去鬚根曬乾。

成分 含三萜皂甙、蛻皮和牛膝甾酮 (ecdysterone、 inokosterone)。

性能 甘、苦、酸，平。散瘀消腫，補肝腎，強筋骨。

應用 用於腰膝骨痛，肢拘攣，產後瘀血腹痛。用量 9 g。

文獻 《中藥誌》一，121。

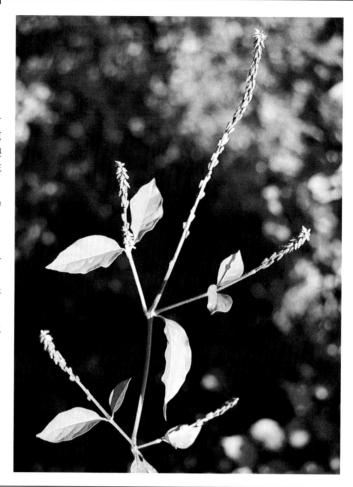

42 空心莧

來源 莧科植物空心蓮子草 Alternanthera philoxeroides (Mart.) Griseb. 的根或莖葉。

形態 一年生草本，高達 1 m。莖基部匍匐，生鬚狀根，上部上昇，中空。葉對生，長圓狀倒卵形或倒卵狀披針形。頭狀花序單生於葉腋，苞片乾膜質；花被白色，長圓形；雄蕊 5，花絲基部合成杯狀；子房 1 室。胞果扁平，卵狀至倒心形。

分佈 生於田野荒地、水溝處。分佈於北京、江蘇、浙江、湖南。

採製 全年可採。

成分 含 6～甲氧基木犀草素 7d-L-鼠李糖甙 (7d-L-rhamnosyl-6-methoxy-luteolin)。

性能 根苦，寒。莖葉微苦，寒。清熱解毒，涼血，利尿。

應用 用於麻疹，乙型腦炎，肺結核，疱疹等。外用鮮品 200～400 g。

文獻 《大辭典》上，3063。

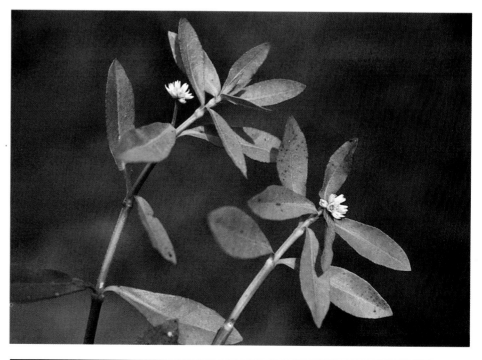

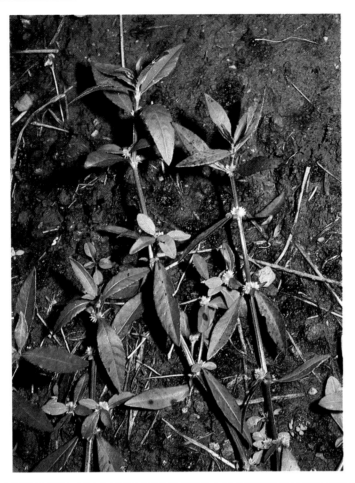

43　蓮子草

來源　莧科植物蓮子草 Alternanthera sessilis (L.) DC. 的全株。

形態　一年生草本。莖被毛。葉條狀披針形或倒卵狀長圓形，全緣或有不明顯鋸齒。頭狀花序無柄，1～4 個腋生，花白色；花被片 5；雄蕊 3，花絲基部合生成杯狀，退化雄蕊三角狀鑽形，全緣。胞果倒三角形，包於宿存花被內。

分佈　生於曠野濕潤處。分佈於華東、華中、華南、西南。

採製　夏秋季採，曬乾。

成分　花粉含賴氨酸 (lysine) 等 11 種氨基酸。

性能　微甘、淡，涼。清熱涼血，利水消腫，拔毒止癢。

應用　用於痢疾，便血，小便不利，乳腺炎。外用於濕疹，瘡癤。用量 15～30 g。外用適量。

文獻　《滙編》下，493；*C.A.*，103 (1985)：3733x。

44　反枝莧

來源　莧科植物反枝莧 Amaranthus retroflexus L. 的全草及種子。

形態　一年生草本，高 20～80 cm。莖單一或分枝，密生短柔毛。葉菱狀卵形或橢圓狀卵形，全緣或波狀，兩面有柔毛。圓錐花序頂生或腋生，由多數穗狀花序組成；苞片、小苞片白色，背面具 1 龍骨狀突起；花被片 5，長圓形或長圓狀倒卵形，白色，具細中脈；雄蕊 5；柱頭 3，長刺錐狀。胞果扁卵形，環狀橫裂，包於宿存的花被內。種子棕黑色。

分佈　生於田園內、農地旁，村邊草地。分佈於東北、華北、西北。

採製　夏秋採全草，鮮用。秋季採種子，曬乾。

性能　甘、淡，微寒。清熱利濕。

應用　全草用於腹瀉，痢疾。種子用於清熱明目。

文獻　《滙編》上，482。

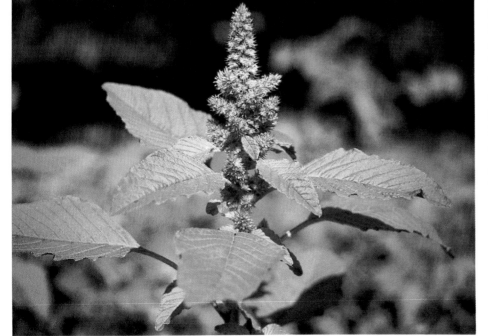

45 九層風

來源 莧科植物漿果莧 Cladotachys frutescens D. Don 的莖。

形態 披散灌木。莖無毛，有細縱稜。葉卵形或卵狀披針形，乾時黑綠色。總狀花序腋生，或排成頂生疏散圓錐花序，花淡綠色；花被片 5 或 4；雄蕊 5 或 4，花絲基部合生。果實卵球狀，直徑 4～6 mm，有 3 條縱稜。

分佈 生於山坡，山谷灌木叢中。分佈於台灣、廣東、海南、廣西、雲南、貴州。

採製 夏秋採，曬乾。

性能 淡，平。祛風利濕。

應用 用於風濕關節炎，腸炎腹瀉，痢疾，夜盲症。用量 15～30 g。

文獻 《滙編》下，746。

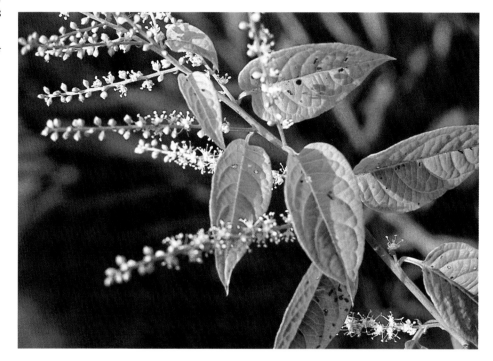

46 葉子花

來源 紫茉莉科植物光葉子花 Bougainvillea glabra Choisy 的花。

形態 攀援灌木。莖粗壯，有腋生直刺。葉互生，卵形，全緣，有葉柄。花頂生，苞片 3，葉狀，暗紅色或紫色橢圓形，全緣。花冠管狀，先端 5 裂。瘦果有 5 稜。

分佈 南方各地有栽培。

採製 開花時摘下花朵，曬乾。

成分 含類胡蘿蔔素及葉子花紫色甙 (bougainvillein)。

性能 苦、澀，溫。調和氣血。

應用 用於婦女赤白帶下，月經不調。用量 9～15 g。

文獻 《大辭典》上，1333。

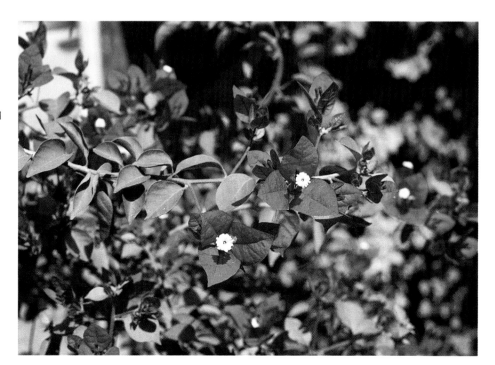

47 紫茉莉

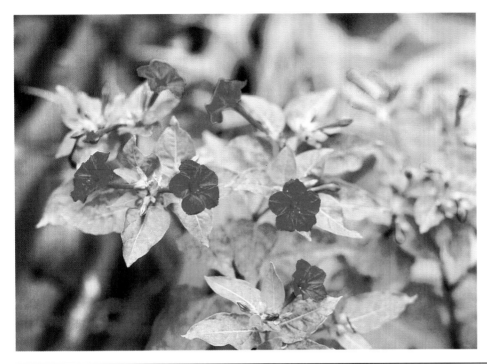

來源 紫茉莉科植物紫茉莉 Mirabilis jalapa L. 的根及全草。

形態 草本，高 20～80 cm。莖直立，節膨大。單葉，對生。花生於枝端總苞內；萼花瓣狀，萼管圓柱形，上部擴大成喇叭形，5 裂，有紫紅、粉紅、黃、白、紅黃相雜等各色；雄蕊 5。瘦果近球形。

分佈 生於半陰環境，全國各地均有栽培。

採製 秋後挖根，洗淨，切片曬乾。莖及葉多鮮用。

成分 含胡蘆巴鹼 (trigonelline)。

性能 甘，涼。清熱利濕，活血調經，解毒消腫。

應用 根用於扁桃體炎，月經不調，泌尿系感染，風濕關節酸痛。根及全草外用於乳腺炎，跌打損傷，癰癤疔瘡，濕疹。用量 9～15 g。外用適量。

文獻 《滙編》上，841。

48 商陸

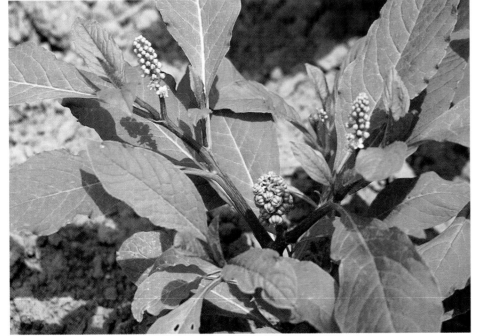

來源 商陸科植物商陸 Phytolacca acinosa Roxb. 的根。

形態 多年生草本，高 70～100 cm，全株無毛。根肉質，圓錐形。莖直立，多分枝，綠色或紫紅色。葉互生，卵圓形，全緣、葉柄上面有槽，下面半圓形。總狀花序頂生或側生，花兩性，萼白色漸變淡紅色，無花瓣。漿果扁球形。

分佈 生於林下、林緣、路旁、山溝等濕潤地。分佈於中國大部地區。

採製 秋冬或春季均可採收，除去莖葉、鬚根，洗淨，切片曬乾。

成分 含商陸鹼 (phytolaccine)、硝酸鉀、皂甙等。

性能 苦，寒。有毒。通二便，瀉水，散結。

應用 用於水腫，脹滿，腳氣，喉痺，癰腫，惡瘡。用量 5～10 g。外用適量。

文獻 《大辭典》上，4664。

49 土人參

來源　馬齒莧科植物土人參 Talinum paniculatum (Jacq.) Gaertn. 的根和葉。

形態　多年生草本，高達 60 cm，全株肉質。單葉互生，倒卵形或倒卵狀長橢圓形，全緣，兩面光滑。圓錐花序，多呈二歧分枝；萼片 2，卵形；花瓣 5，淡紫紅色；雄蕊 15～20；子房上位，柱頭 3 深裂。蒴果近圓球形。種子多數，黑色，有突起。

分佈　生於山坡巖石縫中，分佈於長江以南及陝西等。

採製　秋冬採挖，切片曬乾；葉秋季採，曬乾。

性能　甘，平。補中益氣，潤肺生津。

應用　用於氣虛乏力，體虛自汗，脾虛泄瀉，肺燥咳嗽，乳汁稀少。用量 15～30 g。

文獻　《滙編》上，36。

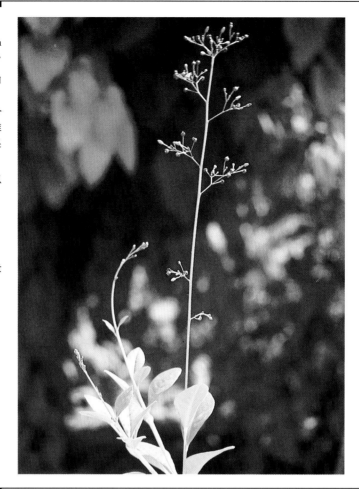

50 落葵

來源　落葵科植物落葵 Basella rubra L. 的全草。

形態　一年生草本，全體肉質，光滑無毛。單葉互生，卵形或近圓形，先端急尖，基部心形或近心形，全緣。穗狀花序，小苞片 2，呈萼狀，長圓形，宿存；萼片 5，淡紫色或淡紅色，下部白色，連合成管，無花瓣；雄蕊 5，生於萼管口，和萼片對生；花柱 3。果實卵形或球形，暗紫色，多汁液。

分佈　中國各地多有栽培。

採製　全年可採，曬乾或鮮用。

成分　含維生素 A_3、B_3、皂甙及膠質。

性能　甘、淡，涼。清熱解毒，接骨止痛。

應用　用於闌尾炎，痢疾，大便秘結，膀胱炎。外用於骨折，跌打損傷，外傷出血，燒燙傷。用量 15～30 g，外用適量。

文獻　《滙編》下，607。

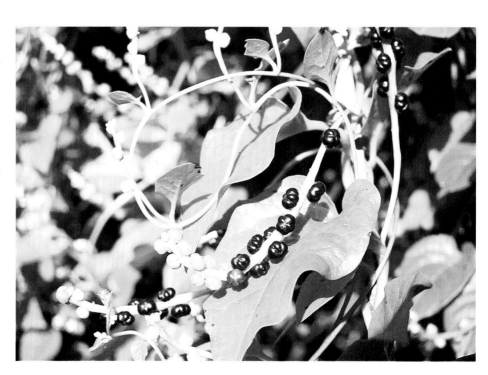

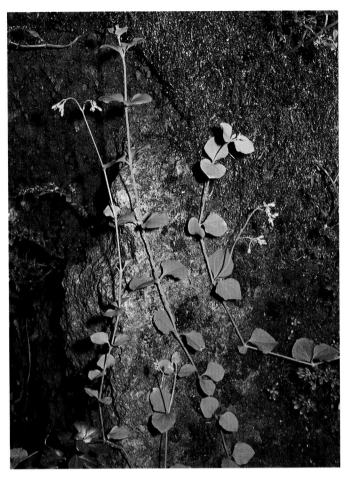

51 荷蓮豆

來源 石竹科植物荷蓮豆 Drymaria cordata (L.) Willd. 的全株。

形態 多年生草本。莖光滑，枝柔弱，長60～90 cm。葉對生，葉片卵圓形至近圓形，脈3～5。花序疏散，腋生或頂生；苞片具膜質邊緣；萼片5；花瓣5；雄蕊3～5；花柱2裂。蒴果卵圓形。

分佈 生於山野陰濕地帶。分佈於中國南部至西南部。

採製 秋季採集，曬乾備用。

性能 苦，涼。清熱解毒。

應用 用於瘡癤癰腫，黃疸，瘧疾，風濕脚氣。用量6～10 g。

文獻 《大辭典》下，3712。

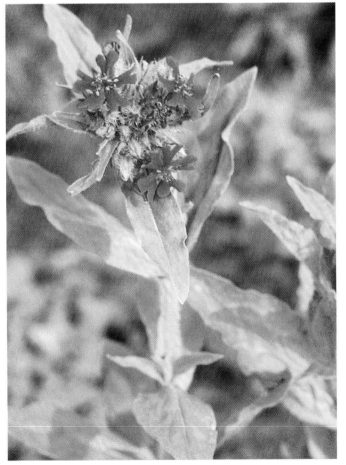

52 剪秋羅

來源 石竹科植物剪秋羅 Lychnis senno Sieb. et Zucc. 的全草及根。

形態 多年生草本，高30～70 cm，全株密生細毛。莖直立，節部略膨大。葉對生，卵狀披針形或卵狀橢圓形，先端尖，基部漸窄成鞘抱莖，全緣。聚傘花序頂生；花深紅色；花萼長棒形；花瓣5，倒卵形，基部具爪，中部以上不規則深裂；雄蕊10；子房上位，花柱5裂，長柱狀。蒴果長柱形，較宿萼爲長，先端5齒裂。

分佈 生於山坡草地，林緣較陰濕處。分佈於長江流域各省；多有栽培。

採製 夏秋季採根切片曬乾；全草去雜質曬乾。

性能 甘，寒。清熱，止瀉。

應用 用於感冒，風濕性關節炎，腹瀉。外用於帶狀疱疹。用量根15～25 g，全草25～50 g。外用適量。

文獻 《滙編》下，529。

53　北烏頭(草烏)

來源　毛茛科植物北烏頭 Aconitum kusnezoffii Reichb. 的塊根。

形態　多年生草本。高 70～150 cm。莖直立。葉互生，輪廓卵圓形，3 全裂幾達基部，裂片再作深淺不等的羽狀缺刻狀分裂，最終裂片披針形。花序總狀或有時近窄圓錐花序，花萼藍紫色，上萼片盔形，側萼片倒卵狀圓形，下萼片長圓形，有長爪。蓇葖果。種子多數。

分佈　生於山地、丘陵草坡、林下。分佈於東北及河北。

採製　秋季採挖，曬乾爲生草烏。

成分　含中烏頭碱 (mesaconitine)、次烏頭碱 (hypaconitine) 等。

性能　辛、苦，熱。有大毒。祛風除濕，散寒止痛。

應用　用於風寒濕痹，麻木癱瘓；外用於癰疽疥癬。生品內服宜愼，炮製後用。用量炮製品 1.5～4.5 g，不宜久煎。

文獻　《中藥誌》一，128。

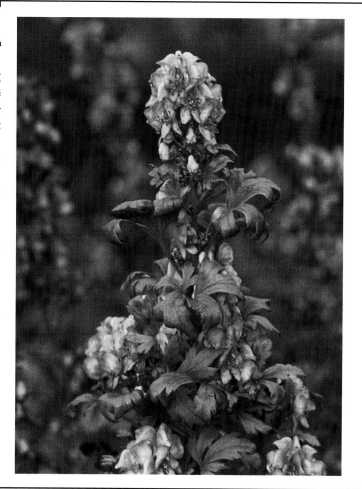

54　麻布七

來源　毛茛科植物高烏頭 Aconitum sinomontanum Nakai 的根。

形態　多年生草本，高 60～150 cm。主根圓錐形，老時有網狀栓皮，故名"麻布七"。莖直立，有稜，被毛。基生葉 1 片，具長柄。莖生葉向上漸小，無柄，葉片腎形，3～5 深裂。總狀花序頂生，被短柔毛，小苞片窄線形，花藍紫色。蓇葖果，常 3 個。

分佈　生於山地林中或灌叢中。分佈於華北、西北、西南。

採製　夏、秋季挖根，曬乾。

成分　含麻布七碱 (sinomontanine)。

性能　苦、辛、鹹，溫。有毒。祛風除濕，散瘀止痛。

應用　用於風濕腿痛，胃氣痛，跌打損傷。用量 3～6 g。

文獻　《滙編》下，523。

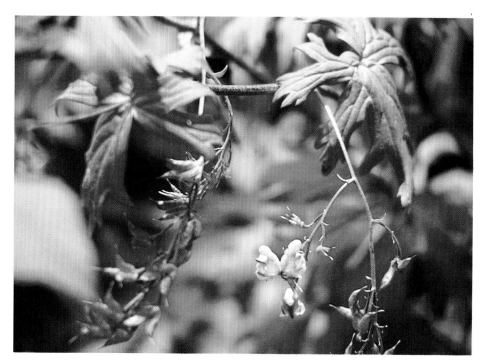

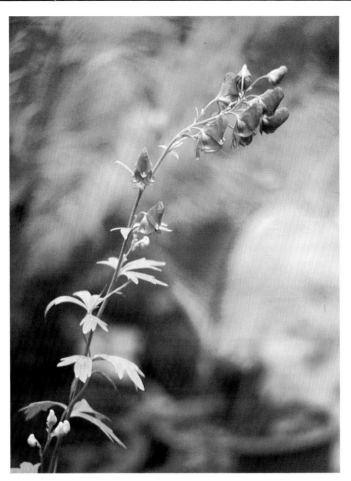

55 松潘烏頭(金牛七)

來源 毛茛科植物松潘烏頭 Aconitum carmichaeli Debx. 的塊根。

形態 草本，莖纏繞，長達 1.5 m。葉片 3 全裂，側生全裂片不等地 2 深裂。總狀花序有花 2～9 朶；萼片 5，花瓣狀，紫色；上萼片盔形；花瓣 2，有長爪；雄蕊多數，心皮 3 (～5)。蓇葖果 3～5 個。

分佈 生於山地灌叢中。分佈於陝西、青海、甘肅。

採製 秋季採挖，去鬚根，洗淨，用甘草水浸泡，炒後用。

性能 辛、苦，溫。有大毒。祛風止痛，散瘀消腫。

應用 用於跌打損傷，風濕性關節炎。外用於癰瘡腫毒。用量 0.8～1.5 g。外用適量。

文獻 《滙編》上，529。

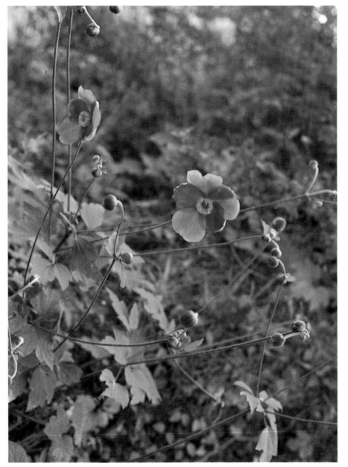

56 打破碗花花

來源 毛茛科植物打破碗花花 Anemone hupehensis Lem. 的根。

形態 多年生草本，高 30～100 cm。莖被白毛。葉為三出複葉，基生葉具長柄，中間小葉片卵形至心形，兩側小葉斜卵形，小葉有不明顯 3 或 5 淺裂。聚傘花序單一或 2～3 回分枝；總苞片 2～3，對生或輪生；花萼 5～6 片，白色或粉紅色，倒卵形，外面密生柔毛。聚合果球形，瘦果卵形，密生白毛。

分佈 生於低山或丘陵的山坡及溝邊。分佈於湖北、湖南、四川、陝西等。

採製 秋季挖根，切片曬乾。

成分 含白頭翁素 (anemonin) 等。

性能 苦、辛，涼。有毒。清熱解毒，消腫散瘀。

應用 用於癰瘡瘡腫，跌打損傷。用量 6～12 g。外用適量。

文獻 《大辭典》上，1319。

57 大三葉升麻(升麻)

來源 毛茛科植物大三葉升麻 Cimici-fuga heraeleifolia Kom. 的根莖。

形態 多年生草本。根莖粗大,有洞狀莖痕,多鬚根。莖直立。2回三出複葉,莖下部葉有長柄;小葉及小葉柄被白柔毛,小葉卵形,中央小葉片再3淺裂,邊緣有粗大鋸齒。花序複總狀,花梗被柔毛;花兩性;花萼5,早落;蜜葉長卵形;雄蕊多數;心皮3～5。菁莢果。

分佈 生於山野草叢及溪溝旁。分佈於東北。

採製 秋季採挖,曬至鬚根乾時,燎去或除去鬚根,曬乾。

成分 含生物碱。

性能 辛、微甘,微寒。發表透疹,清熱解毒,升舉陽氣。

應用 用於風熱頭痛,齒痛,口瘡,咽喉腫痛,麻疹不透,陽毒發斑,脫肛,子宮脫垂。

文獻 《大辭典》上,0912。

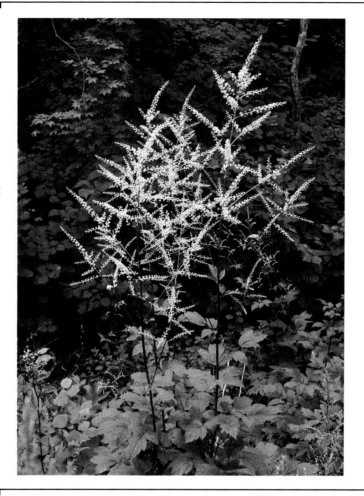

58 威靈仙

來源 毛茛科植物威靈仙 Clematis chinensis Osb. 的根、葉。

形態 木質藤本。莖近無毛。羽狀複葉;小葉3～5,狹卵形,邊緣全緣,無毛。圓錐花序腋生或頂生,花白色;萼片4,花瓣狀;花瓣缺;雄蕊多數,無毛;心皮多數。瘦果扁卵形,被毛,頂端有羽毛狀花柱。

分佈 生於山地灌木叢中。分佈於華東、中南、西南及陝西。

採製 秋季採根,夏秋季採葉,曬乾。

成分 根含白頭翁素 (anemonin) 等。

性能 根辛、微苦,溫。祛風除濕,通絡止痛。葉辛、苦,平。消炎解毒。

應用 根用於風寒濕痺,扁桃體炎,魚骨鯁喉。外用於牙痛。葉用於咽喉炎。用量根3～9 g。葉15～30 g。外用適量。

文獻 《滙編》上,614。

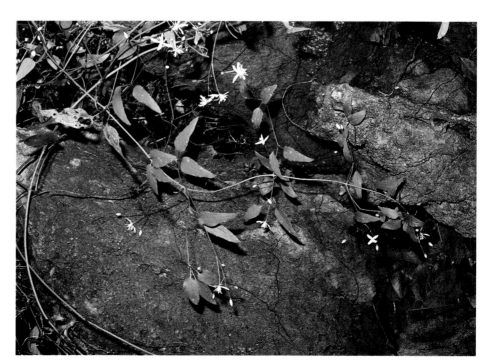

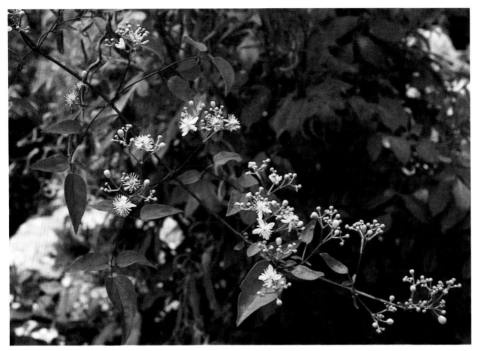

59 盤盤木通

來源 毛茛科植物合柄鐵線蓮 Clematis connata DC. 的根。

形態 木質藤本，莖圓柱形，微有縱溝紋。羽狀複葉，小葉 (3～) 5～7，卵圓形或卵狀心形，頂端尾狀漸尖，邊緣有鈍鋸齒。聚傘花序或聚傘圓錐花序，腋生，花 11～15 朵，花鐘狀；萼片 4，淡黃綠色，狹卵形，邊緣密被白色絨毛；雄蕊比萼片微短，花絲狹窄，密被長柔毛；心皮被絹狀柔毛。瘦果卵圓形，扁平，棕紅色，邊緣增厚，宿存花柱被長柔毛。

分佈 生於江邊、山溝邊的雲杉林下，攀援於樹冠上。分佈於雲南、四川、西藏。

採收 秋季採根，曬乾。

性能 辛、鹹、溫。祛風濕，通經絡，止痛。

應用 用於風濕痺痛，跌打損傷。用量 4～9 g。

文獻 《麗江中草藥》，158。

60 鐵線蓮(威靈仙)

來源 毛茛科植物鐵線蓮 Clematis florida Thunb. 的根。

形態 攀援藤本。葉對生，1 或 2 回三出複葉，小葉卵狀披針形，葉腋生白色花，花徑 5～8 cm，萼 4～6 片，卵形，銳頭，中央有 3 條粗縱脈，外面的中央縱脈帶紫色，無花瓣；雄蕊多數，花絲扁平擴大，暗紫色；雌蕊亦多數，一般常不結果。

分佈 生於山坡或灌木叢中。分佈於浙江、山東、湖北。

採製 秋季採收根部，曬乾。

性能 辛、鹹，溫。祛風濕，止痛。

應用 用於風濕痺痛，跌打損傷。用量 4～9 g。外用鮮根治風火牙痛，蟲蛇咬傷。

文獻 《中藥誌》一，212。

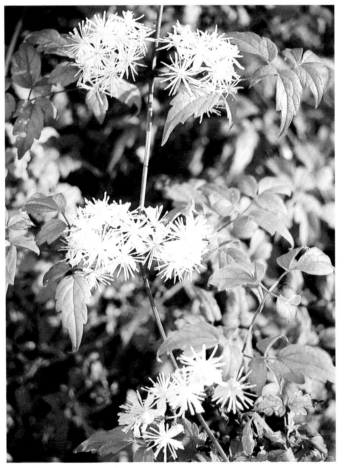

61 牡丹皮

來源 毛茛科植物牡丹 Paeonia suffruti-cosa Andr. 的根皮。

形態 多年生落葉灌木，高 1～1.5 m。葉互生，2 回三出複葉，卵形或廣卵形，頂生小葉常 3 裂，側生小葉亦有呈掌狀 3 裂。花單生，大形；萼片 5；花瓣 5 或更多，栽培品種多爲重瓣，變異大，有玫瑰色，紅、紫、白均有；雄蕊多數，花絲紅色；雌蕊 2～5，柱頭葉狀，花盤盃狀。果爲 2～5 個蓇葖的聚生果。

分佈 生於向陽地，常栽培於庭園。全國各地均有栽培。

採製 秋春採挖，剝取根皮，曬乾。

成分 含牡丹酚 (paeonol)、芍藥貳 (pae-oniflorin) 等。

性能 辛、苦，涼。清熱，涼血，和血，消瘀。

應用 用於熱入血分，發斑，驚癇，吐、衄、便血，骨蒸勞熱，經閉癥瘕等。用量 4～12 g。

文獻 《大辭典》上，2292。

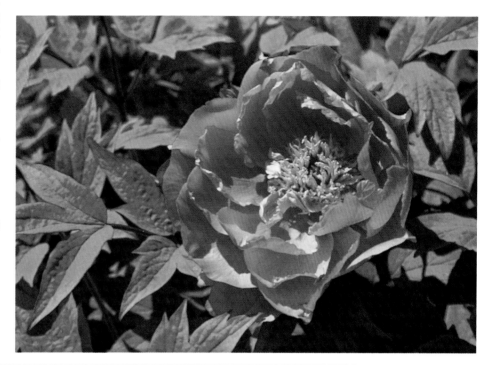

62 毛茛

來源 毛茛科物毛茛 Ranunculus japonicus Thunb. 的帶根全草。

形態 多年生草本。高 30～60 cm，全株被伸展的柔毛。基生葉和莖下部葉有長柄，葉片掌狀，常作 3 深裂，中央裂片寬菱形，3 淺裂，疏生鋸齒，側生裂片不等 2 裂。花單一或數朵生於莖頂；萼片 5，淡綠色，長圓形；花瓣 5，黃色，倒卵形，基部蜜槽有鱗片。聚合果近球形。

分佈 生於丘陵或低山溝邊，水田邊或陰濕草地。分佈於東北至華南。

採製 夏秋採收，曬乾。

成分 含原白頭翁素 (protoanemonin)。

性能 辛、微苦，溫。有毒。利濕消腫，止痛，退翳。

應用 用於風濕關節炎，胃痛，黃疸。外用鮮品適量。

文獻 《滙編》上，196。

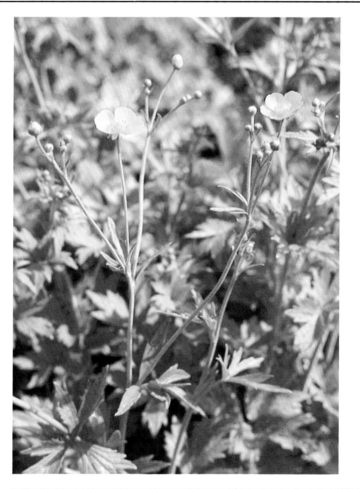

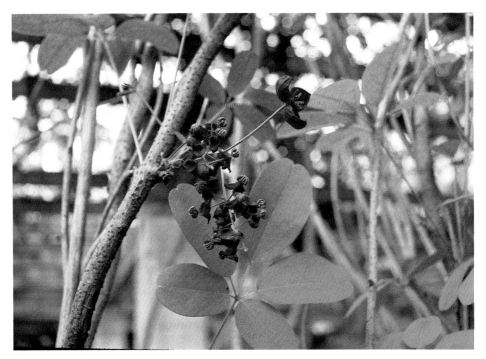

63 五葉木通(八月炸)

來源 木通科植物五葉木通 Akebia qu-inata (Thunb.) Decne. 的根、莖。

形態 落葉木質纏繞藤本，全株無毛。小葉倒卵形，全緣，頂端圓常微凹而具細短尖。總狀花序腋生，花暗紫色，單性同株；花被3；雄蕊6，近於無花絲，花藥內彎。果實橢圓形，肉質。

分佈 生於山坡、溪旁。分佈於長江流域各省，南至廣東、廣西。

採製 全年可採，切片曬乾。

成分 含長春藤甙元 (hederagenin)、齊墩果酸 (oleanolic acid) 等。

性能 苦，寒。清熱利尿，通經活絡，通乳。

應用 用於泌尿系感染，小便不利，風濕關節痛，月經不調，乳汁不下。用量3～9g。

文獻 《滙編》上，145。

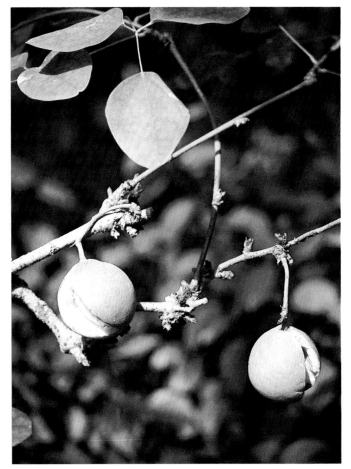

64 白木通(八月炸)

來源 木通科植物白木通Akebia trifolia (Thunb.) Koidz. var. australis (Diels) Rehd. 的果實。

形態 落葉或半常綠木質藤本。枝條灰褐色或灰色，皮孔明顯。三出複葉，小葉3～7，簇生短枝端，葉柄長；小葉革質，卵形或卵狀長方形，先端圓，基部圓或稍心形，全緣或淺波狀。花紫紅色，單性同株，總狀花序長達 13 cm；雌花生於花序下，雄花生於花序上部。果熟時木化，蓇葖肉質，漿果狀，長圓筒形，果肉多汁。

分佈 生於溪邊、山間、林緣或灌木叢中。廣佈於長江流域地區及雲南、河南、山西。

採製 秋季採果實及根，曬乾。

性能 甘，溫。疏肝，補腎，止痛。

應用 用於胃痛，疝痛，·睾丸腫痛，腰痛等。用量6～15 g。

文獻 《滙編》上，13。

65　華南十大功勞（十大功勞）

來源　小蘗科植物華南十大功勞 Mahonia japonica (Thunb.) DC. 的葉。

形態　常綠灌木高 1～2 m。莖直立，分枝少。羽狀複葉，小葉卵圓形，先端尖刺狀，基部歪斜，邊緣有 2～6 個大齒。總狀花序叢生枝頂，花淡黃色，花梗基部有宿存苞片。漿果球形，藍黑色，被蠟粉。

分佈　生於山坡、灌木林中。分佈於中國南部及西南；也有栽培。

採製　秋季採根（茨黃連）、莖（功勞木）、果實（功勞子），曬乾。

成分　含異漢防己碱 (isotetrandrine) 棕櫚碱 (palmatine)、藥根碱 (jatrorrhizine)。

性能　苦，涼。清熱補虛，止咳化痰。

應用　用於肺結核咳血，發燒，頭暈，耳鳴，腰酸腿軟，心煩，目赤等。用量 6～9 g。

文獻　《大辭典》上，25。

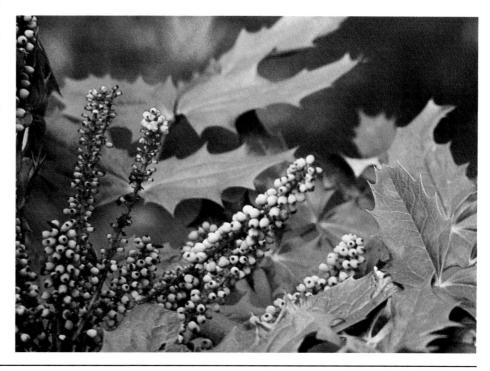

66　南天竹

來源　小蘗科植物南天竹 Nandina domestica Thunb. 的根、莖及果。

形態　常綠灌木，高達 2 m。葉互生，2～3 回羽狀複葉，各羽狀葉均對生，最末的小羽片有小葉 3～5，橢圓披針形，小葉下方及葉柄基部有關節，包莖。圓錐花序，萼片多數重疊；花瓣 6，白色，舟狀披針形；雄蕊 6。漿果球形，熟時鮮紅色。

分佈　生於山坡雜木林下或灌叢中。分佈於長江中下游各地區。

採製　根、莖全年可採，切片曬乾；秋冬摘果，曬乾。

成分　根含天竹碱 (domesticine 或 nandianine) 等。

性能　根、莖苦，寒。清熱除濕，通經活絡。果苦，平，有小毒。止咳平喘。

應用　根、莖用於感冒發熱，肺熱咳嗽，濕熱黃疸，急性胃腸炎等。果用於咳嗽，哮喘等。用量 10～30 g；果 10 g。

文獻　《滙編》上，580。

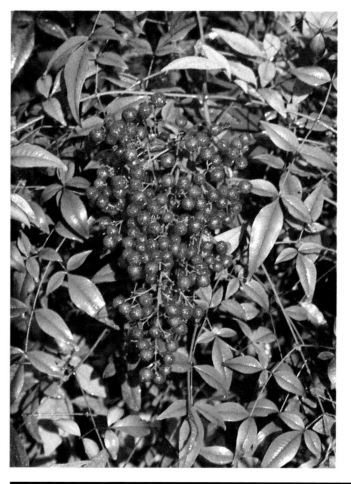

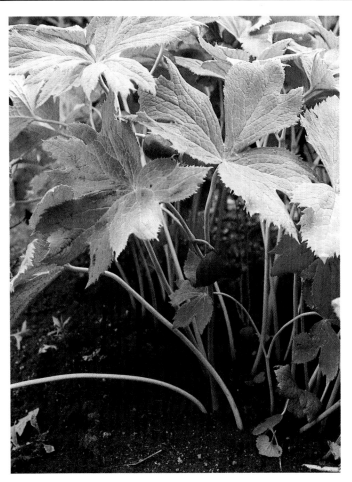

67　桃兒七

來源　小檗科植物桃兒七 Sinopodophyllum emodi (Wall. ex Royle) Ying. 的根及根莖。

形態　多年生草本，高 40～60 cm。根莖粗壯，根多，發達。莖單一。葉常 2 片，生於莖頂，葉柄長，似莖的分枝，葉片近圓形，3～5 深裂。花單一，先葉開放，着生於葉柄交叉處或稍上方，花萼早落，花瓣 6；柱頭盾狀。漿果卵圓形，熟時紅色。

分佈　生於高山草叢中或林下。分佈於陝西、甘肅、青海、四川、雲南、西藏。

採製　春秋採挖，曬乾。

成分　含木脂素類、黃酮類等，如鬼臼脂素 (podophyllotoxin)。

性能　苦，寒，有毒。祛風濕，利氣活血，止痛，止咳。

應用　用於風濕痺痛，麻木，跌打損傷，風寒咳嗽，月經不調。用量 3～6 g。外用適量。

文獻　《中藥誌》一，246。

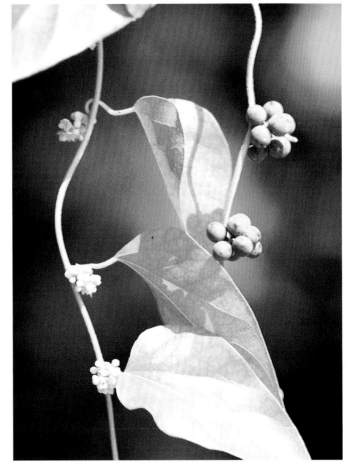

68　木防己

來源　防己科植物木防己 Cocculus orbiculatus (L.) DC. 的根。

形態　落葉纏繞木質藤本。葉互生，有短柄，寬卵或卵狀長圓形，先端形多變，全緣或 3 淺裂，兩面被短柔毛。圓錐聚傘花序腋生，花單性，異株；萼片 6，2 輪；花瓣 6，2 輪，較花萼小，先端 2 裂；雄花有雄蕊 6；雌花有退化雄蕊 6；心皮 6。核果近球形，藍黑色，有白粉。

分佈　生於丘陵、山坡低地、路旁草地。分佈於中國大部省區。

採製　春秋採挖，切片曬乾。

成分　含木防已碱 (trilobine)、高木防已碱 (homotrilobine) 等。

性能　苦、辛，寒。祛風止痛，利尿消腫，解毒，降壓。

應用　用於風濕痺痛，肋骨神經痛，急性腎炎，風濕性心臟病，尿路感染，高血壓病。外用於蛇傷。用量 6～15 g。外用適量。

文獻　《滙編》上，173。

69　八角茴香

來源　木蘭科植物八角 Illicium verum Hook. F. 的果實。

形態　常綠喬木，全株含濃郁的香氣。葉革質，花橢圓形，全緣，有透明油點，下面被疏毛。花淡紅或深紅色，單生於葉腋；花被片 7～12；雄蕊 11～20；心皮通常 8。聚合果星芒狀，常由 8 個蓇葖組成，蓇葖頂端鈍。

分佈　栽培。分佈於福建、台灣、廣東、廣西、海南、貴州、雲南。

採製　春秋季採，曬乾或開水燙後曬乾。

成分　含茴香醚 (anethole)、甲基胡椒酚 (methyl-chavicol) 等。

性能　辛，溫。溫中散寒，理氣止痛。

應用　用於胃寒嘔吐，食慾不振，疝氣腹痛。外用於毒蟲咬傷。用量 3～6 g。外用適量。

文獻　《中藥誌》三，116。

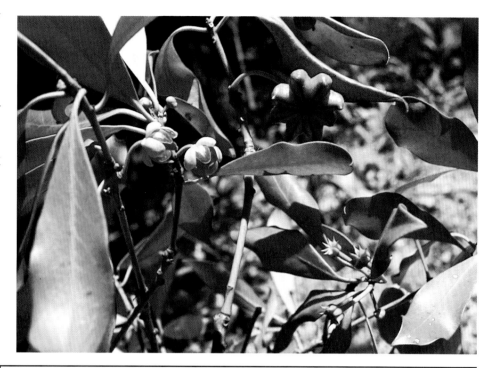

70　山玉蘭

來源　木蘭科植物山玉蘭 Magnolia delavayi Franch. 的樹皮和花。

形態　常綠喬木，高約 10 m小枝被密毛。葉互生，革質，下面被白粉和疏毛，全緣；托葉痕延至葉柄頂部。花單生於枝頂，乳白色，芳香，大形，直徑達 20 cm，花被片 9 或更多，肥厚，外輪 3 片反卷；雄蕊多數；心皮多數，下部有密毛。蓇葖果木質，多數聚合於花托上；先端喙狀反曲。

分佈　生於濶葉林中；也有栽培。分佈於西南。

採製　春夏採收，曬乾。

性能　樹皮苦、辛，溫。溫中理氣，健脾利濕；花苦、辛，平。宣肺止咳。

應用　樹皮用於胃炎，腹痛，腹脹，腹瀉；花用於鼻炎，鼻竇炎，支氣管炎。用量 9～15 g。

文獻　《滙編》下，60。

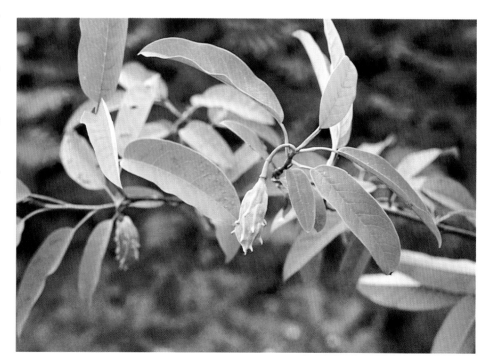

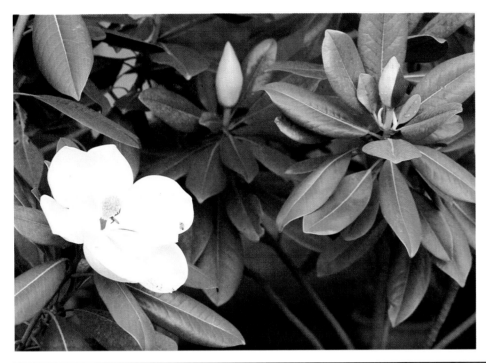

71　大花木蘭

來源　木蘭科植物荷花玉蘭 Magnolia grandiflora L. 的花蕾。

形態　常綠喬木，高達 30 m。葉韌革質，橢圓形或倒卵狀橢圓形，長 16～20 cm，寬 6～10 cm，下面被鏽色短絨毛；托葉與葉柄分離。花極大，直徑 15～20 cm，白色，花被片 9 (12～15)；雄蕊多數，花絲紫色，藥隔頂端伸出成短尖頭，心皮多數，柱頭向外彎曲。聚合果圓柱形，密被長絨毛；成熟心皮橢圓狀卵形，喙向外彎曲。種子紅色，橢圓形。

分佈　生於溫暖、濕潤、肥沃的土壤。長江以南各地有栽培。

採製　早春採摘花蕾，晾乾。

成分　花蕾含揮發油。

性能　辛，溫。祛風，通竅。

應用　用於降血壓，頭痛鼻淵，鼻塞不通，牙痛等。外用研末塞鼻。用量 3～9 g。外用適量。

文獻　《廣西藥用植物名錄》，48。

72　辛夷

來源　木蘭科植物辛夷 Magnolia liliflora Desr. 的花蕾。

形態　落葉灌木。幹直立，有分枝，皮孔灰白色，葉痕三角狀半月形，芽有細毛。單葉互生，有短柄。葉片橢圓狀卵形，先端尖，全緣，上面密被柔毛，下面脈上有細毛。花蕾外被黃綠色長毛，花先葉或與葉同時開放，單生枝頂，花被外紫內白。聚合果長圓形。

分佈　中國南方各地庭園有栽培；野生少。河南、陝西南部、山東、雲南、四川等地也有栽培。

採製　春季花蕾未開放時摘取，曬乾。

成分　含揮發油，主成分為枸櫞醛 (citral)、丁香油酚 (eugenol) 桂皮醛、按油精等。

性能　辛，溫。祛風散寒，通肺竅。

應用　用於頭痛，鼻淵，鼻塞不通，過敏性鼻炎，牙痛。用量 3～9 g。

文獻　《滙編》上，393。

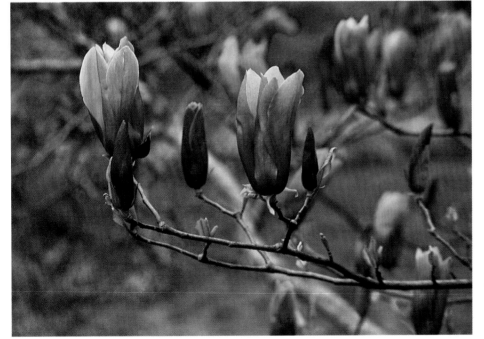

73 鷹爪花

來源　番荔枝科植物鷹爪 Artabotrys hexapetalus (L.f.) Bhand. 的果和根。

形態　攀援灌木，高達 4 m，無毛或被微毛。葉互生，長圓形或闊披針形，全緣。花 1～2 朵生於木質鈎狀的總花梗上，淡黃色，芳香，萼片 3，綠色，卵形，被疏毛；花瓣 6，長圓狀披針形，外面密被柔毛，近基部收縮；雄蕊多數，藥隔三角形；柱頭長橢圓形，多心皮。果實卵形，直徑 2.5 cm，數個羣集於一花托上。

分佈　多栽培於浙江、福建、江西、台灣、廣東、廣西、雲南。

採製　採挖根，切片曬乾；夏秋採果。

成分　根含鷹爪素 B (ying zhaosu B)。

性能　辛，溫。散結軟堅。

應用　果外用於頭頸淋巴結核；根用於瘧疾。用量適量。

文獻　《常用中草藥簡編》。

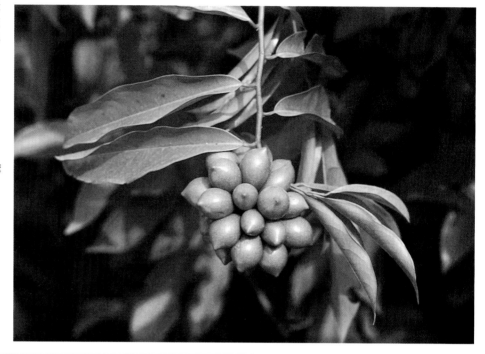

74 雞爪風

來源　番荔枝科植物假鷹爪 Desmos chinensis Lour. 的根、葉。

形態　灌木，高達 3 m。枝有灰白色皮孔。葉長圓形，無毛，下面粉綠色。花下垂，黃白色，單生側枝或與葉對生；萼片 3；花瓣 6，外輪 3 瓣長達 9 cm，彎曲；雄蕊多數。果串珠狀，聚生於果梗上。

分佈　生於路旁灌木叢中。分佈於廣東、海南、廣西。

採製　全年可採，曬乾。

性能　微辛，微溫。有小毒。祛風利濕，健脾理氣，祛瘀止痛。

應用　用於風濕關節炎，產後腰痛腹痛，痛經，胃痛，消化不良，腹瀉，腎炎水腫，跌打損傷。用量 15～30 g。

文獻　《滙編》下，321。

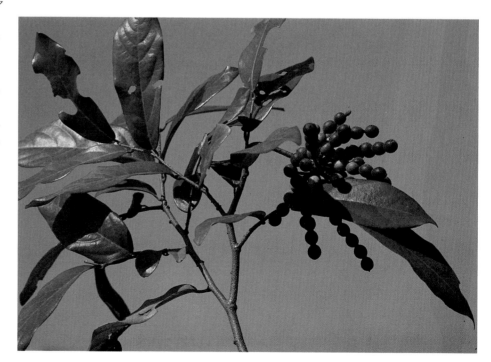

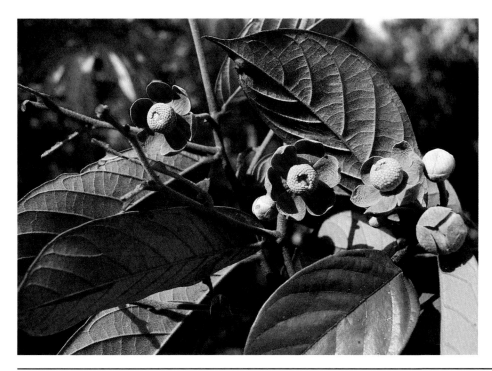

75 紫玉盤

來源 番荔枝科植物紫玉盤 Uvaria microcarpa Champ. ex Benth. 的根、葉。

形態 直立或藤狀灌木，被星狀毛。葉革質，長倒卵形或寬長圓形。花紫紅色，1～2朵與葉對生或腋生，萼片3；花瓣6；雄蕊多數。果卵圓形或長圓柱狀，被星狀柔毛或無毛，多個聚生成頭狀。

分佈 生於灌木叢中或疏林下。分佈於華南。

採製 全年可採，曬乾。

性能 苦、甘，微溫。健胃行氣，祛風止痛。

應用 用於消化不良，腹脹腹瀉，跌打損傷，腰肌疼痛。用量根15～21 g。葉9～15 g。

文獻 《滙編》下，623。

76 肉豆蔻

來源 肉豆蔻科植物肉豆蔻 Myristica fragrans Houtt. 的種仁。

形態 常綠喬木，高達15 m。葉互生，革質。葉片橢圓狀披針形，全緣。總狀花序腋生，花單性，異株；花被壺形，3裂，黃白色；雄蕊8～12，花絲聯合成圓柱狀，花藥合生。果實梨形，淡黃色，成熟時縱裂成2瓣，露出緋紅色肉質假種皮，種子1，堅硬。

分佈 分佈於印度尼西亞、馬來西亞等地；中國海南、雲南有引種。

採製 採收成熟果實，剝去假種皮，除去種皮，將種仁烘乾。

成分 含揮發油5～15%，脂肪油等。

性能 辛，溫。溫中，止瀉，行氣。

應用 用於虛寒久瀉，食慾不振，脘腹冷痛。用量2.5～5 g。

文獻 《中藥誌》三，339。

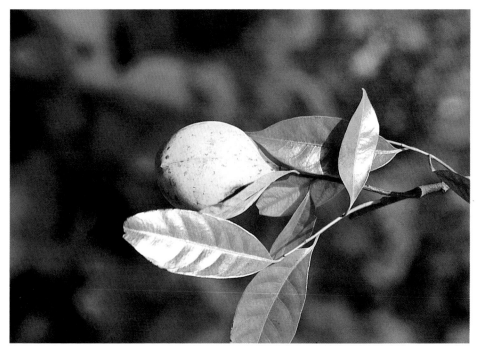

77 烏藥

來源 樟科植物烏藥 Lindera aggregata (Sims) Kosterm. (L. strychifolia Villar) 的根。

形態 常綠灌木或小喬木。枝被鏽色短柔毛或禿淨。葉互生。花單生，雌雄異株，傘形聚傘花序成簇；花被片6，雄花能育雄蕊9，雌花子房1室，核果橢圓形。

分佈 生於向陽山坡灌木林中或林緣、曠野等地。分佈於安徽、浙江、湖南、廣東、廣西。

採製 冬春季時採挖，洗淨，曬乾。

成分 含桉烷，烏藥烷的衍生物為香樟烯(lindestrene)、香樟內酯(lindestrenolide)、烏藥醇(linderene)、烏藥醚(linderoxide)、異烏藥內酯(isolinderalactone)等。

性能 辛，溫。順氣，散寒，止痛。

應用 用於脘腹脹痛，痛經，寒疝，小便頻數。用量4.5～9 g。

文獻 《中藥誌》二，296。

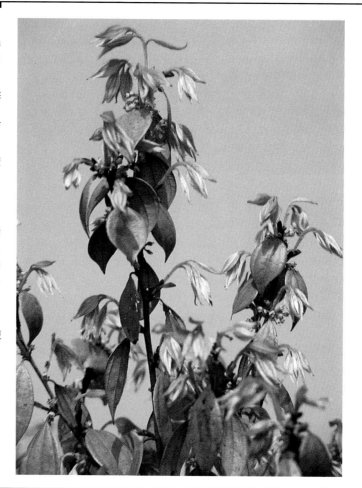

78 潺槁樹

來源 樟科植物潺槁樹 Litsea glutinosa (Lour.) C.B. Rob. 的根、皮及葉。

形態 常綠灌木或小喬木，高3～15 m。全株有香氣，被疏柔毛。單葉互生，葉柄長，葉片近革質，倒卵形，倒卵狀長圓形或橢圓狀披針形，上面中脈有柔毛，下面有柔毛。雌雄異株，傘形花序腋生於枝頂，單一或複傘形花序；花被不全或缺；能育雄蕊9或更多，花藥4室；內向瓣裂。果實球形。

分佈 生於疏林灌叢中。分佈於福建、廣東、海南、廣西、雲南。

採製 夏秋採；根洗淨，切片曬乾；葉及皮曬乾或鮮用。

性能 甘、苦澀，涼。清濕熱，消腫毒，止血，止痛。

應用 根用於腹瀉，跌打損傷，腮腺炎，糖尿病。皮葉外用於腮腺炎，瘡癤癰腫，外傷出血。用量15～30 g。

文獻 《滙編》下，677。

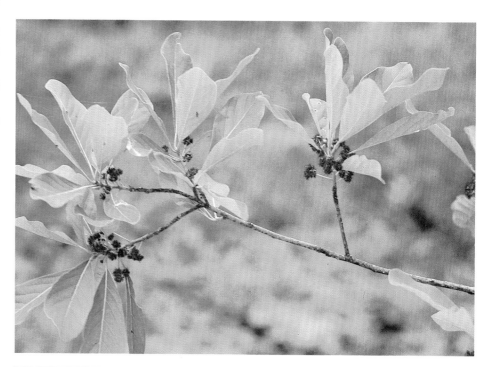

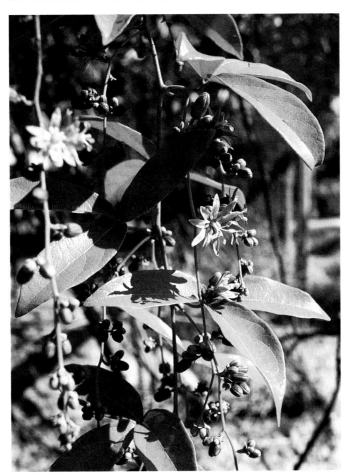

79 三葉靑藤

來源 蓮葉桐科植物紅花青藤 Illigera rhodantha Hance 的莖、葉。

形態 藤本，全株被絨毛。莖具溝稜。掌狀複葉，小葉3，橢圓形或倒卵狀橢圓形。聚傘花序組成下垂的圓錐花序；花玫瑰紅色；花5數；雄蕊比花瓣稍短，在花蕾中直立，花絲基部有1對舟狀膜質的附屬物。翅果，一對翅較大，另一對較小。

分佈 生於山坡、山谷疏林中。分佈於廣東、廣西、海南、雲南。

採製 全年可採，曬乾。

性能 甘、辛、澀，溫。祛風散瘀，消腫止痛。

應用 用於風濕關節炎，跌打腫痛，小兒麻痺後遺症。用量9～15 g。

文獻 《滙編》下，732。

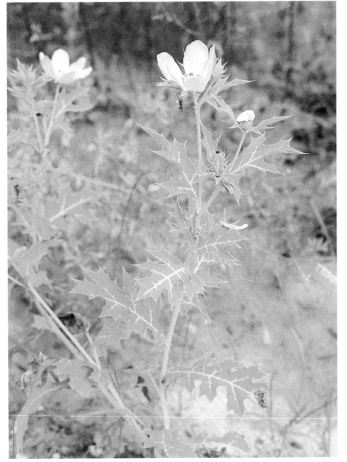

80 薊罌粟

來源 罌粟科植物薊罌粟 Argemone mexicana L. 的全草。

形態 一年生草本，高30～100 cm，有黃色汁液。莖有散生刺。莖下部葉較密集，具柄，中部以上的無柄，羽狀深裂，邊緣有牙齒，下面有白粉，沿脈及牙齒頂端生細刺。花黃色；萼片2，早落，頂端有角，散生細刺；花瓣6，倒卵形；雄蕊多數；花柱極短，柱頭3～6裂。蒴果頂端開裂，疏生細刺。

分佈 原產墨西哥等地；中國南部庭園有栽培，或逸為野生。

採製 夏秋採，曬乾。

成分 含小蘗鹼 (berberine)、原阿片鹼 (protopine)。

性能 苦，涼。消腫利膽，祛痰，止瀉。

應用 用於黃疸水腫。根外用於慢性皮膚病。種子用於緩瀉藥，催吐，祛痰，並有消炎、止痛的作用。適量。

文獻 《新華本草綱要》。

81 圓葉齒瓣延胡索（元胡）

來源 罌粟科植物圓葉齒瓣延胡索 Corydalis remota Fisch. ex Maxim. var. rotundiloba Maxim. 的塊莖。

形態 本植物與正種齒瓣延胡索相似，既不同的，該植物的葉裂近圓形或廣橢圓形，基部楔形，頂端深齒裂。

分佈 生於雜木林下，林緣及溪溝邊。分佈於東北，內蒙古、河北。

採製、成分、性能、應用等，同齒瓣延胡索。

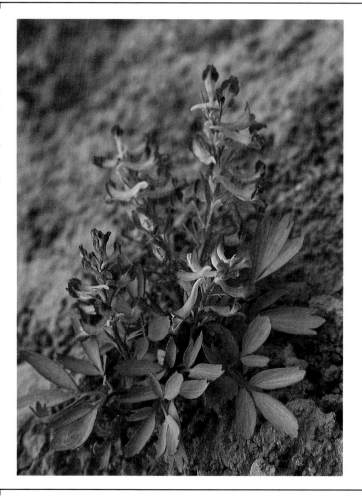

82 角瓣延胡索

來源 罌粟科植物角瓣延胡索 Corydalis repens Mandl. et Muchld. var. watanabei (Kitag.) Y.H.Chou 的塊莖。

形態 多年生草本。塊莖球狀。2回三出複葉，小葉倒卵或橢圓形，全緣。總狀花序；苞片卵形或卵狀楔形；花藍白色或白色，花冠唇形，4瓣2輪，內輪花瓣先端角狀；雄蕊6。蒴果卵形或長卵形。

分佈 生於山坡路旁、林緣、林間空地及休閑地。分佈於東北。

採製 5月中莖葉將枯萎時採挖，搓去外皮，置開水中燙至中心呈黃色時撈出，曬乾。

性能 辛、苦，溫。行氣止痛，活血散瘀。

應用 用於氣滯心腹作痛，痛經，產後瘀血作痛，外傷瘀血，疝痛，四肢血滯疼痛，冠心病心區疼痛，凡因氣滯血瘀全身上下內外諸痛。用量15～25 g。

文獻 《長白山植物藥誌》，458～462。

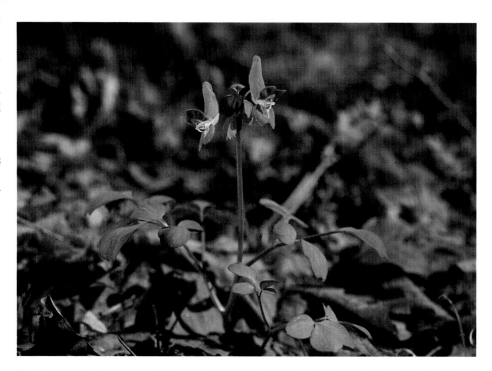

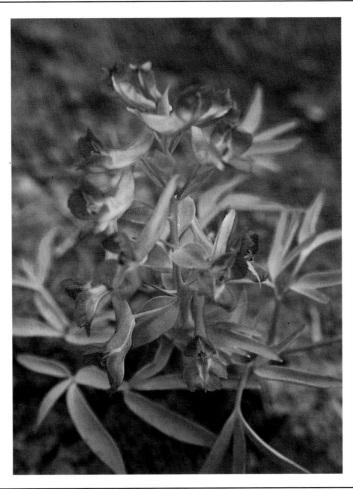

83 元胡

來源 罌粟科植物延胡索 Corydalis yan-husuo W.T. Wang 的塊莖。

形態 多年生草本，高 10～20 cm。塊莖扁圓球狀，內黃色。地下莖有時生小球狀塊莖。基生葉與莖生葉同形；莖生葉互生，2 回三出複葉，末回裂片披針形或長圓狀披針形。總狀花序，排列稀疏，具 3～8 花；苞片濶披針形，全緣或下部苞片 3～5 牙齒，或 3～5 深裂；花紅紫色；花萼 2；花瓣 4；蒴果線形。

分佈 中國多數地區有栽培，主產於浙江。

採製 5 月採挖，在開水中煮 5 分鐘後，撈起曬乾。

成分 含延胡索乙素（ℓ-tetrahydro-coptisine）等。

性能 辛、苦，溫。活血散瘀，利氣止痛。

應用 用於全身各部氣滯之痛，痛經，產後瘀阻，癥瘕，疝痛，跌傷等。用量 3～9 g。

文獻 《中藥誌》一，60。

84 荷苞牡丹根

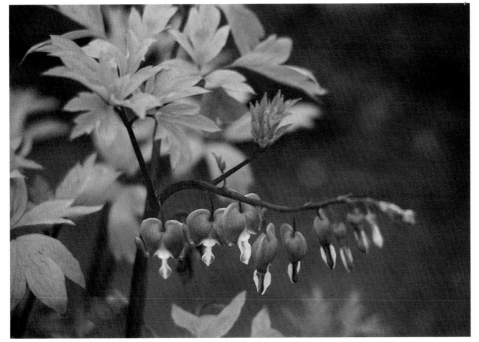

來源 罌粟科植物荷苞牡丹 Dicentra spectabilis (L.) Lem. 的全草。

形態 多年生草本，高 30～60 cm。葉對生，有長柄，3 回羽狀複葉，小葉片倒卵形。總狀花序頂生，花生於一側彎垂；萼片小，鱗片狀；花瓣 4，交叉排列為 2 層；雄蕊多數，成 2 組；花柱細長，柱頭盾狀 2 裂。蒴果細長圓形。

分佈 東北、華北、西北均有栽培。

採製 夏秋採。

成分 全草含隱品鹼、原阿片鹼、血根鹼、黃連鹼、白屈荼紅鹼、白屈荼玉紅鹼、白屈荼黃鹼、華紫堇鹼 (heilanthifoline)、斯氏紫堇鹼 (scoulerine)、牛心果鹼 (reticuline) 等。

性能 辛，溫。鎮痛，解痙，利尿。

應用 用於胃痛，胃痙攣等。用量 1～3 g。

文獻 《東北草本植物誌》第四卷(1980年)，15。

85 罌粟

來源 罌粟科植物罌粟 Papaver somniferum L. 的果殼和種子。

形態 一年生或二年生草本,有乳汁,高達 150 cm。葉互生,長圓形或長卵形,基部圓形或心形,邊緣多缺刻狀淺裂,有鈍齒,兩面被白粉。花單生,白色、粉紅色、紅色或紫紅色,花蕾常下垂;萼片 2,長橢圓形;花瓣 4,有時為重瓣;雄蕊多數;無花柱,柱頭 7～15,放射狀排列,成扁盤狀。蒴果孔裂。種子細小,腎形。

分佈 栽培於田圃或庭園內。

採製 果未熟時,採下果實和種子,曬乾。

成分 含罌粟殼鹼 (narcotoline)、罌粟鹼 (papaverine)。

性能 酸、澀,微寒。斂肺止咳,澀腸止瀉,止痛。

應用 用於久咳,久瀉,久痢,脫肛,滑精,多尿,反胃等。用量 3～6 g。

文獻 《中藥誌》三,685。

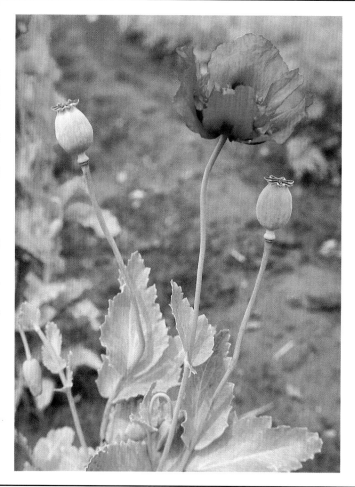

86 白花菜子

來源 白花菜科白花菜 Cleome gynandra L. 的種子,其全草也入藥。

形態 一年生草本,高達 1 m,全株有惡臭。掌狀複葉互生,葉柄長 4～6 cm,小葉膜質,無柄,基部楔形。總狀花序頂生,花有梗;苞片葉狀;花瓣 4,白色或帶紫色,倒卵形有長爪;雄蕊 6,着生於雌蕊子房柄上;花柱短,柱頭扁頭狀。蒴果長角狀。

分佈 野生於田埂、路旁、溝邊等處。分佈於河北、河南、安徽、江蘇、山東、廣西、廣東、台灣、四川、貴州。

成分 種子含白花菜貳 (glucocapparin) 及風蝶草素 (cleomin)。

性能 苦、辛,溫。有小毒。祛風散寒。活血止痛。

應用 用於風濕疼痛,腰痛,跌打損傷,痔瘡。用量 9～15 g。外用適量。

文獻 《滙編》下,204。

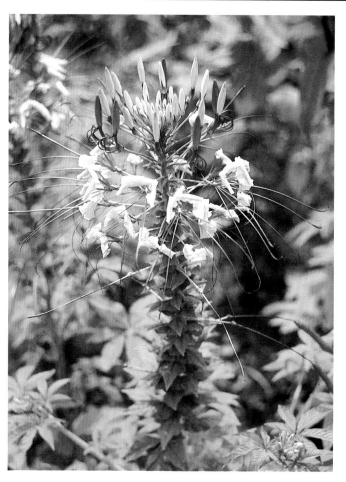

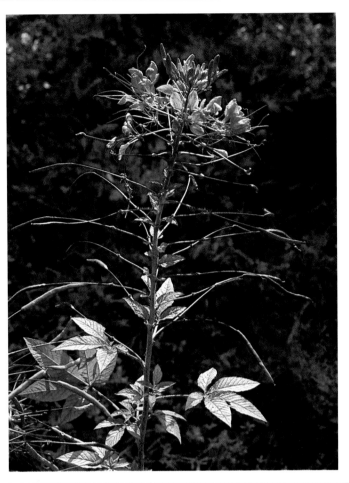

87 醉蝶花

來源 白花菜科植物醉蝶花 Cleome spinosa L. 的全草。

形態 一年生草本，高 90～120 cm，有強烈臭味。掌狀複葉；小葉長圓狀披針形，先端急尖，基部楔形，全緣，葉及葉柄有腺毛；托葉鈎刺狀。總狀花序頂生；苞片單生，幾無柄，萼片條狀披針形，外折；花瓣倒卵形，有爪；雄蕊 6，較花瓣長 2～3 倍；子房柄長約 4 cm。蒴果具縱。種子平滑。

分佈 生於山坡、路邊。分佈於台灣、廣東、廣西、福建、雲南等省區。

採製 夏季採收，曬乾。

性能 辛、甘，溫。疏筋活血。

應用 外用於風濕痺痛，跌打損傷。外用適量。

文獻 《大辭典》上，1420。

88 臭矢菜

來源 白花菜科植物臭矢菜 Cleome vircosa L. 的全草。

形態 一年生草本，高 30～90 cm，有臭味。莖有黃色柔毛及黏質腺毛。掌狀複葉，小葉 3～5，倒卵形或倒卵狀長圓形，長 1～3.5 cm，寬 1～1.5 cm，全緣，兩面有乳頭狀腺毛。總狀花序；苞片葉狀，3～5 裂；萼片披針形；花瓣 4，黃色，基部紫色，倒卵形，無爪；雄蕊 10～20，較花瓣稍短；子房被黃色腺毛，無子房柄。蒴果圓柱形，有黏質腺毛。種子多數，有皺紋。

分佈 生於山坡，路旁。分佈於江西，福建，台灣，華南，湖南，雲南。

採製 夏秋採，鮮用或曬乾。

性能 苦、辛，溫。有毒。散瘀消腫，去腐生肌。

應用 外用於跌打腫痛，勞傷腰痛，瘡瘍潰爛。外用適量。

文獻 《滙編》下，739。

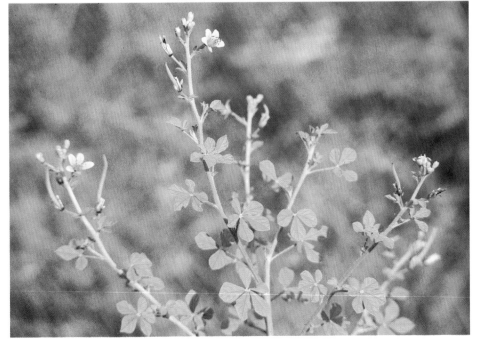

89 景天

來源 景天科植物景天 Sedum erythro-stictum Miq. 的全草。

形態 多年生草本，高 30～70 cm，莖直立，不分枝。葉對生、稀互生或 3 葉輪生，長圓形或卵狀長圓形，邊緣有疏齒。傘房花序頂生；萼片 5；花瓣 5，白色至淺紅色；雄蕊 10；心皮 5，直立，基部幾分離。蓇葖果。

分佈 多栽培或野生於山坡草地。分佈於遼寧、吉林、河北、山西、陝西、浙江、湖北及西南。

採製 7～8 月割取地上部分，曬乾。

成分 葉中含景天庚糖 (Sedoheptu-lose)。

性能 苦、酸，寒。清熱解毒，止血。

應用 用於丹毒，游風，煩熱驚狂，咯血，吐血，痔瘡，風疹，外傷出血。用量 25～50 g。外用適量。

文獻 《大辭典》下，4937。

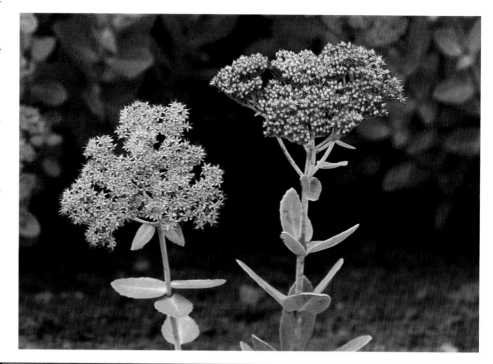

90 佛甲草

來源 景天科植物佛甲草 Sedum lineare Thunb. 的全株。

形態 多年生肉質草本。莖多數叢生。葉線形，通常 3 葉輪生，無柄。聚傘花序頂生，花黃色；萼 5 裂，無距；花瓣 5；雄蕊 10；雌蕊 5，離生。蓇葖果。

分佈 生於山地巖石上或溝邊。分佈於華南、西南、華東及湖南、河南、山東。

採製 全年可採，鮮用或曬乾。

成分 含景天庚糖 (sedoheptose)、葡萄糖、果糖、蔗糖等。

性能 甘、淡，涼。清熱解毒，消腫止血。

應用 用於肝炎，咽喉炎，胰腺癌。外用於燒燙傷，外傷出血，帶狀疱疹，瘡瘍腫毒，毒蛇咬傷。用量 30～60 g。外用適量。

文獻 《滙編》上，888。

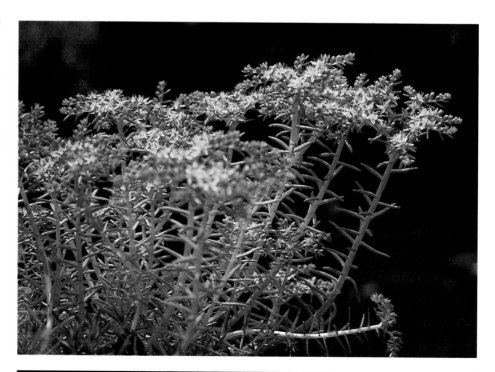

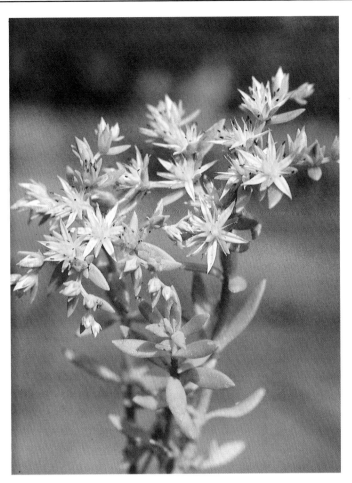

91 垂盆草

來源 景天科植物垂盆草 Sedum sarmentosum Bge. 的全草。

形態 多年生肉質草本，高 10～20 cm。莖淡紅色，近花序處易生根。葉 3 片輪生，倒披針形至長圓形，全緣。花呈平展的二歧聚傘花序；萼片 5，綠色，寬披針形；花瓣 5，黃色，披針形至長圓形，先端有較長突出的尖頭；雄蕊 10；心皮 5，稍開張。蓇葖果。種子細小。

分佈 生於山坡傾斜處或巖石上。分佈於中國大部省區。

採製 夏季採全草，曬乾。

成分 含甲基異石榴皮鹼 (N-methylisopelletierine)。

性能 甘、淡，涼。清熱，消腫，解毒。

應用 用於咽喉腫痛，肝炎，熱淋，癰腫，水火燙傷，蟲蛇咬傷。用量 15～30 g。外用適量。

文獻 《大辭典》上，1245。

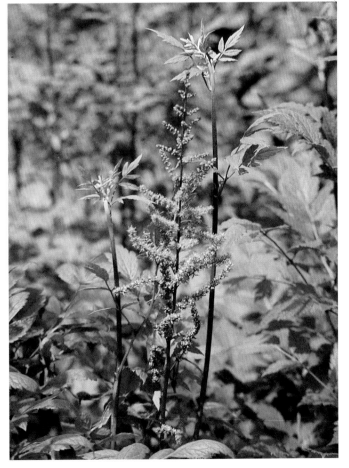

92 落新婦

來源 虎耳草科植物落新婦 Astilbe chinensis (Maxim). Franch. et Sav. 的根狀莖及全草。

形態 多年生草本，高 40～80 cm。莖直立，被多數非腺毛及腺毛。葉 1～2 回三出複葉，兩面均被毛。圓錐花序對莖生葉而生；花萼 5 深裂，花瓣 5；雄蕊 10；心皮 2。蓇葖果。

分佈 生於山坡林下陰濕地或林緣路旁草叢中。分佈於東北及寧夏、山東和長江中下游各地。

採製 秋季挖取根狀莖，除去鬚根，洗淨，切片曬乾，或連根挖起全草，曬乾。

成分 鮮根狀莖含落新婦甙 (astilbin)、巖白菜內酯 (bergenia) 等。

性能 辛、苦，溫。散瘀止痛，祛風除濕。

應用 用於跌打損傷，手術後疼痛，風濕關節痛，毒蛇咬傷。用量 6～9 g。

文獻 《滙編》上，385。

93 蚊母樹

來源 金縷梅科植物蚊母樹 Distylium racemosum S. et Z. 的根和帶蟲癭的葉。

形態 常綠喬木，高達 25 m，栽培者常為灌木狀。葉橢圓形至長圓狀橢圓形，或倒卵形，先端尖或鈍尖，基部漸狹，葉面和葉邊緣常有蟲癭着生，總狀花序上部為兩性花，下部為雄花；花瓣缺，苞片披針形，萼筒短，花後脫落；雄蕊 5～6，花藥紅色；子房上位，子房 2 室，雄花不具雌蕊。蒴果卵圓形，熟時 2 片裂。

分佈 生於海拔 200～300 m 的丘陵地帶；也有栽培。分佈於廣東、福建、台灣、浙江、江蘇。

採製 根四季可採，切片曬乾，葉在小蟲未飛出時採集，泡白酒備用。

性能 酸微、甘，平。解毒消腫，祛瘀利濕。

應用 用於瘰癧。用量 20～50 g。

附註 調查資料。

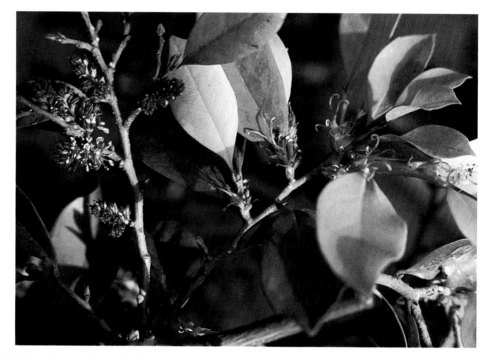

94 楓香脂

來源 金縷梅科植物楓香樹 Liquidambar formosana Hance 的乾燥樹脂。

形態 喬木，高達 40 m。小枝有柔毛。葉心形，掌狀 3 裂，邊緣有鋸齒；葉柄長達 11 cm；托葉紅色，條形。花單性，雌雄同株；雄花排列成葇荑花序，無花被；雄蕊多數；雌花成頭狀花序，無花瓣；子房半下位，2 室，花柱 2。複果球形，表面有刺。

分佈 生於平原或丘陵地區。分佈於黃河以南各省區。

採製 7、8 月間割裂樹幹，10 月至次年 4 月採收，陰乾。

成分 香樹脂，亦含桂皮醇、桂皮酸及其酯類。

性能 苦、辛，平。解毒生肌，止血止痛。

應用 用於外傷出血，跌打疼痛。用量 1.5 ～3 g。外用適量。

文獻 《大辭典》上，1456；《滙編》上，499。

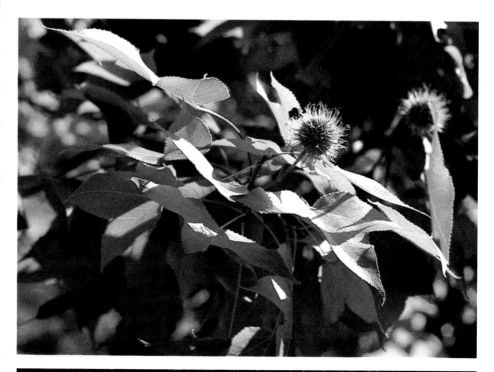

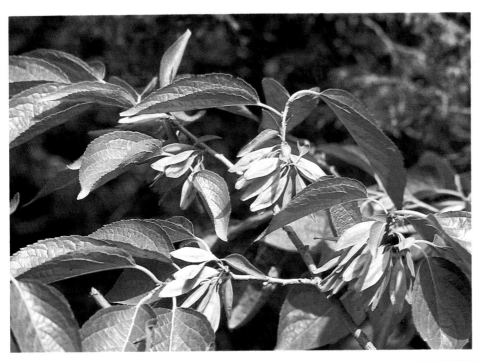

95 杜仲

來源 杜仲科植物杜仲 Eucommia ulmoides Oliv. 的樹皮。

形態 落葉喬木。樹皮灰色。葉互生，橢圓形或橢圓狀卵形。花單性，雌雄異株，無花被，雄花苞匙狀倒卵形；雌花具短花梗，子房窄長。翅果扁而薄，長橢圓形。

分佈 生於較溫暖地區，普遍栽培，野生罕見。栽於陝西、甘肅、湖北、湖南及西南。

採製 春季局部剝皮，以內面相對平疊，外包稻草壓緊至內皮成暗褐色，曬乾。

成分 含新格南 甙、（＋）環橄欖樹脂素，（－）橄欖樹脂素等。

性能 甘、辛，溫。補肝腎、強筋骨。

應用 用於高血壓，腰膝酸痛，筋骨痿軟，腎虛尿頻，妊娠胎漏，胎動不安。用量 10～15 g。

文獻 《滙編》上，414。

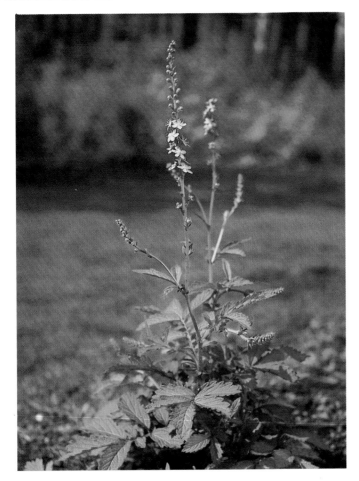

96 龍牙草（仙鶴草）

來源 薔薇科植物龍牙草 Agrimonia pilosa Ledeb. 的全草。

形態 多年生草本，高 30～70 cm，全體被白色長毛及腺毛。根莖開展。單數羽狀複葉；小葉 5～7，菱形或長圓狀菱形；托葉近卵形。頂生總狀花序有多花；花瓣 5；雄蕊 10；心皮 2。瘦果倒圓錐形。

分佈 生於山坡、路旁，草地。分佈於中國各地。

採製 開花初期採挖，洗淨切碎，曬乾。

成分 含仙鶴草素 (agrimonine)、仙鶴草內脂 (agrimolide)、鞣質、甾醇、有機酸、酚性成分，皂甙等。

性能 苦、澀，平。收斂止血，益氣強心。

應用 用於咯血，吐血，尿血等各種出血，胃腸炎，痢疾等。用量 15～30 g（鮮品 50～100 g）。

文獻 《大辭典》上，665；《長白山植物藥誌》，523。

附註 本植物的根和冬芽亦入藥。

97 山楂

來源 薔薇科植物山楂 Crataegus pinnatifida Bge. 的果實。

形態 落葉喬木,高達 6 m。葉互生,葉片寬卵形或三角狀卵形,有 2～4 對羽狀裂片,下面一對裂片較深,邊緣有不規則重鋸齒。傘房花序有柔毛,花白色;萼筒鐘狀 5 齒裂;花瓣 5,雄蕊約 20,花藥粉紅色。梨果近球形,直徑 1～1.5 cm,較小,深紅色,有黃白色小斑點,萼片脫落遲,先端留一圓形深窪。

分佈 生於山坡林邊或灌木叢中。分佈於東北、華北。

採製 秋季採收熟果,橫切兩瓣,曬乾。

成分 含山楂酸 (Crataegolic acid)、維生素 C 等。

性能 酸、甘,微溫。消積化滯,破氣散瘀。

應用 用於小兒乳積,肉食積滯,脘腹脹痛,高血脂症。用量 6～12 g。

文獻 《中藥誌》三,146。

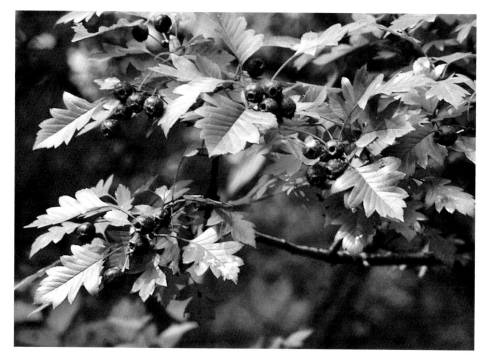

98 山里紅

來源 薔薇科植物山里紅 Crataegus pinnatifida Bge. var. major N.E. Br. 的果實。

形態 落葉喬木,多分枝,具刺或無刺。葉互生,三角狀卵形,有 2～4 對羽狀裂片,邊緣有重鋸齒。傘房花序,花白色;萼筒鐘狀,萼片 5 齒裂;花瓣 5,倒卵形或近圓形;雄蕊約 20,子房下位。梨果近球形,深紅色,直徑達 2.5 cm,小核 3～5。

分佈 生於山坡砂地,河邊雜木林,分佈於華北、東北,廣為栽培。

採製 秋季果熟採摘,橫切或縱切,曬乾。

成分 含山楂酸 (crataegolic acid)、維生素 C 等。

性能 酸、甘,微溫。消積化滯,破氣散瘀。

應用 用於肉食積滯,脘腹脹痛,高血脂症。用量 6～12 g。

文獻 《中藥誌》三,146。

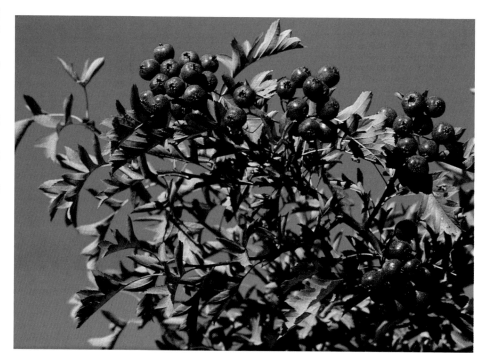

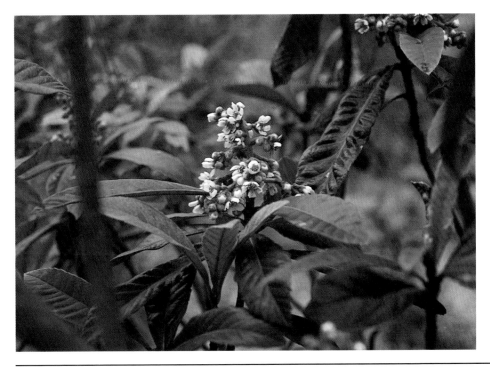

99 枇杷葉

來源 薔薇科植物枇杷 Eriobotrya ja-ponica (Thunb.) Lindl. 的葉。

形態 常綠喬木，高 5～10 m，枝密被鏽色絨毛。單葉互生，革質，倒卵狀披針形或長圓形，葉片大，上面多皺有光澤，下面被鏽毛。圓錐花序頂生，花冠淡黃色。梨果球形，橙黃色。

分佈 生於溫暖、濕潤地區，村邊、田野及庭園中。中國南方大部地區以及陝西、甘肅有栽培。

採製 四季可收，曬乾。

成分 含皂甙、苦杏仁甙 (amygdalin)、烏索酸 (ursolic acid) 及維生素等。

性能 苦，平。化痰止咳，和胃降氣。

應用 用於支氣管炎，肺熱咳喘，胃熱嘔吐。用量 5～9 g。

文獻 《滙編》上，491。

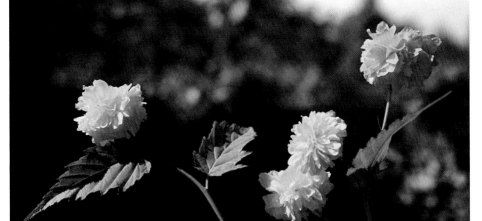

100 棣棠花

來源 薔薇科植物棣棠 Kerria japonica (L.) DC. Pleniflora Rehd. 的花或枝葉。

形態 落葉灌木，高 1～2 m。葉互生，橢圓狀卵形，先端銳尖，基部截形或微心形，邊緣有重鋸齒或淺裂，下面蒼白色，沿脈間有短柔毛。花生於側枝頂端，黃色；萼片 5，卵形；花瓣 5，廣橢圓形；花盤盃狀，位於萼筒內；雄蕊多數，花絲絲狀；雌蕊 5，花柱絲狀，與雄蕊等長。瘦果棕黑色。

分佈 多栽培於庭園中。分佈於華東，中南、西南及河北、河南等。

採製 春季採花；秋季採枝葉。

成分 花含土木香腦 (helenin)，葉含維生素 C 等。

性能 微苦、澀，平。祛風潤肺，止咳化痰。

應用 用於久咳，消化不良，水腫，風濕痛，熱毒瘡。用量 10～15 g。外用適量。

文獻 《大辭典》下，4776。

101 赤陽子

來源 薔薇科植物火棘 Pyracantha fortuneana (Maxim.) Li 的果。

形態 常綠小灌木，高 1～3 m。枝有棘刺，幼枝有鏽色細毛。單葉互生，有時簇生，倒卵形或倒卵狀長圓形，先端圓鈍或微凹；邊緣具圓鈍鋸齒，托葉小。複傘房花序；花稀疏排列，花梗長約 1 cm；花白色，花瓣 5，與萼片同數互生；雄蕊多數。梨果球形，深紅色，先端具宿萼。

分佈 生於山坡向陽處。分佈於河南、陝西、華東、湖南、湖北及西南。

採製 秋季果實成熟時採摘，曬乾。

性能 甘、酸澀，平。健脾消積，活血止血。

應用 用於痞塊，食積，泄瀉，痢疾，崩漏，產後血瘀。用量 25～50 g。

文獻 《大辭典》上，2226。

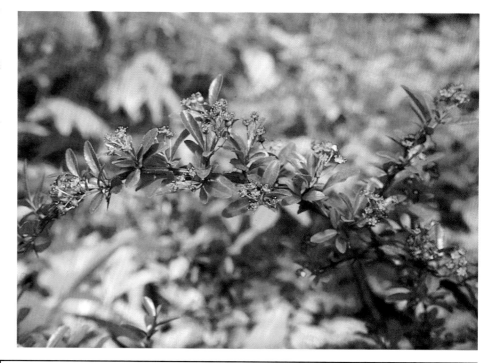

102 月季花

來源 薔薇科植物月季花 Rosa chinensis Jacq. 的花及根、葉。

形態 矮小灌木。小枝有鈎狀皮刺，有時無刺。羽狀複葉，小葉 3～7，寬卵形或卵狀長圓形，葉緣有銳鋸齒，兩面無毛；葉柄及葉軸有皮刺和短腺毛。花常數朵聚生，花梗疏生短腺毛，花紅色或玫瑰色；萼裂片卵形，羽狀分裂，邊緣有腺毛。薔薇果卵圓形或梨形，紅色。

分佈 中國各地普遍栽培。

採製 冬季採根；夏秋採半開放的花朵；晾乾或微火烘乾。

成分 花含揮發油。

性能 花甘，溫。活血調經，消腫解毒。根、葉、甘，溫。活血消腫。

應用 花用於月經不調，痛經，血瘀腫痛，癰疽腫毒，跌打損傷。根用於月經不調，帶下。葉用於血瘀腫痛，瘰癧。用量花 3～6 g；根 10～15 g。

文獻 《大辭典》上，973。

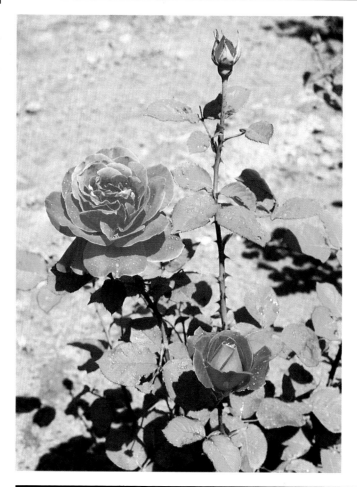

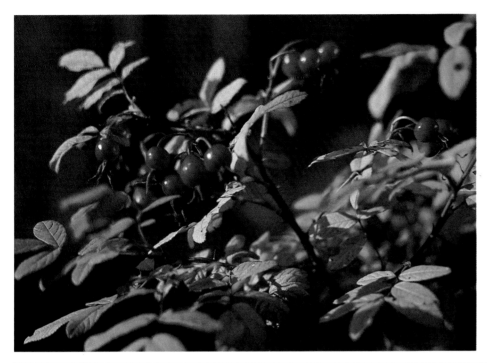

103 刺玫果

來源 薔薇科植物山刺玫 Rosa davurica Pall. 的果實。

形態 落葉灌木,高 0.8～2 m。根木質,暗褐色。枝暗紫色,小枝及葉柄有對刺。奇數羽狀複葉,互生;小葉 5～9,長圓形或濶披針形。花單生或 2～3 朵聚生;萼片與花瓣等長;花瓣 5;雄蕊多數。薔薇果球形或卵圓形,紅色。

分佈 生於山坡、路旁及灌叢中。分佈於東北、華北等地。

採製 8～9 月採果,立即曬乾。

成分 含黃酮類,氨基酸,微量元素,脂肪油及多種維生素。

性能 酸,溫。健脾胃,助消化。

應用 用於消化不良,食欲不振,胃腹脹滿,小兒食積。用量 15～25 g。

文獻 《大辭典》上,2589;《滙編》上,486。

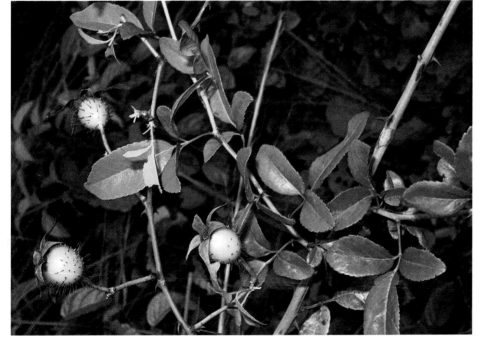

104 金櫻子

來源 薔薇科植物金櫻子 Rosa laevigata Michx. 的果、根。

形態 蔓狀灌木。莖有刺。奇數羽狀複葉,小葉 3～5,橢圓狀卵形,邊緣有鋸齒,下面中脈有刺;托葉早落。花白色,單生於側枝頂端;萼片 5;花瓣 5;雄蕊多數。薔薇果梨形或倒卵形,外有硬刺,內有多數瘦果。

分佈 生於山坡灌木叢中。分佈於華東、華中、華南、西南。

採製 冬季採果,沸水燙過,去刺,切開挖淨毛和核。根全年可採,曬乾。

成分 含皂甙、苹果酸、糖類、鞣質等。

性能 酸、甘、澀,平。果益腎澀精,強壯收斂。根清熱收斂。

應用 果用於滑精,尿頻,久瀉,白帶。根用於子宮脫垂,痢疾。用量 15～30 g。

文獻 《中藥誌》三,460。

105 紅範鉤

來源 薔薇科植物梨葉懸鉤子 Rubus pirifolicus Smith 的根。

形態 蔓狀灌木。枝被毛和有鉤刺。葉卵狀長圓形，邊緣有鈍鋸齒，兩面脈上均被毛，後變無毛，托葉早落。圓錐花序頂生或腋生，花白色；萼5裂，宿存，裂片頂端有時2～3裂，有腺點；花瓣5；雄蕊多數。聚合果橢圓形。

分佈 生於山坡灌木叢中或林緣。分佈於華南及四川。

採製 秋季採，曬乾。

性能 淡、澀，涼。清肺涼血，解鬱。

應用 用於肺熱咳血，胸悶咳嗽。用量15～30 g。

文獻 《滙編》下，764。

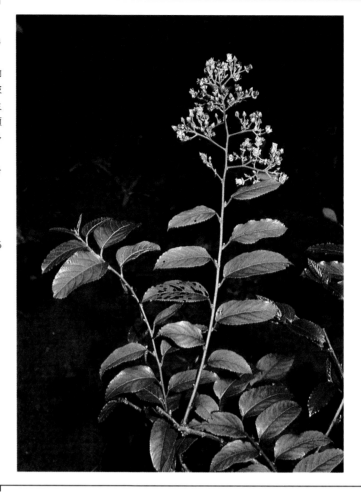

106 甜茶

來源 薔薇科植物甜茶 Rubus suavissimus S. Lee. 的葉。

形態 落葉灌木。莖有刺，常被白粉。葉紙質，甚甜，掌狀5～7深裂，裂片披針形，邊緣有重鋸齒，兩面均被毛；托葉下半部貼生於葉柄上。花白色，單生於短枝頂端；花萼5裂；花瓣5；雄蕊多數。聚合果卵球形，熟時橙紅色，味甜可食。

分佈 生於山坡林緣或灌叢中。特產廣西。

採製 4～11月採，曬乾。

成分 含甜茶素 (stevioside)、懸鉤子苷 (rubusoside)、氨基酸、礦物質等，根含甜茶苷 (suavissimoside) 等。

性能 甘，涼。清熱潤肺，祛痰止咳。

應用 用於肺燥咳嗽，糖尿病。用量15 g。

文獻 *Chem. Pharm. Bull.* (1985：1)，37；《廣西民族藥簡編》，117。

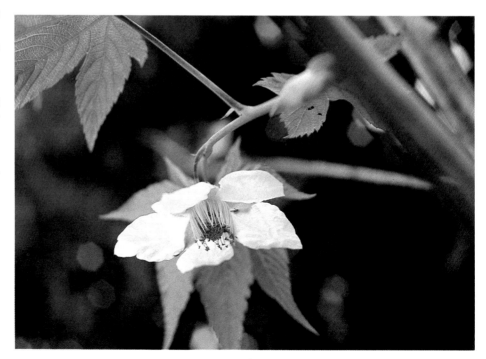

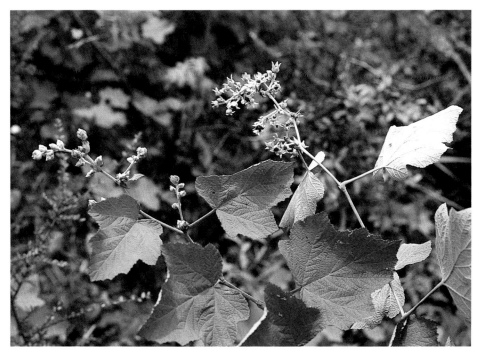

107 烏泡刺

來源 薔薇科植物灰白毛莓 Rubus te-phrodes Hance 的根、葉和種子。

形態 攀援灌木。莖、葉背、花梗均被灰白色絨毛，莖、葉柄生有腺毛及皮刺。單葉互生，葉片淺裂，托葉線形。圓錐花序頂生；花萼5裂；花冠5；雄蕊多數，分離。聚合果近球形，肉質。內為骨質核果。

分佈 生於山坡、路旁或灌叢中。分佈於江蘇、安徽、浙江、江西、湖北、湖南、廣西。

採製 夏季採葉，秋季挖根及種子，曬乾。

性能 酸、甘，平。根袪風除濕，活血調經。葉止血，解毒。種子補氣益精。

應用 根用於風濕疼痛，月經不調。葉外用於外傷出血，癰瘡瘡瘍。種子用於病後體虛。用量根25～100 g；種子25～50 g。葉外用適量。

文獻 《滙編》上，209。

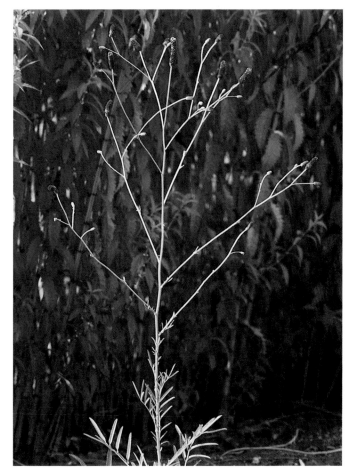

108 地榆

來源 薔薇科植物地榆 Sanguisorba officinalis L. 的根。

形態 多年生草本，高50～150 cm。根莖下着生紡錘形根。奇數羽狀複葉，基生葉具長柄，小葉4～6對，小葉片卵圓形或長圓形，小葉柄基部常有小托葉。花小，密集成短圓柱形的穗狀花序，數個疏生於莖頂；花紫紅色，每小花有2膜質苞片；萼片4，無花冠。瘦果暗棕色。

分佈 生於山坡、林緣、灌叢及田邊。廣佈於中國各地。

採製 春秋採挖，去根莖及細根，曬乾。

成分 含地榆甙I (ziyu-glycoside I)和地榆甙II。

性能 苦、酸，微寒。涼血止血，清熱解毒，生肌斂瘡。

應用 用於便血，血痢，癰腫瘡毒，燒燙傷。用量9～15 g。

文獻 《中藥誌》二，341。

109 阿拉伯膠

來源 豆科植物阿拉伯膠樹 Acacia arabica Willd. 的樹膠。

形態 常綠灌木狀喬木，高 4～6 m，樹皮平滑而帶灰白色光澤，枝上有微彎的小刺。2 回偶數羽狀複葉，羽片 3～5 對，小葉 12～24，灰色，有細毛，葉腋有褐色托葉刺 3 枚，兩側 2 枚直，中間一枚彎曲。頭狀花序腋生，花兩性，花瓣 5，花冠黃色；雄蕊多數，花藥黃色，分離；雌蕊 1，子房上位。莢果長卵形，直立。種子 5～6，卵圓形。

分佈 原產非洲蘇丹、塞內加爾。中國有少量引種。

採製 6～7 年樹幹，割樹皮後，使其滲出樹膠，乾後採收。

成分 阿拉伯膠素 (arabin)。

性能 軟堅散結，通便滑腸。

應用 用於大便燥結，腸瘍癰疽。藥劑上用爲乳化劑。

文獻 《新華本草綱要》。

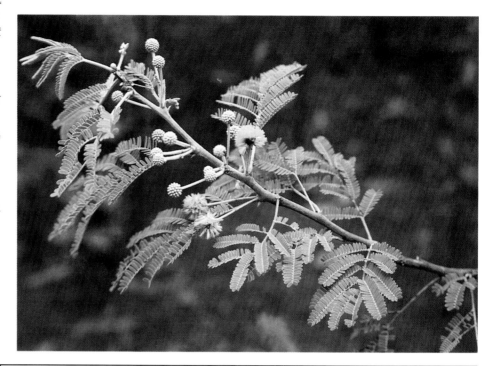

110 兒茶

來源 豆科植物兒茶樹 Acacia catechu (L.) Willd. 的乾枝煎製的乾侵膏。

形態 落葉喬木、高 6～15 m。小枝有棘刺。2 回偶數羽狀複葉，羽片 10～20 對，小葉 30～50 對，兩面被疏毛。總狀花序，花萼基部連闊呈筒狀，花瓣 5；雄蕊多數。莢果扁而薄。

分佈 生於溫濕地區，不耐寒。主產於雲南南部。廣西、海南也有栽培。

採製 採乾枝，去皮，切塊，水煮，取濾液濃縮，冷卻即成。

成分 含兒茶精 (α-catechin)、表兒茶酚 (epicatechol)。

性能 苦，微寒。清熱化痰，斂瘡止血。

應用 用於肺熱咳嗽，咯血，腹瀉，消化不良。外用於瘡瘍久不收口，濕疹，扁桃腺炎。用量 1～3 g。外用適量。

文獻 《滙編》上，22。

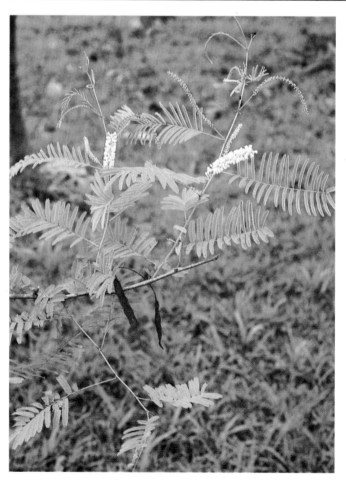

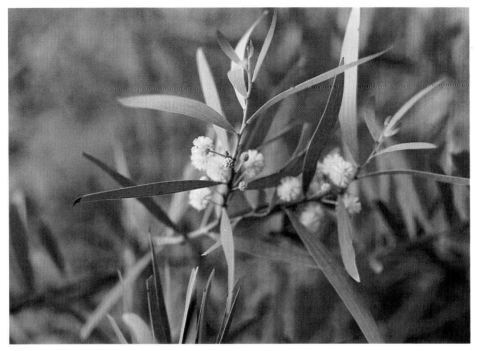

111 台灣相思

來源　豆科植物台灣相思 Acacia con-
fusa Merr. 的莖葉。

形態　喬木，高 6～15 m，葉退化，葉柄
變態葉狀，披針形或鐮刀形，革質，長 6～
10 cm，兩端漸狹，3～5 縱平行脈。無毛。
頭狀花序腋生，單生或 2～3 個集生，徑約
1 cm，花瓣 5，長披針形，黃色；雄蕊多數，
伸出花冠之外；子房上位，長卵形。莢果
扁平，長 4～9 cm，寬 7～10 cm，乾時深褐
色。種子 2～8。

分佈　生於山野、路旁，多栽培街路樹。
分佈於台灣、福建、廣東、海南、廣西。

採製　全年可採，鮮用。

成分　樹皮含 15% 鞣質。

性能　苦，寒。活血化瘀，祛腐生肌。

應用　外用於跌打傷，消腫，可促進肉芽
生長，多外用。

文獻　《原色中國本草圖鑒》第 6 冊，1128。

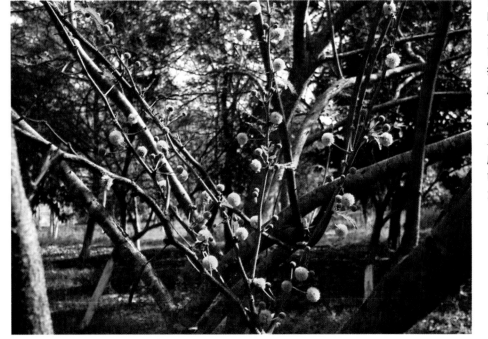

112 鴨皂樹

來源　豆科植物金合歡 Acacia farnesi-
ana (L.) Willd. 的全株。

形態　有刺灌木。枝上有 1 對由托葉變成
的銳刺。二回羽狀複葉，羽片 4～8 對，小
葉 10～20 對，細小，長圓形，兩面均無毛。
頭狀花序單生或 2～4 簇生於葉腋，花黃
色；花萼和花瓣均為 5；雄蕊多數。莢果
圓筒狀，表面密生斜紋。

分佈　生於山坡、河邊。分佈於華東、華
南、西南。

採製　夏秋季採，曬乾。

成分　樹皮含鞣質。莢果含黃酮類化合物
。花含揮發油。種子含氨基酸等。

性能　微酸、澀，平。消癰排膿，收斂止
血。

應用　用於肺結核，冷性膿腫，風濕性關
節炎。用量 15～24 g。

文獻　《滙編》下，765。

113 白花羊蹄甲

來源 豆科植物白花羊蹄甲 Bauhinia acuminata L. 的樹皮。

形態 小喬木，高達 6 m。嫩莖紅褐色，被微毛或無毛。葉卵圓形，革質，頂端 2 深裂，上面無毛，下面被短毛，基出脈 9～11。傘房式總狀花序腋生，花白色，苞片和小苞片線形；花萼單邊開裂，具 5 齒，反折；花瓣 5；發育雄蕊 10，其中 5 枚較大。莢果長圓狀披針形。

分佈 栽培。廣東、海南、廣西有栽培。

採收 全年可採，曬乾或鮮用。

性能 苦、澀，平。解毒，健胃，強壯，收斂。

應用 用於急性胃腸炎，消化不良。外用於瘡癤。用量 10～15 g。外用適量。

文獻 《廣西藥園名錄》，153。

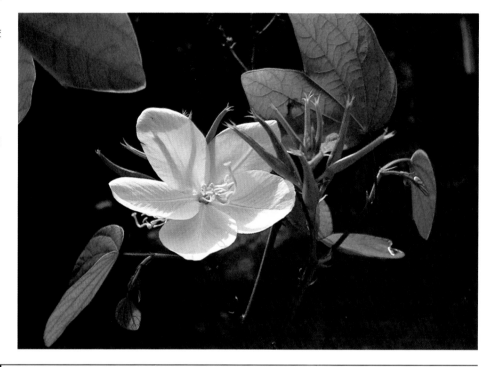

114 龍鬚藤

來源 豆科植物龍鬚藤 Bauhinia championi (Benth.) Benth. 的藤。

形態 長數m。小枝有卷鬚 1～2，對生。葉互生，長卵形，頂端常 2 淺裂，基出脈 5～7。總狀花序生於枝條上部，花小；花萼鐘狀，5 裂；花冠白色；發育雄蕊 3，伸出花冠之外。莢果扁平，長 5～8 cm。種子 2～6。

分佈 生於山坡、疏林或灌木叢中。分佈於浙江、江西、福建、台灣、湖北、湖南、廣東、廣西、貴州。

採製 全年可採，鮮用或切片曬乾。

性能 苦、澀，平。祛風除濕，活血止痛，健脾理氣。

應用 用於風濕性關節炎，腰腿痛，跌打損傷，胃痛，小兒疳積。用量 15～30 g。

文獻 《滙編》上，258。

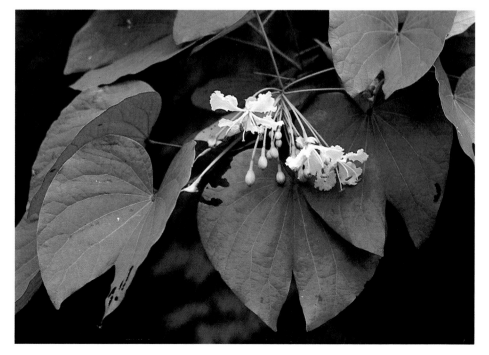

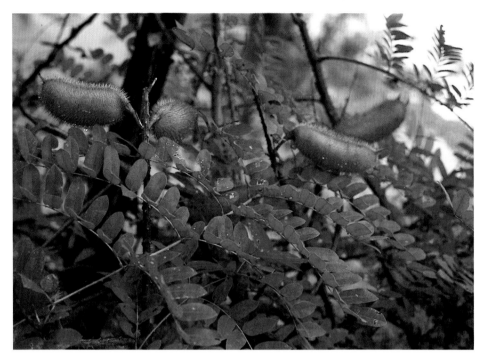

115 南蛇簕

來源 豆科植物喙莢雲實 Caesalpinia minax Hance. 的根、莖、葉、種子。

形態 藤狀灌木，有刺，全體被短柔毛。莖、葉軸上均有鈎刺。2 回羽狀複葉，羽片 5～8 對；小葉 6～12 對，其下有 1 枚倒鈎刺。總狀花序，蝶形花冠白色帶紅紫色斑。莢果密生棕色針狀刺。種子長圓矩狀橢圓形，黑色。

分佈 生於山坡林中或灌叢中。分佈於廣東、廣西、雲南、貴州。

採製 根、莖、葉全年可採。秋季採果，曬乾取種子。

性能 根、莖、葉苦，涼；清熱解暑，消腫止痛，止癢。種子苦，寒。清熱利濕。

應用 根、莖、葉用於感冒發熱，風濕關節炎。種子用於急性腸胃炎，膀胱炎。用量 9～15 g。

文獻 《滙編》上，582。

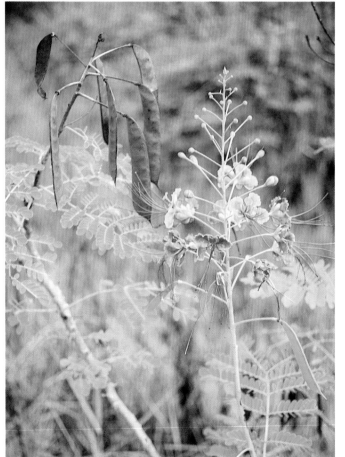

116 金鳳花

來源 豆科植物洋金鳳 Caesalpinia pulcherrima (L.) Sw. 的花。

形態 灌木，高達 3 m。葉為羽狀複葉，羽片 4～8 對，每羽片小葉 7～11 對，斜長圓形或倒卵形。花橙色或黃色，具長柄，傘房花序疏散，萼片 5，長約 9 mm，無毛；花瓣 5，圓形，有皺紋，具柄；雄蕊 10，分離，下彎，花絲及花柱紅色。莢果長 5～9 cm，寬約 1.5 cm，扁平，無刺。

分佈 原產熱帶美洲。廣東、海南、雲南有栽培。

採製 夏秋花盛開時採摘，鮮用或曬乾。

性能 甘、淡，平。活血，通經。

應用 用於月經不調，跌打損傷等。用量 3～5 g。

附註 調查資料。

117 望江南

來源 豆科植物望江南 Cassia occiden-
talis L. 的莖、葉和種子。

形態 灌木或半灌木，高 1～2 m。葉互
生，偶數羽狀複葉；葉柄有腺體；小葉對
生，卵形或卵狀披針形，邊緣有細毛。傘
房花序頂生或腋生，花少數；花萼筒短，
5 裂；花瓣 5；雄蕊 10，上面 3 個不育，最
下面 2 個花藥較大。莢果條形，扁，沿縫
線邊緣增厚。

分佈 生於沙質土的山坡或河邊。分佈於
福建、台灣、廣東、海南、廣西、雲南、
四川、貴州。

採製 8 月採收，曬乾。

成分 葉含二蒽酮葡萄糖甙。

性能 甘、苦，平。莖、葉解毒。種子清
肝明目，健胃潤腸。

應用 莖葉外用於蛇蟲咬傷。種子用於高
血壓，頭痛，目赤腫痛，口腔糜爛，習慣
性便秘，痢疾腹痛，慢性腸炎。用量種子
10～15 g。莖葉外用適量。

文獻 《大辭典》下，4667。

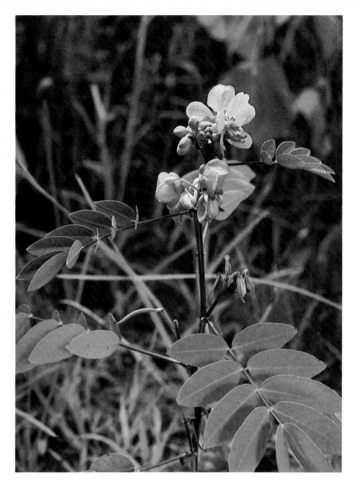

118 鐵刀木

來源 豆科植物鐵刀木 Cassia siamea
Lam. 的根。

形態 高大喬木，高達 15 m。葉互生，偶
數羽狀複葉，小葉 6～12 對，小葉片革質，
兩面無毛；葉柄或葉軸無腺體。花序腋
生，繖房狀或頂生圓錐花序，苞片線形，
萼片 5，不等長，花瓣 5，黃色；能育雄蕊
7。莢果扁平，被毛。種子多數。

分佈 生於村邊、路旁等地。分佈於台
灣、廣東、海南、廣西、雲南等。

採製 全年可採，洗淨，切碎、曬乾。

成分 根、莖皮含山扁豆雙醌 (cassia-
mine)、樺木酮 (betulin) 等。

性能 苦，平。去瘀，利濕。

應用 用於風濕性關節炎，痞滿腹脹，腸
胃病，脚扭傷。用量 10～20 g。

文獻 《新華本草綱要》。

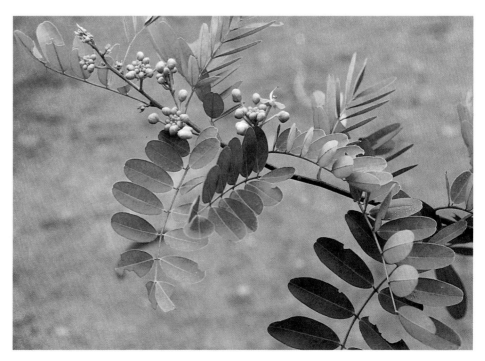

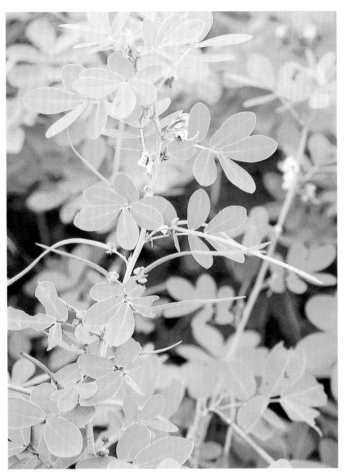

119 決明(決明子)

來源 豆科植物決明 Cassia tora L. 的種子。

形態 一年生半灌狀草本,最高達 1.3 m,臭味濃。葉互生,小葉 3 對,葉軸上第一、第二對小葉間均有一腺體。花黃色,小花梗長 0.5～1 cm,萼片 5,花瓣 5,雄蕊 10,能育 7,有 3 個花藥頂端圓形。莢果細長,長 6～14 cm,果梗長 1～1.5 cm。種子稜柱形,兩側各有寬 1.5～2 mm的淡淺色帶。

分佈 生於村旁、路邊。多分佈於長江以南。

採製 果熟時採收,曬乾脫粒。

成分 含大黃素 (emodine)、大黃素甲醚 (physcion)、蘆薈大黃素 (aloe-emodine) 等。

性能 甘、苦咸,微寒。清肝,明目,通便。

應用 用於頭痛,眩暈,目赤腫痛,視物不清,大便秘結。用量 10～15 g。

文獻 《中藥誌》三,318。

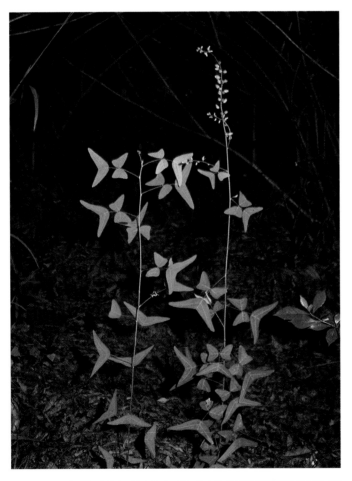

120 蝙蝠草

來源 豆科植物蝙蝠草 Christia vespertilionis (L.f.) Bahn. f. 的全株。

形態 直立或披散草本。嫩枝被毛。小葉 1～3,被毛,頂生小葉菱形或長菱形,側生小葉倒心形。總狀花序頂生,花白色;萼 5 裂;花冠蝶形;雄蕊 10,兩體 (9 + 1)。莢果卷曲重疊,包藏於宿萼內。

分佈 生於向陽山坡、草地上。分佈於華南。

採製 全年可採,曬乾。

性能 微苦,涼。清熱涼血,接骨。

應用 用於肺結核,支氣管炎,扁桃體炎,小兒驚風,崩漏,感冒,風濕痛。外用於跌打骨折。用量 12～15 g。外用適量。

文獻 《滙編》下,767;《廣西民族藥簡編》,124。

121　印度檀

來源　豆科植物印度檀 Dalbergia sisso Roxb. 的心材。

形態　喬木，樹皮灰色。幼枝和葉軸均曲折而略呈 " 之 " 字形，被短柔毛。小葉 3～5，近圓形或倒心形，頂端圓，具短尾尖，幼時兩面被伏貼短柔毛。圓錐花序，苞片和小苞片披針形，萼筒短，萼片 5，下面 1 片最長，花冠黃色或白色，旗瓣倒卵形，具長爪，雄蕊二體，子房有長柄。莢果線狀披針形。

分佈　海南、廣西有栽培。

採製　全年可採，去外皮，曬乾。

成分　含黃檀素 (dalbergin) 等，還含飽和酸，其中花生酸 (arachidic acid) 較高。

性能　辛，溫。理氣行瘀，止血定痛。

應用　用於外傷止血，吐血，咯血，金瘡出血，跌打損傷，癰疽瘡毒，風濕腰腿痛，心胃氣痛。用量 1～4 g。

文獻　《大辭典》上，3075。

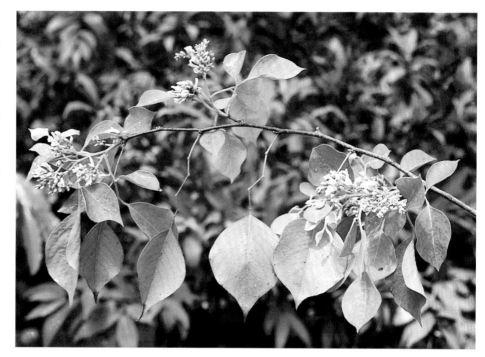

122　鳳凰木

來源　豆科植物鳳凰木 Delonix regia (Boj) Raf. 的樹皮。

形態　落葉喬木，高達 20 m。樹皮粗糙，灰褐色。羽狀複葉，羽片 15～20 對，每羽片有小葉 20～40 對。花大而美麗，鮮紅色，花萼裂片 5，萼管盤狀或短陀螺形，花瓣 5，與萼片互生，頂生 1 片稍大，有黃及白色花斑，爪長約 2.5 cm；雄蕊 10，紅色、離生。莢果長而大，扁平。

分佈　栽培於福建、台灣、廣東、廣西、雲南等省區的南部地區。

採製　全年可採，剝皮切碎，曬乾或鮮用。

成分　花含胡蘿蔔素。種子含半乳糖、甘露糖、聚糖。

性能　淡，平。活血，降壓。

應用　用於降低血壓，頭暈。用量 6～15 g。

文獻　《新華本草綱要》。

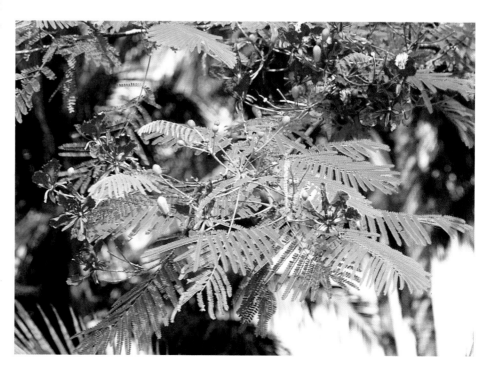

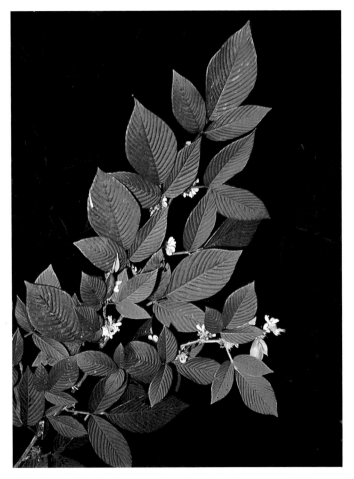

123 假木豆

來源 豆科植物假木豆 Dendrolobium triangulare (Retz.) Schindl. 的根、葉。

形態 灌木。嫩枝有稜角，被毛。三出複葉，小葉倒卵狀長圓形，全緣，下面被毛，有小托葉。總狀花序腋生，花白色；萼 4 裂；花冠蝶形；雄蕊 10，單體。莢果密被絹質柔毛，背腹縫線呈波狀。

分佈 生於向陽山地、林緣。分佈於華南及台灣、福建、雲南、貴州。

採製 全年可採，曬乾。

性能 辛、甘，寒。清熱涼血，健脾利濕，強筋壯骨。

應用 根用於崩漏，產後虛弱，肝炎，喉痛，腹瀉，內傷吐血。外用於跌打損傷，骨折。葉用於牙痛。外用於外傷出血。用量 8～15 g。外用適量。

文獻 《滙編》下，768；《廣西民族藥簡編》，129。

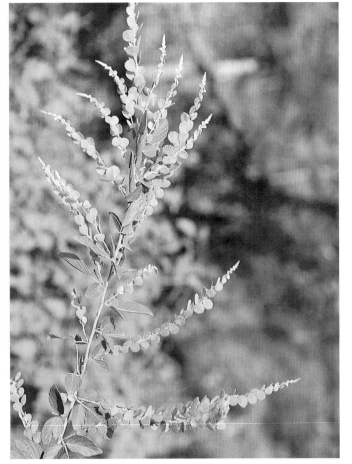

124 排錢樹

來源 豆科植物排錢樹 Desmodium pulchellum 的根和葉。

形態 半灌木，高達 1.5 m。莖被短柔毛。葉互生，三出複葉，中間小葉大，橢圓狀卵形或披針狀卵形，被短柔毛。花腋生，葉狀苞片近圓形，有短柔毛，兩兩對生，苞片內着生 2 至數花，組成傘形序，蝶形花冠白色。莢果有 2 莢節，被毛，先端有喙。

分佈 生於山坡林下、路旁或灌叢中。分佈於福建、台灣、廣東、廣西、海南、雲南。

採製 夏秋採、洗淨切碎、曬乾或鮮用。

成分 含生物鹼類、蟾酥特寧 (bufotenine) 等。

性能 淡、澀，平。清熱利濕，活血祛瘀、散結。

應用 用於感冒發熱，瘧疾，肝炎，肝硬化腹水，血吸蟲病肝脾腫大，風濕痛，跌傷，蛇傷。用量 10～18 g。

文獻 《滙編》上，737。

125 牛巴嘴

來源 豆科植物波狀葉山螞蝗 Desmodium sinuatum Bl. ex Baker 的根、全株及果實。

形態 灌木。莖被毛。三出複葉,小葉卵狀菱形,邊緣波狀,被毛,有托葉。總狀花序頂生或腋生,花紫色;萼5齒裂;花冠蝶形;雄蕊10,兩體(9+1)。莢果條形,稍彎,被鉤狀毛。

分佈 生於山坡草地或林緣。分佈於中南、西南。

採製 夏秋季採,曬乾。

性能 微苦、澀,溫。根潤肺止咳,驅蟲。果止血消炎。

應用 根用於腹痛腹瀉,肺結核咳嗽,盜汗,產後胎盤滯留,蛔蟲病。果用於內傷出血。全株外用於急性結合膜炎。用量15～30 g。外用適量。

文獻 《滙編》下,152;《廣西民族藥簡編》,129。

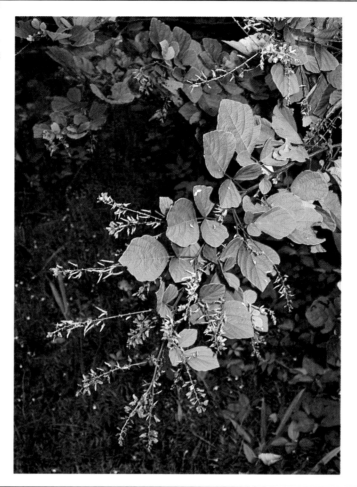

126 廣金錢草

來源 豆科植物廣金錢草 Desmodium styracifolium (Osbeck) Merr. 的全草。

形態 半灌木狀草本。莖平臥或斜舉,被柔毛。葉互生,托葉1對,小葉1～3,中間小葉大而圓形,側生小葉長圓形,較小,上面無毛,下面密被白色絲光毛。總狀花序,花多而密,2朵並生,花萼鐘狀,蝶形花冠紫紅色,旗瓣寬倒卵形。莢果具3～6莢節,一側平直,另側節間波狀收縮。

分佈 生於山坡草地或丘陵灌叢中。分佈於福建、湖南、廣東、廣西。

採製 夏秋採收,洗淨,曬乾或鮮用。

成分 含生物鹼、黃酮試等。

性能 甘、淡,涼。清熱,利尿,排石。

應用 用於泌尿系感染,泌尿系結石,膽石症,急性黃疸型肝炎。用量25～30 g。

文獻 《滙編》上,24。

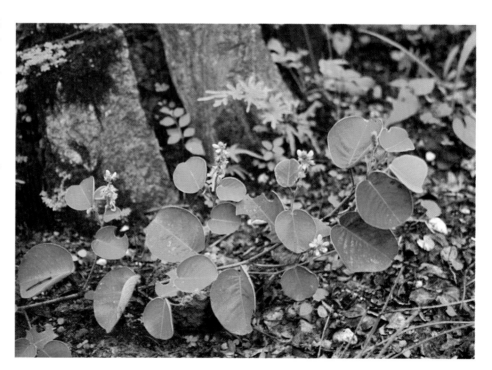

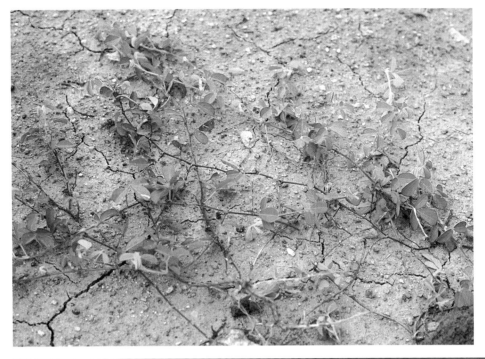

127　三點金草

來源　豆科植物三點金草 Desmodium triflorum (L.) DC. 的全草。

形態　多年生草本，莖被柔毛。葉互生，三出複葉，小葉倒心形或倒卵形，長寬相等，先端截形或微凹，下面被柔毛。花1～3朵腋生，萼管較長，被長柔毛，花冠紫紅色，旗瓣大，具長爪，雄蕊二體。莢果扁平，鐮狀彎曲，被鈎狀柔毛，有3～5莢節。

分佈　生於山坡草、灌叢下、河邊地。分佈於福建、台灣、廣東、廣西、雲南。

採製　夏秋採，曬乾或鮮用。

成分　含 β-苯乙胺（β-phenethylamine）、甜菜碱（betaine）、膽碱（choline）等。

性能　苦、微辛，溫。行氣止痛，溫經散寒，解毒。

應用　用於中暑腹痛，疝氣痛，月經不調，痛經，產後關節痛，狂犬病。用量10～20 g。外用適量。

文獻　《滙編》下，18。

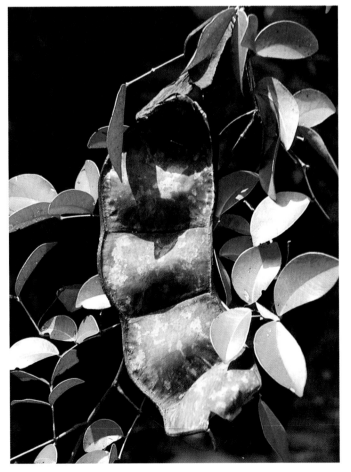

128　過崗龍

來源　豆科植物榼藤子 Entada phaseoloides (L.) Merr. 的莖、種仁。

形態　木質大藤本。莖扁斜左右扭曲。2回羽狀複葉，羽片2對，小葉2～4對，橢圓形，頂端1對羽片變成卷鬚。穗狀花序單生或排成圓錐狀，花淡黃色；萼5裂；花瓣5；雄蕊10。莢果扁平寬線形。

分佈　生於山坡林中。分佈於華南及福建、台灣、雲南。

採製　莖全年可採。種子多春採，曬乾。

成分　莖含氨基酸、黃酮甙、酚類。種子含榼藤子甙A和B（entada saponin A and B）。

性能　微苦、澀，平。莖祛風除濕，活血。種仁利濕消腫。

應用　莖用於風濕關節炎，四肢麻木。種仁用於黃疸。用量莖9～30 g。種仁3 g。

文獻　《滙編》上，348。

129 地米菜

來源 豆科植物藍花米口袋 Gueldenstaedtia coelestris (Diels.) Simpson 的根。

形態 多年生草本，株高 10 cm。全株被白柔毛。葉基部叢生，葉柄較長，奇數羽狀複葉，小葉五對以上，全緣，葉片長圓形。傘形花序自葉基抽出，花小，紫色，蝶形。莢果圓柱形。

分佈 生於山區坡地、田邊。分佈於雲南。

採製 四季採挖。

性能 甘、辛，寒。清熱解毒。

應用 用於疔瘡癰腫，闌尾炎，胃痛，紅白痢疾。

文獻 《麗江中草藥》，446。

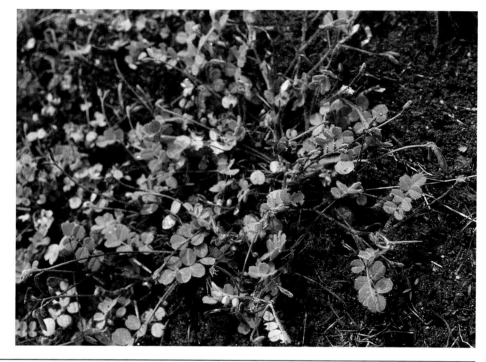

130 紅芪

來源 豆科植物多序巖黃芪 Hedysarum polybotrys Hand.-Mazz. 的根。

形態 多年生草本，高約 1 m。奇數羽狀複葉，小葉 7〜25。總狀花序腋生，花萼斜鐘形；花瓣 5；雄蕊 10。莢果具節並具窄翅。

分佈 生於山地陽坡灌叢中。分佈於甘肅南部、寧夏及四川西部。

採製 秋季挖根，堆起發熱，糖化後去淨莖基及鬚根，曬莖柔軟，搓後再曬至全乾。

成分 含有抗微生物活性成分 (-)-3-羥基-9-甲氧基紫檀烷 ((-)-3- hydroxy -9- methoxy pterocarpan)、r-氨基丁酸 (r-aminobutyric acid)。

性能 甘，微溫。補氣固表，托毒生肌。

應用 用於體虛自汗，浮腫，久瀉，脫肛，子宮脫垂，慢性腎炎等。用量 9〜30 g。

文獻 《滙編》上，386。

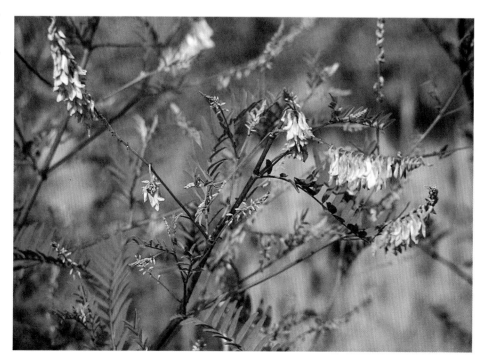

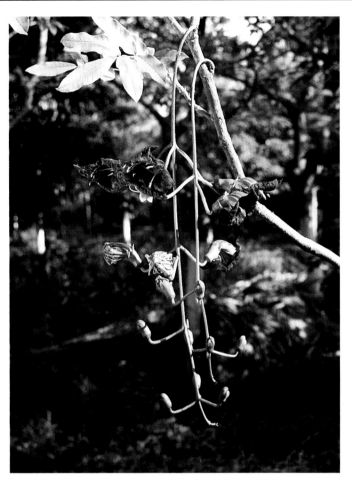

131 豆根木藍

來源 豆科植物花木藍 Indigofera kirilowii Maxim ex palibin 的根。

形態 灌木或小灌木。根長圓柱形，有時分枝，略彎曲，長 10～25 cm，表面灰黃色或灰棕色，有縱紋及橫向皮孔。奇數羽狀複葉，小葉卵圓形。總狀花序腋生；花通常在 30 朵以上，花帶淡紅色；雄蕊 10，合生成 2 體。莢果細長，條狀，平直或微彎，莢節不緊縮。

分佈 生於山坡、灌木叢中。分佈於東北、華北及山東、陝西等省。

性能 苦，寒。清熱解毒，消腫止痛，通便。

應用 用於急性咽喉炎，扁桃體炎，肺熱咳嗽，黃疸。外用於癰癤腫毒。用量 15～25 g。外用適量。

文獻 《滙編》下，288。

132 雞眼草

來源 豆科植物雞眼草 Kummerowia striata (Thunb.) Schindl. 的全株。

形態 披散草本，常成片生長。莖被毛。三出複葉，互生，小葉長橢圓形，中脈及葉緣被毛；托葉 2，宿存。花 1～3 朵生於葉腋；花萼深紫色；花冠蝶形，玫瑰紅色；雄蕊 10，二體(9＋1)。莢果卵狀長圓形。

分佈 生於山坡、路旁、田邊草地上。分佈於東北、華北、華東、華中、華南。

採製 夏秋採，曬乾。

成分 含木犀草黃甙 (glucoluteolin) 等。

性能 甘、淡，微寒。清熱解毒，排膿生肌。

應用 用於肝炎，痢疾，胃腸炎，夜盲症，瘡癤。用量 9～30 g。

文獻 《滙編》上，432。

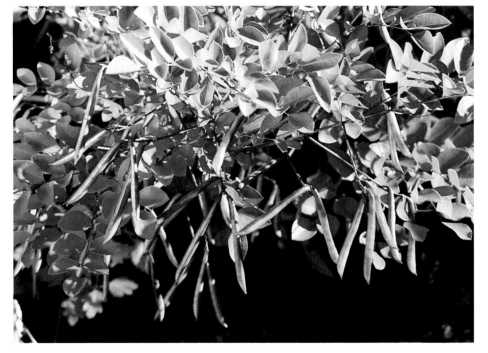

133　香花崖豆藤（雞血藤）

來源　豆科植物香花崖豆藤 Millettia dielsiana Harms ex Diels 的根和藤。

形態　木質藤本，長 2～6 m。根和根狀莖粗壯，折斷時有紅色汁液流出，同心環圈一圈。莖較細，小枝具細溝紋，被棕色短毛。奇數羽狀複葉互生，葉柄、葉軸有短毛，小葉 3～5，長橢圓形。圓錐花序頂生，花萼鐘狀，蝶形花冠紅紫色。莢果線狀披針形。

分佈　生於石隙、巖邊、林緣及丘陵。分佈於長江以南地區。

採製　四季可採，以秋季為佳。

成分　含雞血藤醇 milletol。

性能　苦、甘，溫。補血行血，通經活絡。

應用　用於貧血，月經不調，風濕痺痛，放射反應引起的白血球減少症。用量 15～30 g。

文獻　《滙編》上，426。

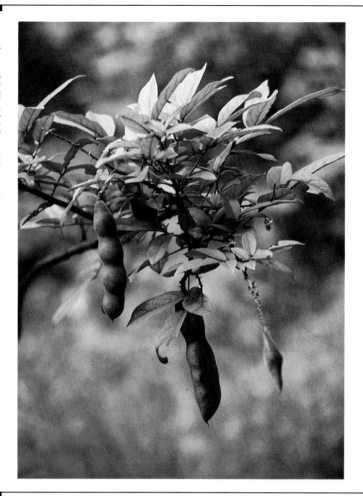

134　大葉千斤拔（千斤拔）

來源　豆科植物大葉千斤拔 Moghania macrophylla (Willd.) O. Kuntze 的根。

形態　直立半灌木，高 1～2 m，幼枝密被黃色短柔毛。三出複葉互生，長 6～20 cm，托葉早落，頂生小葉寬披針形，側生小葉較小，卵狀橢圓形，先端漸尖，基部偏斜，基出脈 2。總狀花序腋生，萼齒 5，披針形；花冠紫紅色。莢果橢圓形，長約 1.5 cm，具短柔毛。種子 1～2。

分佈　生於山坡、荒地或灌草叢中。分佈於江西、福建、台灣、廣東、廣西、貴州、四川、雲南。

採製　春秋採挖，洗淨切片曬乾或鮮用。

性能　甘、微澀，平。祛風濕，強腰膝。

應用　用於風濕關節炎，腰腿痛，腰肌勞損，跌打損傷，白帶。用量 20～40 g。

文獻　《滙編》上，121。

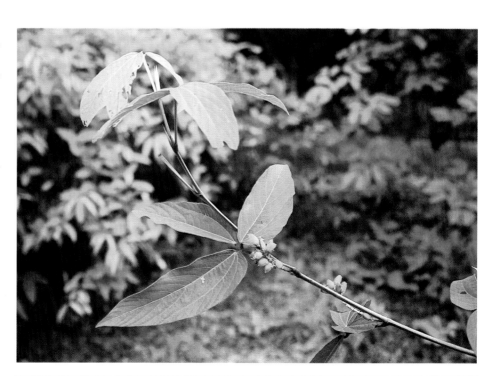

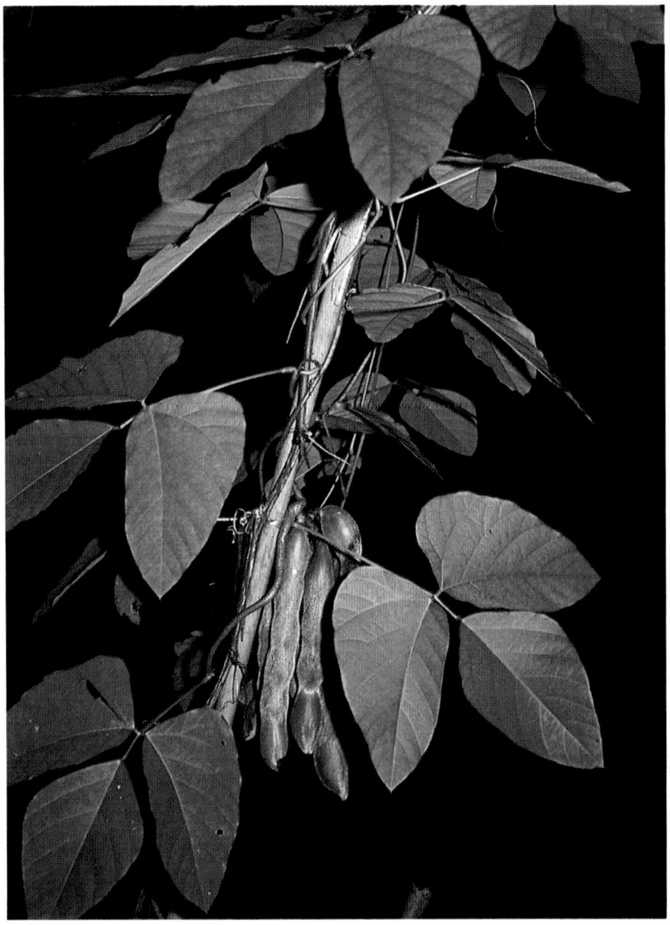

135 貓豆

來源 豆科植物狗爪豆 Mucuna pruriens (L.) DC. var. utilis (Wall. ex Wight) Bak. ex Burck 的種子。

形態 一年生纏繞性草質藤本。莖被柔毛。三出複葉，頂生小葉寬卵形至長橢圓形或菱狀卵形，側生小葉斜卵形，被毛。總狀花序腋生，下垂，花白色或紫色；萼5裂；花冠蝶形；雄蕊10，兩體(9+1)。莢果長圓形，具縱稜1～2條，被毛。

分佈 栽培。中國南方有栽培。

採製 秋冬季採，曬乾。

成分 含左旋多巴 (levodopa) 等。

性能 甘、微苦，溫。有毒。溫中益氣。

應用 用於腰脊酸痛，震顫性麻痺。用量6～9 g。

文獻 《滙編》下，774；《中草藥通訊》5(1976)，10。

136 赤豆(赤小豆)

來源 豆科植物赤豆 Phaseolus angularis (Willd.) W.F. Wight 的種子。

形態 一年生草本，三出複葉，小葉卵形或菱狀卵形，長5～10 cm，寬3～7 cm，先端短尖或漸尖，基部寬楔形或近圓形，兩面被疏長毛。莢果圓柱狀，稍扁，於種間收縮。種子長圓形，兩端截形或圓形，暗棕紅色或赤紅色，長5～7 mm，直徑4～5 mm，種臍凸起。

分佈 中國各地均有栽培。

採製 秋季果熟而未開裂時拔取全株，曬乾，打下種子，再曬乾。

成分 含蛋白質爲 a-、β-球朊 (a-、β-globulin)、脂肪等。

性能 甘、酸，平。利水除濕，和血排膿，消腫解毒。

應用 用於水腫，脚氣，黃疸，瀉痢，便血，癰腫。用量9～30 g。外用適量。

文獻 《中藥誌》三，387。

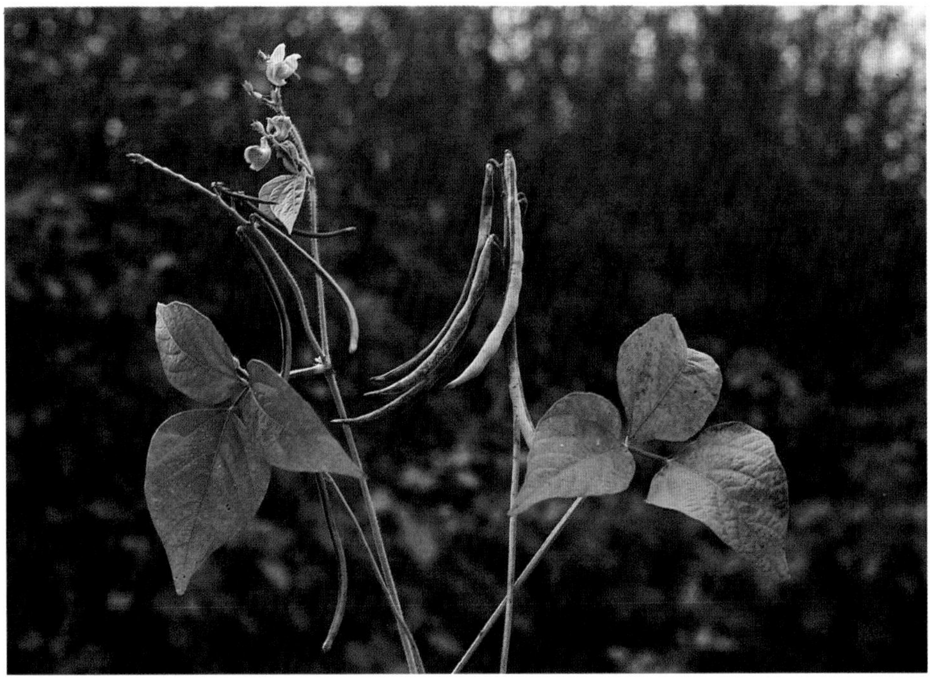

137 山豆根（廣豆根）

來源 豆科植物越南槐 Sophora tonki-nensis Gagnep. 的根。

形態 灌木。嫩莖密被柔毛。1回羽狀複葉，小葉11～17，卵形，上面疏被短毛，下面密被伏貼柔毛。總狀花序或圓錐花序，頂生，花黃白色；花萼5齒裂；花冠蝶形；雄蕊10，分離；柱頭頭狀，密被柔毛。莢果串珠狀，被毛。

分佈 生於石灰巖山地石縫中。分佈於廣西、貴州、雲南。

採製 秋季採，曬乾。

成分 含苦參碱 (matrine)、氧化苦參碱 (oxymatrine)、槐果碱 (sophocarpine)、異戊間二烯查耳酮 (isoprenyl chalcone) 等。

性能 苦，寒。有毒。清熱解毒，消腫利咽。

應用 用於急性咽喉炎，肝炎，痔瘡。用量3～9 g。

文獻 《中藥誌》一，50。

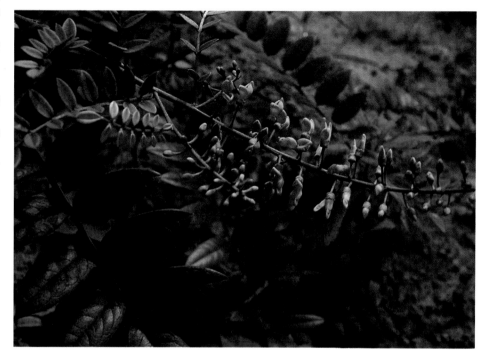

138 雞血藤

來源 豆科植物密花豆 Spatholobus suberectus Dunn 的莖。

形態 木質大藤本。老莖砍斷時可見數圈偏心環，雞血狀汁液從環處滲出。葉寬橢圓形或寬卵形，兩面近無毛，下面脈腋有髯毛叢。花白色，單生或2～3朵簇生；萼筒5齒裂；花冠蝶形；雄蕊10。莢果扁平，長圓形，被毛。

分佈 生於山坡，山谷林中。分佈於廣東、海南、廣西、雲南。

採製 全年可採，切片曬乾。

性能 苦、甘、澀，溫。補血行血，通經活絡。

應用 用於貧血、月經不調，風濕痺痛，四肢麻木，關節疼痛，放射反應引起的白血球減少症。用量15～30 g。

文獻 《滙編》上，426。

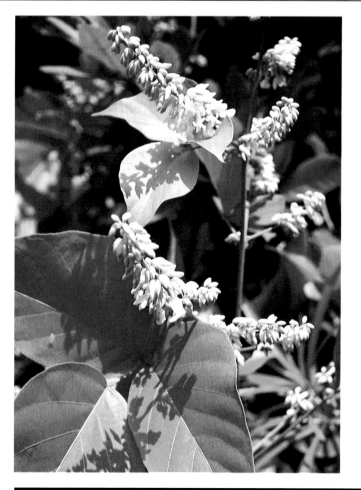

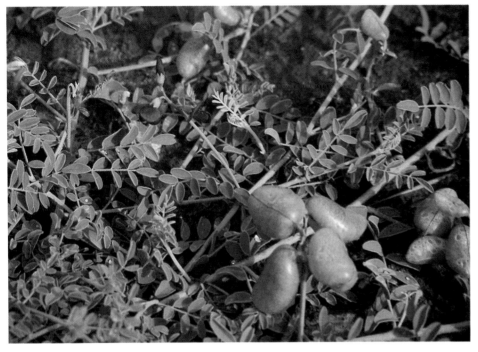

139 苦馬豆

來源 豆科植物苦馬豆 Swainsonia salsula Taub. 的全草、根及果實。

形態 小灌木，高 20～100 cm。奇數羽狀複葉，互生，小葉 6～7 對，下面有平貼粗毛。總狀花序腋生，花淡紅色，4～9，疏生；花萼被白毛；花冠蝶形，旗瓣兩側向外卷，翼瓣常短於龍骨瓣；雄蕊 10。莢果長圓形，膨脹。

分佈 生於河岸、路旁多砂的乾旱地。分佈於內蒙古、甘肅、陝西、山西、河北。

採製 果熟後採收；挖取帶根全草，切段，曬乾。

成分 含苦馬豆素 (spherosin) 等。

性能 微苦，平。有小毒。利尿，消腫。

應用 用於腎炎水腫，慢性腎炎，肝硬化腹水，血管神經性水腫。用量 9～12 g。

文獻 《滙編》下，356。

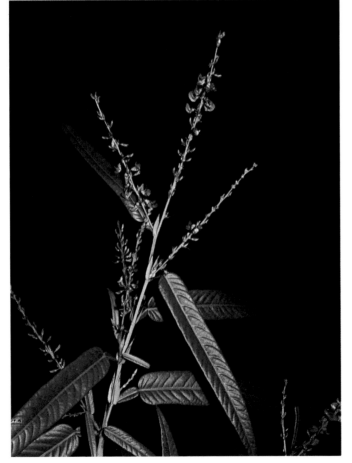

140 葫蘆茶

來源 豆科植物葫蘆茶 Tadehagi triquetrum (L.) Ohashi 的全株。

形態 落葉小灌木，高 1～2 m。小枝 3 稜，有毛。單葉互生，葉片卵狀長圓形，下有具寬翅的柄，形似葫蘆，翅柄基部有大托葉 2 枚。總狀花序頂生或腋生，花萼鐘形，蝶形花冠淺紫紅色。莢果扁狀，被緊貼短毛。

分佈 生於黃土山坡、路旁。分佈於江西、福建、廣東、海南、廣西、雲南、貴州。

採製 夏秋採收，洗淨，切段曬乾。

成分 含生物碱、黃酮甙、酚類等。

性能 微苦，涼。清熱解毒，消積利濕，殺蟲防腐。

應用 用於感冒發熱，咽喉腫痛，腎炎，黃疸型肝炎，腸炎，痢疾，妊娠嘔吐。用量 15～30 g。

文獻 《滙編》上，831。

141 胡豆(蠶豆)

來源 豆科植物蠶豆 Vicia faba L. 的種子。

形態 一年生草本,高 30～180 cm。莖直立。偶數羽狀複葉,小葉 1～3 對;托葉半箭頭形。花 1 至數朵腋生,萼鐘狀,先端5 裂;花瓣5,白色帶紅而有紫斑紋;雄蕊10。莢果長圓形。

分佈 多栽培田中或田岸旁。中國各地均有栽種。

採製 夏季果實成熟呈黑褐色時,拔取全株,曬乾,打下種子,再曬乾。

成分 種子含巢菜碱㢁 (vicine)、磷脂 (phosphatide)、膽碱 (choline)、呱啶酸-2 (pipecolic acid) 等。

性能 甘,平。健脾,利濕。

應用 用於膈食,水腫。外用於禿瘡。用量 40～60 g。外用適量。

文獻 《大辭典》下,3616。

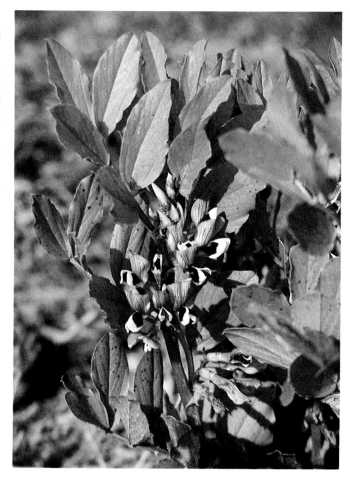

142 野豌豆

來源 豆科植物大野豌豆 Vicia gigantea Bunge 的全草。

形態 多年生草本,基部木質,高 40～100 cm。羽狀複葉,有卷鬚,小葉 2～10,卵形或橢圓形,先端鈍,有短尖,基部圓形,兩面有疏柔毛,下面被霜粉。總狀花序腋生;萼鐘形,萼齒5,狹披針形,下面 3 齒較長;花冠白色或淡青色;子房無毛,具長柄,花柱頂端周圍有短柔毛。莢果斜長方形,有光澤。種子 1,黑色。

分佈 生於山坡,巖坡及山頂上。分佈於東北及山西、河北、陝西、甘肅。

採製 夏季採收,曬乾。

性能 甘、辛,涼。清熱利尿,解毒止痛。

應用 用於體虛浮腫,風濕疼痛。用量 10～15 g。

附註 調查資料。

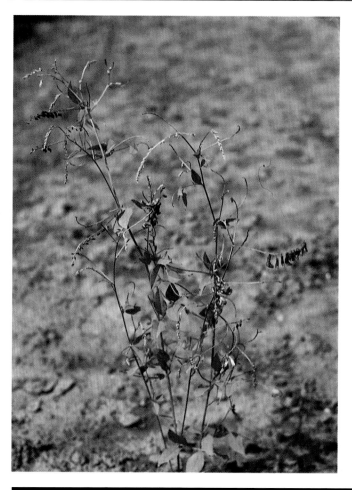

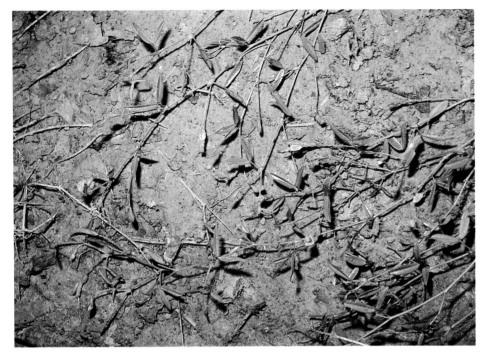

143 丁癸草

來源 豆科植物丁癸草 Zornia diphylla (L.) Pers. 的全株。

形態 多年生草本。莖纖細，分枝，披散或直立，高 15～40 cm。複葉互生，小葉披針形，2 枚生於葉柄頂端，呈倒 " 人 " 字形張開。總狀花序，花黃色，萼 5 裂；雄蕊 1 束。莢果。

分佈 生於較乾旱的山坡。分佈於浙江、江西、福建、廣東、廣西、四川、雲南。

採製 夏秋季採收，洗淨，鮮用或曬乾。

成分 含黃酮甙、酚類、氨基酸。

性能 甘，涼。清熱解毒，散瘀消積。

應用 用於感冒，結膜炎，咽喉炎，急性腸胃炎，肝炎，痢疾，小兒疳積，跌打腫痛，乳腺炎，毒蛇咬傷。用量乾品 9～30 g，鮮品 60～90 g。

文獻 《大辭典》上，32；《廣西本草選編》上，569。

144 感應草

來源 酢漿草科植物感應草 Biophytum sensitivum (L.) DC. 的全株。

形態 一年生草本。莖單生，被毛。偶數羽狀複葉，多聚生於莖頂端，葉軸被毛，小葉 8～14 對，長圓形或長圓狀倒卵形，無毛。傘形花序頂生，花黃色；萼片 5；花瓣 5；雄蕊 10，離生。蒴果橢圓狀倒卵形。

分佈 生於山坡疏林或灌木林下。分佈於台灣、廣東、廣西、貴州、雲南。

採製 秋季採，鮮用或曬乾。

性能 甘、微苦，平。消滯利水，消腫止痛。

應用 用於小兒疳積，水腫。外用於蛇咬傷。用量 10～15 g。外用適量。

文獻 《滙編》下，747。

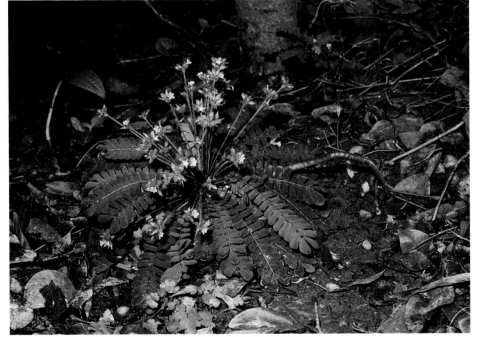

145 亞麻子

來源 亞麻科植物亞麻 Linum usitatis-
simum L. 的種子。

形態 一年生草本。莖直立，上部分枝。
葉互生，無柄或近於無柄，線形或線狀披
針形，全緣，葉脈常 3 出。花單生於枝頂
及上部葉腋；萼片 5，宿存；花瓣 5，藍色
或白色；雄蕊 5。蒴果球形，稍扁，淡褐
色，成熟時頂端 5 瓣裂。種子扁平，卵形
或橢圓狀卵形，暗褐色。

分佈 中國各地有栽培。分佈於東北、華
北及湖北、四川、雲南。

採製 秋季果實成熟時割下植株，曬乾，
打下種子。

成分 含脂肪油、油中主成分為亞麻酸、
亞油酸、油酸、棕櫚酸等甘油酯及維生素
A、亞麻苦甙等。

性能 甘，平。潤燥，祛風。

應用 用於皮膚瘙癢，眩暈，便秘。用量
4.5～9 g。

文獻 《中藥誌》三，332。

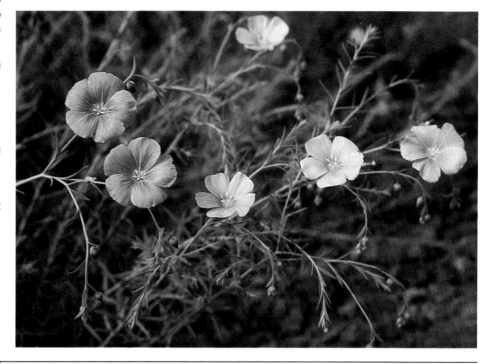

146 古柯

來源 古柯科植物古柯 Erythroxylum
coca Lam. 的葉或嫩葉提取古柯鹼製成鹽
酸可卡因。

形態 常綠灌木，高 1.5～2.5 m，枝條細
弱。葉互生，倒卵形，全緣。花 1～5 朵簇
生於葉腋；萼 5；花瓣 5，黃綠色，呈星
狀；雄蕊 10；子房 3 室。核果橢圓形，熟
時棗紅色。

分佈 原產秘魯、玻利維亞、印尼、印度、
斯里蘭卡亦有種植，中國台灣、海南、廣
西及雲南部有栽培。

採製 採嫩葉，曬乾，或採嫩葉提取古柯
鹼。

成分 含古柯鹼 (cocaine)。

性能 苦，溫。興奮，消腫，止痛。

應用 葉用於無名腫痛，消除疲勞。古柯
鹼為局部麻醉劑，用於表面麻醉。用量乾
葉 2～5 g。外用適量。

文獻 《滙編》下，757。

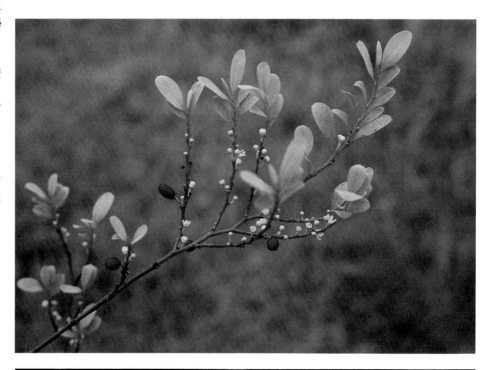

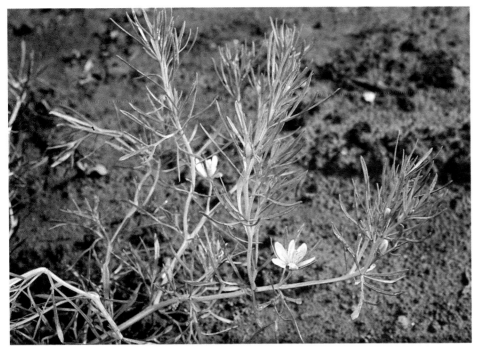

147 駱駝蓬

來源 蒺藜科植物駱駝蓬 Peganum harmala L. 的全草。

形態 多年生草本，高 20～60 cm，全株有特殊臭味。莖基部散生，下部平臥，上部斜生。葉互生，2～3 回羽狀全裂，通常 3 出，裂片披針狀線形；托葉刺毛狀，花單生，白色或淺黃綠色；萼片 5；花瓣 5，倒卵狀長圓形；雄蕊 15，花絲近基寬；花盤杯狀；花柱 3。蒴果球形，3 裂，3 室。種子三稜狀腎形。

分佈 生於路旁、河岸等地。分佈於華北、西北各地。

採製 夏秋採，切段曬乾或鮮用。

成分 含 ℓ-鴨嘴花鹼（ℓ-peganine）等。

性能 辛、苦，涼，有毒。宣肺氣，袪風濕，消腫毒。

應用 用於咳嗽氣短，風濕脾痛，皮膚瘙癢，無名腫毒。用量 1.5～6 g。外用適量。

文獻 《大辭典》下，3609。

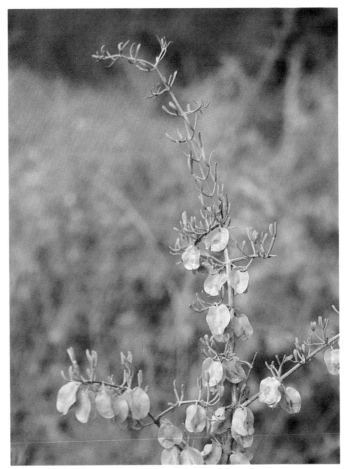

148 霸王

來源 蒺藜科植物霸王 Zygophyllum xanthoxylum Maxim. 的根。

形態 落葉小灌木，高 70～150 cm。枝端具刺。葉在老枝上簇生，在幼枝上對生；複葉具 2 小葉，肉質。花單生於葉腋；萼片 4；花瓣 4，黃色；雄蕊 8，花絲基部有附屬體；子房 3 室，花盤肉質。蒴果闊橢圓形，具 3 寬翅。

分佈 生於荒漠地帶砂礫質沖積平原、低山山坡、碎石低丘和乾河床。分佈於甘肅、寧夏、內蒙古、青海、新疆。

採製 春秋採挖，洗淨，切片曬乾。

性能 辛，溫。行氣散滿。

應用 用於腹脹。用量 3～6 g。

文獻 《大辭典》下，5737。

149 柚(橘紅)

來源 芸香科植物柚 Citrus grandis (L.) Osbeck 的果皮。

形態 常綠喬木，高達 8 m。葉長圓形，先端圓或凹缺，邊緣有圓鋸齒，上面暗綠色，有光澤，下面有疏毛，葉柄有潤翼。花白色，簇生葉腋間或單生。柑果大，梨形，果皮光滑，油腺密生。種子多數。

分佈 長江以南各地廣爲栽培。

採製 秋季果熟時採收，剖下果皮，切成 5～7 瓣，曬乾或陰乾。

成分 含柚皮甙 (naringin)、枸橘甙 (poncirin)、新橙皮甙 (neohesperidin) 等。

性能 辛、甘、苦，溫。化痰，消食，下氣。

應用 用於氣鬱胸悶，脘腹冷痛，食滯，咳喘，疝氣。用量 6～9 g。

文獻 《中藥誌》三，42。

附註 本植物花行氣，除痰，鎮痛。葉用於頭風痛，寒濕痹痛。根理氣止痛，散風寒。果核用於疝氣。

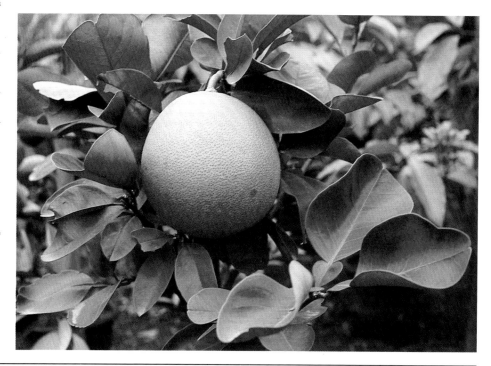

150 橘紅

來源 芸香科植物化州柚 Citrus grandis Osbeck var. tomentosa Hort. 的外果皮。

形態 常綠喬木，高 3～3.5 m，幼枝被濃密柔毛。葉互生，葉片長橢圓形，先端渾圓或微凹入，葉面和葉背的主脈有柔毛。花單生或腋生花序，萼片 4，花瓣 4，白色；雄蕊 20～25。果實圓形或略扁。

分佈 人工栽培，分佈於廣東、廣西。

採製 秋季果熟時採摘果實，用刀削下外層果皮，風乾或曬乾。

成分 揮發油，油中主要成分枸櫞醛 (citral)、檸檬烯 (limonene)、二萜烯等。

性能 苦、辛，溫。理氣化痰，燥濕消食。

應用 用於風寒咳嗽，痰多氣逆，食積噯氣。用量 3～6 g。

文獻 《滙編》下，690。

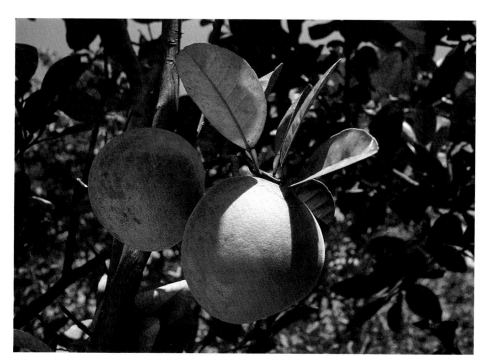

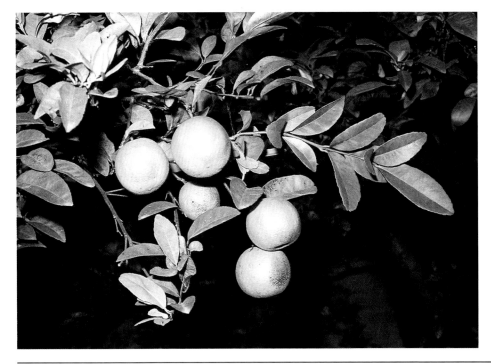

|5| 檸檬

來源 芸香科植物檸檬 Citrus limonia Osbeck 的果實。

形態 叢生性禿淨灌木，具堅硬棘刺。葉互生，橢圓狀長方形，邊緣有鈍鋸齒，葉柄頂端有節。花單生或簇生於葉腋；萼5裂，杯狀；花冠5瓣，外面淡紫色，內面白色。柑果近圓形，黃色至朱紅色，瓤囊8～10瓣，味極酸。

分佈 栽培於中國南方。

採製 果實成熟後採摘。

成分 含橙皮甙 (hesperidin)、柚皮甙 (naringin)。

性能 酸，溫。生津止渴，祛暑，安胎。

應用 用於支氣管炎，辟暑，中暑，止渴，食欲不振，孕婦宜食，能安胎。用量鮮果15～30 g。

文獻 《大辭典》下，3192。

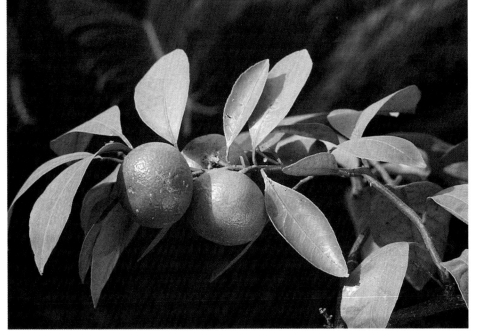

|52| 橘(陳皮)

來源 芸香科植物橘 Citrus reticulata Blanco 的果皮。

形態 常綠小喬木或灌木，高3～4 m。葉互生，單身複葉，葉翼不明顯；葉片橢圓形。花單生或數朵生於枝端和葉腋，白色或帶淡紅色；花萼杯狀，5裂；花瓣5，長橢圓形，向外反卷。柑果近圓形，朱紅色或黃色，囊瓣7～12。種子卵圓形。

分佈 栽培於丘陵、低山地帶或平原。華東、華南及四川有栽培。

採製 果熟後採摘，剝取果皮，曬乾。

成分 紅橘皮含揮發油及橙皮甙 (hesperidin)。

性能 苦、辛，溫。理氣健脾，燥濕化痰。

應用 用於胸脘脹滿，食慾不振，咳嗽痰多。用量3～9 g。

文獻 《中藥誌》三，30。

153 金橘

來源 芸香科植物金橘 Fortunella margarita (Lour.) Swingle 的果實。

形態 常綠灌木或小喬木，高達 3 m。葉互生，披針形，先端鈍，葉緣微波狀，基部楔形，下面密生腺點，葉柄有狹翅。花單生或 2～3 朵簇生於葉腋；萼片 5；花瓣 5，白色。柑果長圓形，果皮平滑，油腺密生。

分佈 生於坡地、村邊，喜溫暖氣候，中國南方都有栽培。

採製 冬季果成熟時採收。

成分 含金柑甙 (fortunellin)，維生素 C。

性能 辛、甘，溫。理氣、解鬱，化痰，醒酒。

應用 用於胸悶鬱結，傷酒口渴，食滯胃呆。

文獻 《大辭典》上，2852。

附註 本植物根行氣，散結。葉舒肝鬱、肝氣，開胃氣。果核明目，消腫。

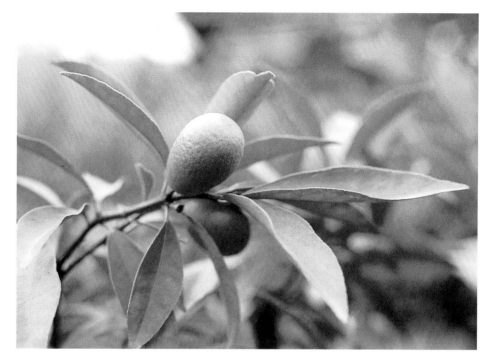

154 九里香

來源 芸香科植物九里香 Murraya paniculata (L.) Jack 的全株。

形態 常綠灌木或小喬木，高 1～3 m。奇數羽狀複葉互生，小葉 3～7，橢圓形，全緣，下面密生腺點。聚傘花序，白色，甚芳香；花瓣長 2～2.5 cm，寬 3～5 mm；雄蕊長短相間；花柱比子房長 1 倍以上。漿果卵形或球形，朱紅色。種子有綿質毛。

分佈 多栽培或生於乾旱山坡的疏林中。分佈於中國南方。

採製 四季可採，根曬乾，葉陰乾。

成分 含 exoticin, eugenol, imperatorin, murralongin, meranzin hydrate, imurrrangatin, noracronycine 等黃酮，香豆精。

性能 辛、苦，微溫。有小毒。行氣止痛，解毒消腫，祛風活絡。

應用 用於跌打腫痛，風濕骨痛，牙痛，蛇傷。用量 9～15 g。外用適量。

文獻 《滙編》上，18。

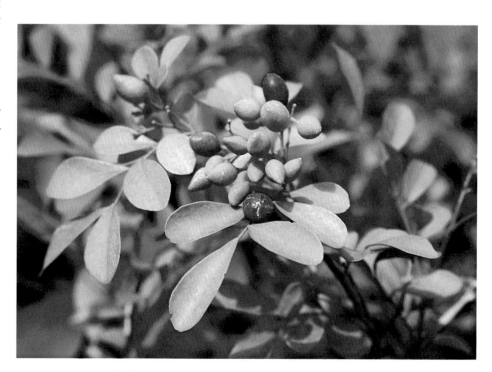

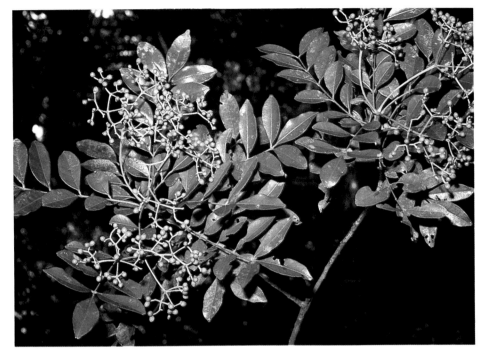

155　簕欓花椒

來源　芸香科植物簕欓花椒 Zanthoxy-
lum avicennae (Lam.) DC. 的根、葉、果。

形態　灌木。枝、樹幹有粗刺。奇數羽狀
複葉，小葉 7～23，卵形或橢圓形，邊緣全
緣或有鈍齒，無毛，有油腺點。圓錐花序
頂生，花白色，花 5 數，雄花有退化心皮，
雌花無退化雄蕊。果由 2 個蓇葖組成，有
油腺點。

分佈　生於山地疏林中。分佈於華東、華
南及湖南、貴州。

採製　根、葉全年可採，果冬季採，曬乾。

成分　含簕欓碱 (avicine) 等。

性能　苦、辛，微溫。祛風利濕，活血止
痛。

應用　根用於風濕關節炎。果用於胃痛。
葉外用於跌打損傷。用量根 15～30 g，果
3～6 g。葉外用適量。

文獻　《滙編》上，928。

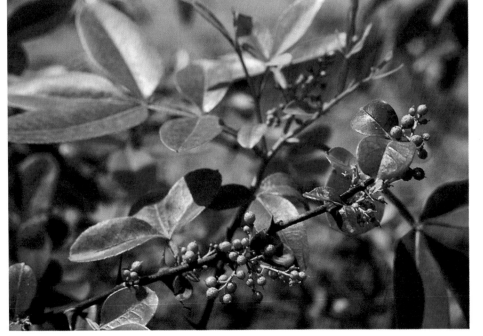

156　野花椒

來源　芸香科植物野花椒 Zanthoxylum
simulans Hance 的根、果實及葉。

形態　灌木或小喬木，高 1～2 m。枝有皮
刺。奇數羽狀複葉互生，葉軸有窄翅和皮
刺；小葉 5～9 或 11，卵狀長圓形或菱狀
寬卵形。聚傘圓錐花序，花單性；花被片
5～8；雄蕊 5～7。蓇葖果 1～2，紅色至紫
紅色，有腺點。

分佈　生於灌叢中。分佈於華北、華東及
四川。

採製　秋冬採果，曬乾，根及葉隨時可採。

成分　果、葉含揮發油及山椒素 (san-
shool) 等；葉含七葉素二甲醚 (aes-
culetin) 等。

性能　果辛，溫。溫中止痛，驅蟲健胃。
種子苦、辛，涼。利尿消腫。根辛，溫。
祛風止痛。

應用　果用於胃、腹痛。外用於濕疹等。
種子用於水腫，腹水。根用於風寒痹痛，
胃寒痛。用量果皮、根 1.5～4.5 g。

文獻　《滙編》下，564。

157 假茶辣

來源 楝科植物灰毛漿果楝 Cipadessa cinerascens (Pell.) Hand.-Mazz. 的根和葉。

形態 灌木或小喬木，小枝被茸毛。奇數羽狀複葉，小葉9～17，卵形或卵狀長圓形，基部偏斜，全緣或有齒，兩面被柔毛。圓錐花序腋生，萼片5，外被柔毛；花瓣5，外被緊貼疏柔毛；雄蕊10，花絲聯合成短筒；子房球形。核果球形，外皮稍肉質，乾後有5稜。

分佈 生於山間、河岸、路邊等疏林中或灌叢中。分佈於廣西、貴州、四川、雲南。

採製 根全年可採、切片曬乾；葉夏秋採，陰乾或鮮用。

性能 苦，涼。清熱解毒，行氣通便，截瘧。

應用 用於感冒，發熱不退，瘧疾，大便秘結，腹痛，痢疾，風濕痛。外用於小兒皮炎，燒燙傷。用量3～5g。外用適量。

文獻 《滙編》下，577。

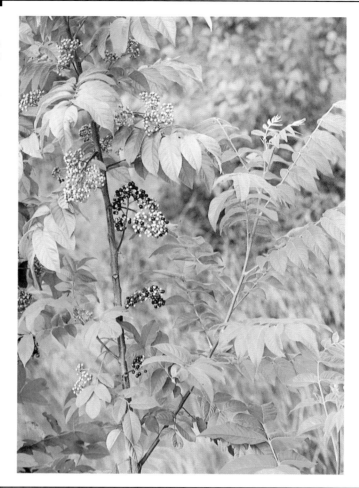

158 大金不換

來源 遠志科植物華南遠志 Polygala glomerata Lour. 的全株。

形態 一年生草本。莖被毛或近無毛。葉橢圓形或長圓狀披針形，邊緣全緣，無毛或稍被毛。總狀花序腋生，短於葉；萼片5，不等長，內面2片花瓣狀；花瓣3，下面1片龍骨狀，頂部背面有冠狀的附屬體；雄蕊8，花絲下部合生成鞘。蒴果扁圓形，邊緣有毛。

分佈 生於山坡，路旁草地。分佈於華南、西南及福建。

採製 夏秋季採，曬乾。

成分 含蘇漆內酯 (suchilactone) 等。

性能 辛、微甘，平。清熱解毒，祛痰止咳，活血散瘀。

應用 用於支氣管炎，肝炎，百日咳，肺結核。用量9～18g。

文獻 《滙編》下，46。

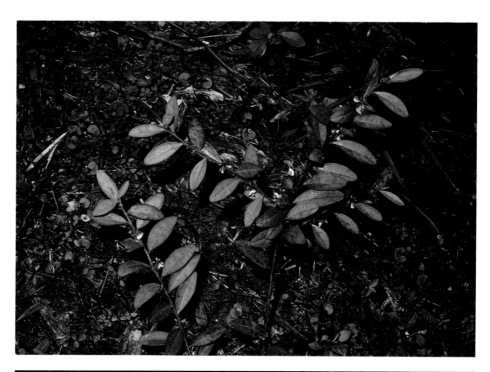

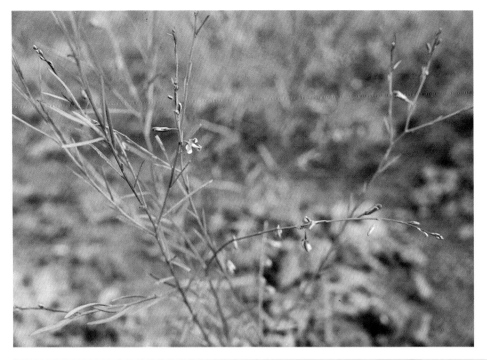

159 遠志

來源 遠志科植物遠志 Polygala tenui-
folia Willd. 的根或根皮。

形態 多年生草本。莖由基部叢生。葉互
生，線形至狹線形。總狀花序有稀疏的花；
花綠白色，帶紫，左右對稱；花瓣3，下部
合生，中央龍骨狀，頂端有流蘇狀附屬物。
蒴果卵圓形而扁，有翅。種子卵形，扁平，
黑色，密被白色細絨毛。

分佈 生於向陽石礫或砂質乾山坡，路旁
或河岸各地；有栽培。分佈於東北、華北、
華東、 西北。

採製 春、秋挖根，搓揉抽去木部或不抽。

成分 根皮含遠志皂甙甲、遠志皂甙乙、
氧雜蒽酮和桂皮酸的衍生物等。

性能 苦、辛，溫。安神化痰，消癰腫。

應用 用於驚悸健忘，多夢失眠，寒痰咳
嗽，痰濕癰腫。用量3～9g。

文獻 《中藥誌》二，381。

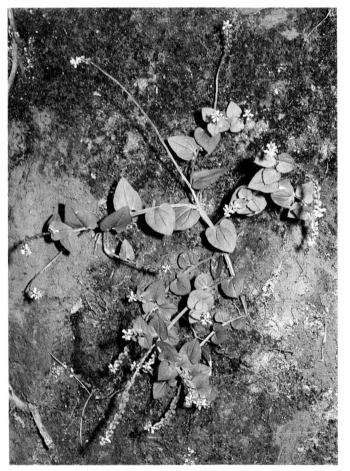

160 一碗泡

來源 遠志科植物齒果草 Salomonia
cantoniensis Lour. 的全株。

形態 一年生小草本，全株無毛。莖有窄
翅，分枝多。葉卵狀三角形，邊緣全緣或
波狀。穗狀花序頂生，花淡紅色；萼片5；
花瓣3，中間龍骨瓣背面先端無附屬物；
雄蕊4，花絲幾全部合生成鞘。蒴果橫長圓
形，兩側邊緣有三角形尖齒。

分佈 生於山坡、草地。分佈於河南、福
建及華南、西南、華中。

採製 夏秋季採，鮮用或曬乾。

成分 含安息香醇 (styracitol) 等。

性能 微辛，平。解毒消腫，散瘀止痛。

應用 內服兼外用於癰瘡腫毒，跌打損
傷，毒蛇咬傷。用量3～9g。外用適量。

文獻 《滙編》下，2；C.A.，104(1986)，
135926t。

161 土密樹

來源 大戟科植物土密樹 Bridelia tomentosa Bl. 的根皮、莖、葉。

形態 小喬木。嫩枝被毛。葉橢圓形，下面被毛；托葉鑽形。花黃綠色，單性同株或異株，多朵集成腋生花束；萼片 5，宿存；花瓣 5，鱗片狀；雄花的花盤杯狀，花絲基部連合包圍退化雌蕊；雌花子房全部被花盤包圍。核果球形。

分佈 生於山地、村旁。分佈於華南及台灣、雲南。

採製 秋季採，分別曬乾。

成分 葉含黃酮甙、無羈萜 (friedelin)、豆甾醇等。

性能 淡、微苦，平。安神調經，清熱解毒。

應用 根皮用於神經衰弱，月經不調，精神分裂症。莖葉用於狂犬咬傷。用量根 15～30 g。莖葉 30～60 g。

文獻 《滙編》下，758。

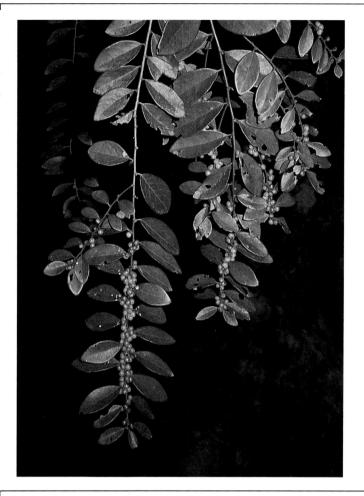

162 變葉木

來源 大戟科植物變葉木 Codiaeum variegatum (L.) Bl. 的葉。

形態 常綠灌木或小喬木。葉片革質，形狀和顏色變化很大，全緣或具裂片，有時葉片中部兩側深裂至中脈，將葉分成上、下兩小片，長 8～30 cm，寬不等，常間以彩色斑紋。總狀花序腋生；雌雄同株而異序，花多數；雄花花梗纖細；花萼裂片近圓形或卵圓形；長約 2.5 mm，遠較花瓣長，腺體 5；雌花梗稍粗壯，花萼裂片卵狀三角形，長約 1 mm，花盤杯狀。蒴果球形，稍具 3 稜，白色。

分佈 中國南方栽培。

採製 全年可採。

成分 乳液含鞣質。

性能 苦，寒。有毒。散瘀消腫。

應用 搗汁用於小兒泌尿系統疾病。用量適量。

文獻 《廣西藥用植物名錄》，128。

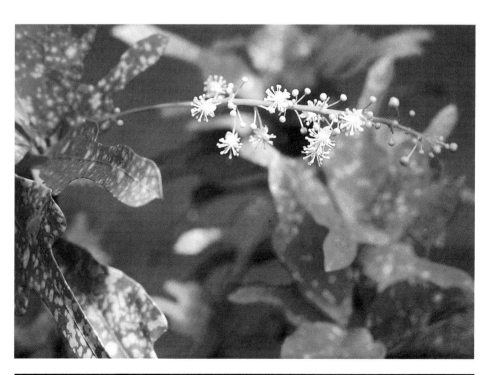

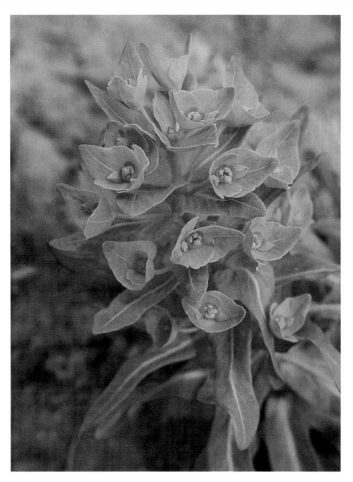

163　狼毒大戟(狼毒)

來源　大戟科植物狼毒大戟 Euphorbia fischeriana Stend. 的根。

形態　多年生草本，高 20～60 cm，全株有白色乳汁。根肥大，肉質，長圓錐形。莖單一，不分枝。單葉無柄，中部以上葉 3～5 輪生，長圓形，全緣。多歧花序聚傘狀，通常有 5 傘梗，基部輪生葉狀總苞片 5，每傘梗又分出 3 小傘梗或再抽第 3 回小傘梗；杯狀總苞裂片內近無毛，腺體腎形。蒴果密生短柔毛或無毛。

分佈　生於草原或向陽山坡。分佈於東北、華北及河南等。

採製　春秋採挖，切片曬乾。

成分　含大戟醇 (euphol) 等。

性能　辛，平。有毒。散結，殺蟲。

應用　外用於淋巴結結核，皮癬，多熬膏外敷。又可滅蛆。不宜與密陀僧同用。

文獻　《中藥誌》二，13。

164　澤漆

來源　大戟科植物澤漆 Euphorbia heli-oscopia L. 的全草。

形態　一年生或二年生草本，高達 30 cm，無毛，含白色乳汁。葉互生，倒卵形或匙形，長 2～3 cm，寬 1～1.8 cm，先端鈍圓或微凹，基部廣楔形，邊緣上部有鋸齒；葉狀苞片 5，生於莖頂。多歧聚傘花序頂生；杯狀花序鐘形，黃綠色；總苞 4 裂，裂間有腎形腺體 4；子房 3 室，花柱 3。蒴果無毛。

分佈　生於路旁、田野、溝邊。分佈於寧夏及華東、中南、西南。

採製　春夏季採，曬乾。

成分　含檞皮素-3，5-二牛乳糖甙，溶血性皂甙澤漆素 (phasin) 等。

性能　苦，微寒。有毒。逐水消腫，散結，殺蟲。

應用　用於水腫，肝硬化腹水，菌痢。外用於淋巴結結核，神經性皮炎等。用量 3～9 g。外用適量。

文獻　《滙編》上，469。

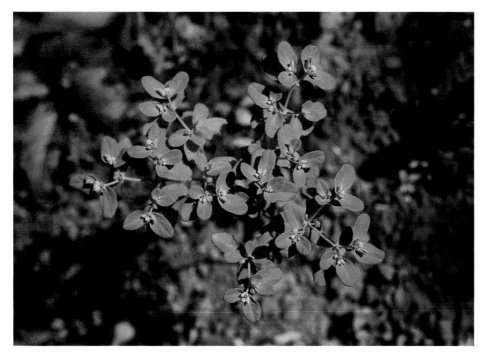

165 鐵海棠

來源 大戟科植物鐵海棠 Euphorbia milii Ch. des Moulins. 的根、莖。

形態 直立或稍攀援狀灌木，高達 1 m。莖肉質，有縱稜，上有錐狀硬刺。葉常生於嫩枝上，倒卵形至長圓狀匙形。杯狀花序每 2～4 個生於枝端，排成二歧聚傘花序；總苞鐘形，頂端 5 裂，腺體 4，無花瓣狀附屬物；總苞基部有 2 苞片，鮮紅色，倒卵圓形；花柱 3，中部以下合生。蒴果扁球形。

分佈 中國各地多有栽培。

採製 全年可採，鮮用。

性能 苦、澀，平。有小毒。根排膿，解毒，逐水。莖葉拔毒消腫。花止血。

應用 根用於癰瘡，肝炎，大腹水腫。莖葉外用於癰瘡腫毒。花用於功能性子宮出血。用量鮮者 9～15 g。花 10～15 朵。外用適量。

文獻 《滙編》下，515。

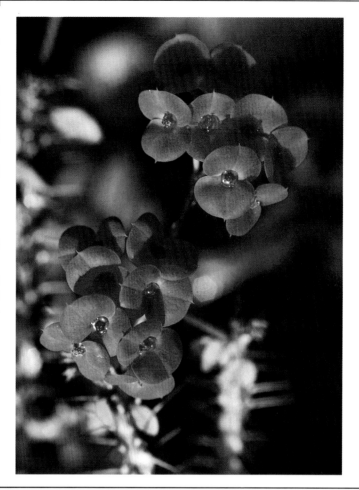

166 斑地錦

來源 大戟科植物斑地錦 Euphorbia supina Rafin 的全草。

形態 一年生匍匐小草本，高 15～25 cm，有白色乳汁。根纖細。枝細密，淡紫色，有白柔毛。葉對生，2 列，長橢圓形，先端具短尖頭，上面暗綠色，中央有暗紫色斑紋。杯狀聚傘花序，單生於枝腋和葉腋，暗紅色；總苞鐘形，4 裂；總苞中含由 1 雄蕊組成的雄花數朵，中間有雌花 1 朵；子房有柄，懸垂於總苞外。蒴果三稜狀卵球形。

分佈 生於山野、路邊及園圃內。分佈於華東地區。

採製 6～9 月採全草，曬乾。

性能 辛，平。止血，清濕熱，通乳。

應用 用於黃疸，泄瀉，疳積，血痢，血崩。外用於外傷出血，乳汁不通，癰腫瘡毒。用量 20～50 g。外用適量。

文獻 《大辭典》下，4732。

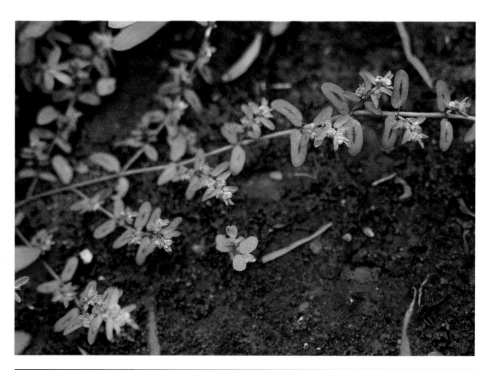

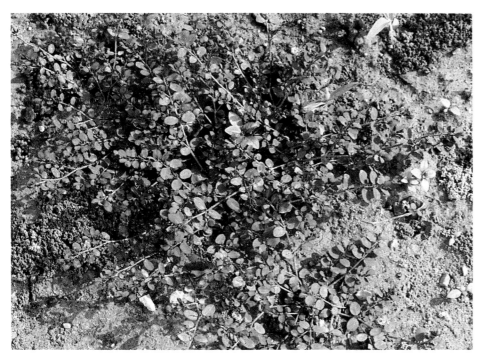

167 小飛揚草

來源 大戟科植物千根草 Euphorbia thymifolia L. 的全株。

形態 一年生草本，折斷有乳狀液汁。莖匍匐，稍被毛。葉橢圓形至長圓形，邊緣有極細鋸齒，被疏毛或近無毛。杯狀聚傘花序單生或少數簇生於葉腋，花淡紫色，單性同株；總苞頂端5裂；腺體4。蒴果卵狀三角形，被毛。

分佈 生於屋邊、田邊或山坡草地濕潤處。

採製 夏秋季採，曬乾。

成分 莖、葉含黃酮類大波斯菊甙等，根含蜂花醇等。

性能 微酸、澀，微涼。清熱利濕，收斂止癢。

應用 用於細菌性痢疾，腸炎腹瀉，痔瘡出血。外用於濕疹，乳癰。用量15～30 g。外用適量。

文獻 《滙編》上，87；《香港中草藥》三，62。

168 刮金板

來源 大戟科植物草沉香 Excoecaria acerifolia F. Didr. 的全株。

形態 常綠小灌木，有乳汁。單葉互生，倒卵形、長橢圓形或橢圓狀披針形，邊緣有細鋸齒。穗狀花序，花單性，雌雄同株，無花瓣；雄花在上，多數，無花盤，萼片3，幾離生；雄蕊3，無退化雌蕊；雌花在下，少數，萼片3，基部合生；花柱3，分離。蒴果圓球形或稍高，稍三稜，熟時紫紅色，分裂呈3個小乾果。

分佈 常栽培或野生於竹林下。分佈湖北、湖南、貴州、四川、雲南。

採製 全年可採，曬乾。

性能 苦、辛，微溫。祛風散寒，健脾利濕，解毒。

應用 用於風寒咳嗽，瘧疾，黃疸型肝炎，消化不良，小兒疳積，風濕骨痛，狂犬病，閉經，中毒。用量10～15 g。

文獻 《滙編》上，546。

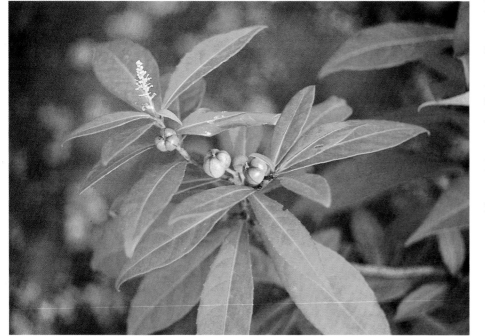

169 四裂算盤子

來源 大戟科植物四裂算盤子 Glochidion assamicum (Muell.-Arg.) Hook. f. 的根、枝葉。

形態 常綠灌木，嫩枝有稜，無毛。葉卵狀披針形或披針形，全緣，無毛。花單性同株，數朶簇生於葉腋，花白綠色，花瓣缺，雄花萼片 6，雄蕊 3；雌花萼片與雄花相似。蒴果扁球形。

分佈 生於山坡灌木叢中。分佈於廣西、海南、雲南。

採製 全年可採，曬乾。

性能 苦、澀，涼。清熱解毒。

應用 用於感冒發熱，暑熱口渴。外用於口腔炎，濕疹，附睾炎，瘡瘍潰爛。葉用於腹瀉。用量 15～30 g。外用適量。

文獻 《廣西本草選編》上，412；《廣西民族藥簡編》，104。

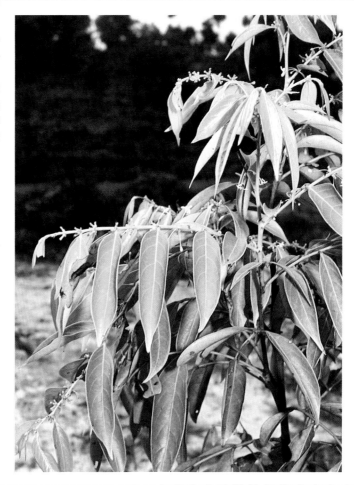

170 算盤子

來源 大戟科植物算盤子 Glochidion puberum (L.) Hutch. 的根、葉。

形態 灌木。枝被毛。葉長圓形或卵狀長圓形，全緣，上面僅脉上被毛或近無毛，下面粉綠色，密被毛；托葉三角形。花 2～5 朶簇生葉腋，單性同株或異株，無花瓣；雄花萼片 6，雄蕊 3；雌花萼片與雄花的相似。蒴果扁球形，常具 8～10 縱溝，被毛。

分佈 生於山坡、路旁。分佈於華東、中南、西南及陝西、甘肅。

採製 根全年可採，葉夏秋季採，曬乾。

成分 含酚類、氨基酸等。

性能 微苦、澀，涼。清熱利濕，祛風活絡。

應用 用於感冒，瘧疾，痢疾，風濕關節炎。用量 15～30 g。

文獻 《滙編》上，910。

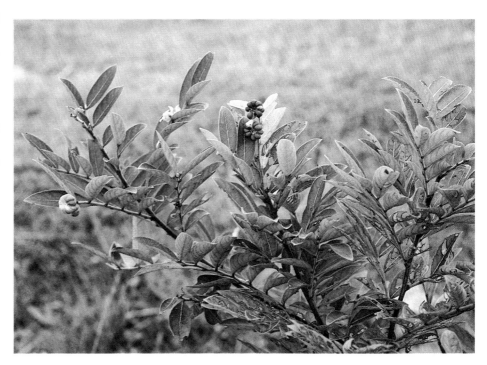

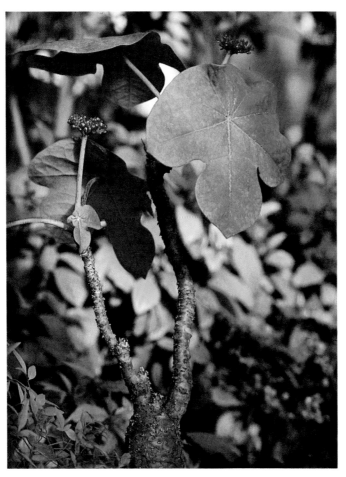

171 佛肚樹

來源 大戟科植物佛肚樹 Jatropha podagrica Hook. 的全株。

形態 灌木狀，莖單一或少分枝，基部膨大呈球形。葉互生，托葉撕裂，有腺體；葉盾狀，近圓形，3～5裂。聚傘花序頂生，具長柄；花單性同株，雄花萼片5；花瓣5，紅色，長圓狀倒卵形；雌花萼片5；花瓣常缺；花柱基部合生，上部2裂。蒴果橢圓形。種子卵狀或長橢圓狀。

分佈 栽培於各地庭園內。

採製 隨用隨採。

性能 甘、苦，寒。清熱解毒，消腫止痛。

應用 用於毒蛇咬傷。用量 10～15 g。渣外敷。

文獻 《滙編》下，759。

172 白背葉

來源 大戟科植物白背葉 Mallotus apelta (Lour.) Muell.-Arg. 的根及葉。

形態 灌木，高達 3 m，全體被灰白色星狀毛。單葉互生，具長柄，卵圓形，腺體2，全緣或不規則3淺裂，下面被細密棕色腺體，基出脈5。雌雄異株，無花瓣，穗狀花序；萼密被茸毛；雄蕊 50～65；子房3～4室。蒴果近球形，密生線形皮刺和黃白色星狀毛。

分佈 生於村野灌木叢中。分佈於中國南方。

採製 全年可採，葉曬乾研粉。

性能 微苦、澀，平。柔肝健脾，收斂固脫，清熱利濕，消炎止血。

應用 根用於肝炎，肝脾腫大，子宮脫垂，脫肛，腸炎，淋濁。葉用於外傷出血，中耳炎，跌打損傷，瘡癤。用量根 25～50 g。葉外用適量。

文獻 《大辭典》上，1449。

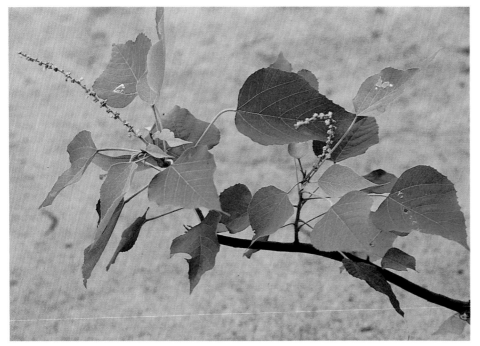

173 餘甘子

來源 大戟科植物餘甘子 Phyllanthus emblica L. 的根、葉和果。

形態 落葉小喬木，高 3～8 m。葉互生，2 列，密生似複葉，葉片長方形。花黃色，3～6 朵簇生於葉腋。雌雄同株，每花簇有一朵雌花，每花有萼片 5～6，無花瓣；雄花花盤成 6 個小腺體，雄蕊 3、合生成柱；雌花花盤杯狀，邊緣撕裂狀。果球形，稍 6 稜。

分佈 生於疏林中或向陽山坡。分佈於台灣、福建、華南、西南。

採製 根、葉夏秋採、曬乾或鮮用。果秋冬採，鮮用或浸漬用。

性能 根、葉淡，平。祛風利濕。果甘澀，涼。清熱利咽，潤肺止咳。

應用 根用於高血壓，胃病。葉用於濕疹，水腫。果用於感冒發熱，咽喉痛，口乾煩渴。用量 15～30 g。

文獻 《滙編》下，336。

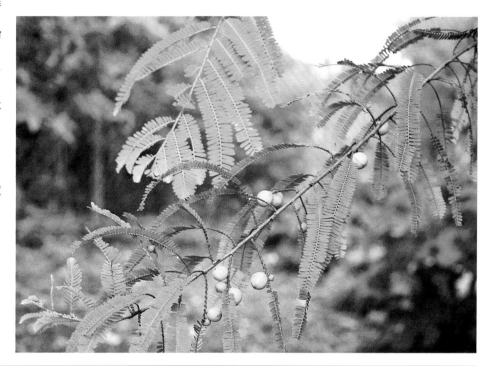

174 蜜柑草

來源 大戟科植物蜜柑草 Phyllanthus matsumurae Hayata 的全草。

形態 一年生草本，高 15～50 cm。葉 2 列，互生，線形或披針形，長 8～20 mm，寬 2～3 mm。花小，單性，雌雄同株，無花瓣；萼片 4；花盤腺體 4，分離，與萼片互生，無退化子房；雌花萼片 6，花盤腺體 6，子房 6 室，柱頭 6。蒴果圓形，具柄，下垂，表面平滑。

分佈 生於山坡或路旁。分佈於安徽、江蘇、浙江、福建等地。

採製 夏秋採，鮮用或曬乾。

性能 苦，寒。有小毒。消食止瀉，利膽。

應用 用於小便失禁，淋病，黃膽型肝炎，吐血，痢疾。外用於外痔。用量 10～15 g。外用適量。

文獻 《滙編》下，759。

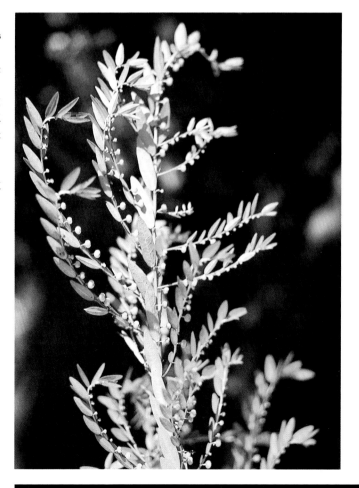

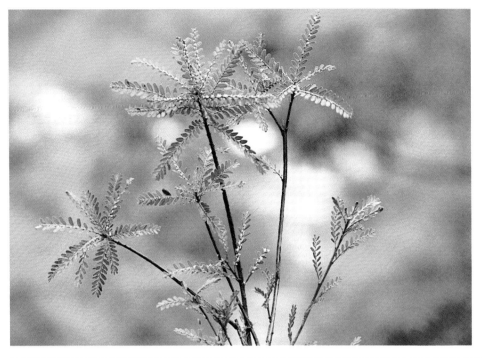

175 水油甘

來源 大戟科植物水油甘 Phyllanthus parvifolius Buch.-Ham. 的全株。

形態 灌木，高 0.5～2 m。小枝通常密集於莖或分枝頂部。葉似複葉，互生，薄革質，長圓形或橢圓形，長 6～11 mm，寬 2～4 mm，先端銳尖，基部歪斜，邊緣背卷。花黃白色，通常 3～5 朵簇生於葉腋，其中 1 朵雌花；雄花萼片 6，不相等，卵狀披針形；雄蕊 3，花絲基部聯合，藥隔多少突出成小尖頭，腺體 6；雌花子房球形，花柱基部合生，上部 2 深裂。蒴果具 6 縱溝。

分佈 生於溪旁、水中巖石上。分佈於廣東、海南、廣西。

採製 全年可探，鮮用或曬乾。

性能 淡，涼。祛風活血，散瘀消腫。

應用 用於風濕骨痛，跌打損傷等。用量 5～12 g。

附註 調查資料。

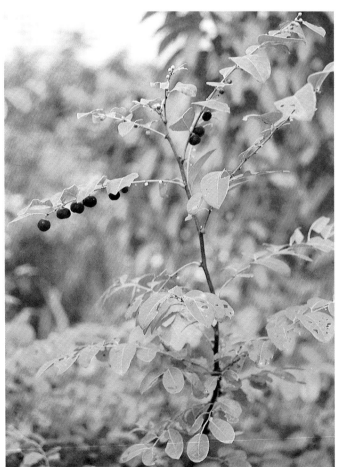

176 山兵豆(紅魚眼)

來源 大戟科爛頭砵 Phyllanthus reticulatus Poir. 的根。

形態 直立或稍攀援狀灌木，高 1.5～5m，枝柔弱,。葉薄，形狀和大小變異很大，通常卵形或橢圓狀長圓形，先端鈍或短尖，基部鈍、渾圓或心臟形，全緣，背面粉綠。花單生或數朵同生於每一葉腋內，具細柄，綠而染紫；萼片 4。果扁球形，肉質，平滑，有宿存的萼。種子 8～16。

分佈 生於地埂、山坡、灌叢中。分佈於廣東、廣西、雲南、台灣。

性能 澀，平。消炎，止瀉，收斂。

應用 用於痢疾，腸炎，肝炎，腎炎，小兒疳積，跌打損傷。用量 10～15 g。

文獻 《滙編》下，759。

177 圓葉烏桕

來源 大戟科植物圓葉烏桕 Sapium rotundifolium Hennsl. 的葉。

形態 灌木或喬木,高達 12 m,小枝灰白色。葉近圓形,革質,葉柄頂端有 2 腺體。花單性,雌雄同株,無花瓣及花盤;穗狀花序頂生;雄花花萼杯狀, 2 齒裂;雄蕊 2,稀 1～3;雌花少數,萼片 3;子房卵形, 3 室。蒴果近球形。種子外被蠟質層。

分佈 生於陽面山坡或山谷中。分佈於廣東、廣西、湖南、貴州、雲南。

採製 夏季採葉,曬乾或鮮用。

性能 解毒消腫,殺蟲。

應用 外用於癰瘡腫毒,濕疹,毒蛇咬傷。外用適量。

文獻 《廣西民間草藥》。

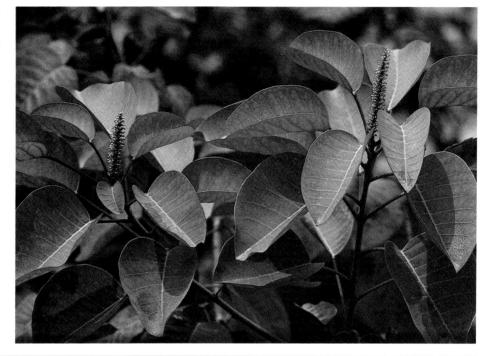

178 龍脷葉

來源 大戟科植物龍脷葉 Sauropus rostrata Miq. 的葉。

形態 常綠小灌木,高達 40 cm。單葉互生,常聚生於枝頂,托葉三角形,葉片長卵狀橢圓形或倒卵狀披針形,全緣。花小,暗紫色,成叢或排成短總狀花序,花單性,雌雄同株,亦着生於同一花序內;花萼 6 裂, 2 輪,外輪稍大,雄花萼較小,花藥稍突出;雌花花柱細, 2 叉。蒴果圓形,具短柄。

分佈 生於山谷、山坡叢林中。分佈於廣東、海南、廣西。

採製 全年可採,曬乾或鮮用。

性能 甘、淡,平。清熱化痰,潤肺通便。

應用 用於肺燥咳嗽,咯血,大便秘結。用量 6～15 g。

文獻 《滙編》下, 174。

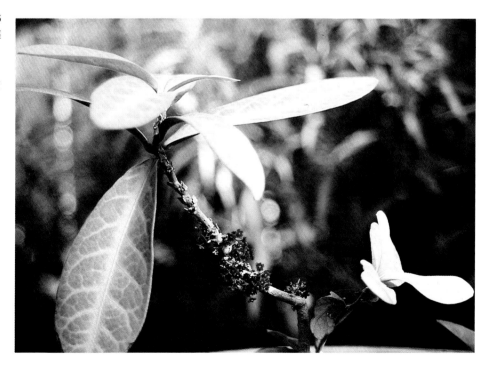

179　一葉萩

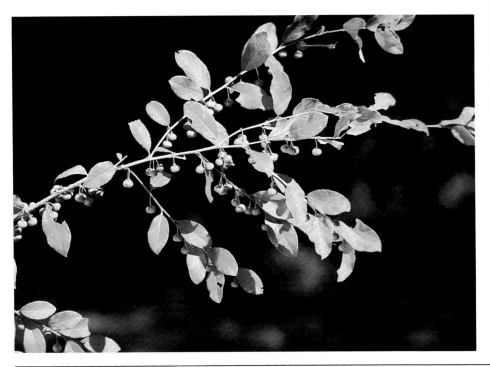

來源　大戟科植物一葉萩 Securinega suffruticosa (Pall.) Rehd. 的嫩枝葉及根。

形態　灌木，高 1～3 m。葉互生，橢圓形或卵狀長圓形，全緣或不整齊波狀齒。花小，單性，雌雄異株，無花瓣，雄花每 3～12 朵簇生於葉腋；萼片 5，卵形；雄花花盤腺體 5，分離，與萼片互生；雌花單生或 2～3 朵簇生，花盤全緣。蒴果三稜狀扁球形，紅褐色。

分佈　生於山坡灌叢中及向陽處。分佈於東北、華北、華東。

採製　春末秋初割取帶葉枝條，曬乾。

成分　含一葉萩碱 (securinine)、芸香甙 (rutin)。

性能　辛、苦，溫。有毒。活血舒筋，健脾益腎，強筋骨。

應用　用於風濕腰痛，四肢麻木，偏癱，陽萎，面神經麻痺，小兒麻痺後遺症。

文獻　《大辭典》上，4。

180　珍珠透骨草（透骨草）

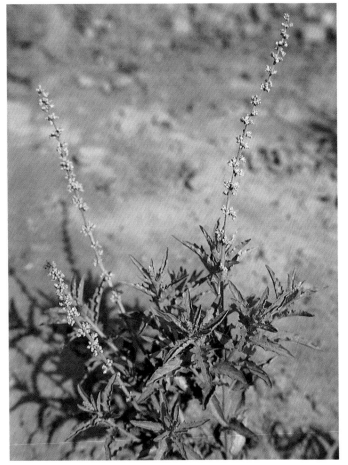

來源　大戟科植物地構葉 Speranskia tuberculata (Bge.) Baill. 的全草。

形態　多年生草本，高 15～40 cm。莖被白毛。葉互生或基部對生，葉片披針形或橢圓狀披針形，兩面被毛。單性同株，總狀花序，雄花序位於上部，每一苞片內有 1～3 花，萼片 5，密被長柔毛；花瓣 5，白色，鱗片狀，雄蕊 10～15；花盤腺體 5；雌花萼較窄，子房 3 室。蒴果三角狀扁圓形，被柔毛和疣狀突起。

分佈　生於山坡、草地。分佈幾遍全中國。

採製　夏秋割取全草，曬乾。

性能　辛、苦，溫。散風祛濕，解毒止痛。

應用　用於風濕關節痛。外用於瘡瘍腫毒。用量 7～10 g。外用適量。

文獻　《滙編》上，713。

181 雞腰果

來源 漆樹科植物雞腰果 Anacardium occidentale L. 的果。

形態 常綠喬木，高 4～10 m，有乳狀汁。葉互生，全緣。為頂生多分枝的傘房狀圓錐花序；花小，黃色，雜性，被鏽色微柔毛；萼深 5 裂；花瓣 5；雄蕊 7～10，通常 1 個發育，花絲基部多少結合或與花托聯合；子房 1 室，1 胚珠。核果雞腰狀，基部為肉質花托膨大而成梨形或陀螺形的假果，紅色。

分佈 台灣、福建、廣東、廣西、雲南有栽培。

成分 種子油含檟如酸 (anacardic acid)，果皮含多糖。

採製 採摘成熟果，曬乾。

性能 甘，平。潤肺袪痰，消渴去煩。

應用 用於煩燥，心悶和消痰。樹皮用於瘧疾，有大毒，慎用。用量適量。

文獻 《大辭典》下，3682。

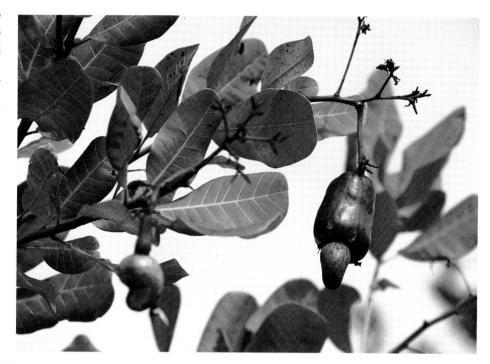

182 南酸棗

來源 漆樹科植物南酸棗 Choerospondias axillaris (Roxb.) Burtt et Hill 的樹皮。

形態 落葉喬木，高達 20 m。奇數羽狀複葉，小葉 7～19，卵狀披針形或披針形。花雜性，異株；雄花序為聚傘狀圓錐花序，腋生；雌花單生於上部葉腋；兩性花較單性花為大；萼杯狀，5 裂；花瓣 5，分離；雄蕊 10，花絲基部與 10 裂的花盤黏合；子房上位，花柱 5，分離。核果橢圓形，熟時黃色，核頂端有 4～5 孔。

分佈 生於村旁或溝谷疏林中。分佈於浙江、福建、湖北、湖南、廣東、廣西、貴州、雲南等。

採製 全年可採、熬膏用。

成分 含鞣質。

性能 酸澀，涼。解毒，收斂，止痛，止血。

應用 外用於燒燙傷，外傷出血，牛皮癬。外用適量。

文獻 《滙編》上，583。

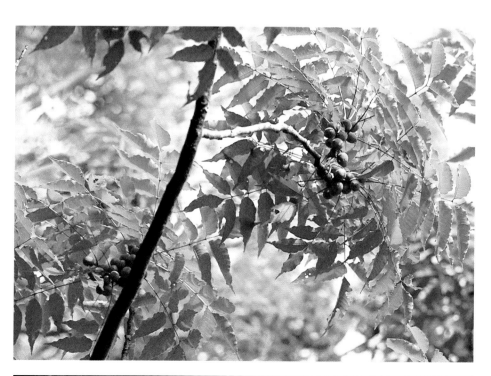

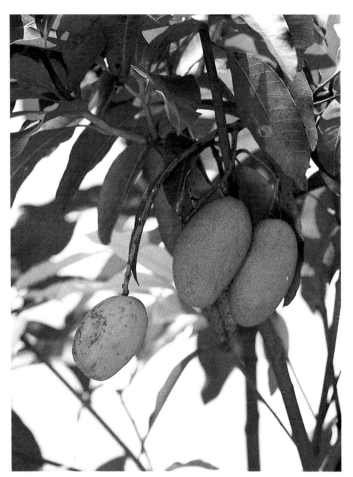

183 檬果

來源 漆樹科植物檬果 Mangifera indica L. 的葉及果實。

形態 常綠喬木。葉互生，革質，全緣或呈波浪形。花小，雜性，頂生圓錐花序，花黃色，芳香，花盤合生，肉質 5 裂，發育雄蕊 1；子房偏斜。核果肉質，淡黃色或淡綠色。種子扁平，有纖維。

分佈 廣栽於熱帶地。分佈於雲南，廣西，廣東，福建，台灣。

採製 全年採葉，果實成熟時採。

成分 葉及果含檬果甙 (mangiferin)。葉含沒食子酸、氨基酸等。

性能 酸、甘，平。果、果核止咳，健胃，行氣。葉止癢。

應用 果、果核用於咳嗽，食慾不振，睪丸炎。葉外用於濕疹瘙癢。用量核 9～30 g；葉外用適量。

文獻 《滙編》下，306。

184 鹽膚木

來源 漆樹科植物鹽膚木 Rhus chinensis Mill. 的根、葉。

形態 落葉灌木或小喬木，高 2～10 m。樹皮灰褐色，有斑點。小枝黃褐色，有皮孔與葉痕。葉互生，奇數羽狀複葉，葉軸與總柄有窄翅；小葉 7～13，無柄，卵狀橢圓形或長卵形，有棕褐色柔毛。圓錐花序頂生，花小，白色，雜性同株，雄花較兩性花小；萼片與花瓣 5～6。核果扁圓形，橙紅色，有灰白色毛。

分佈 生於溫暖氣候。分佈於中國各地。

採製 根全年可採，夏秋採葉，曬乾。

成分 含黃酮甙、酚性物質、鞣質、樹脂類化合物等。

性能 酸、鹹，寒。清熱解毒，散瘀止血。

應用 根用於感冒發熱，腸炎，痔瘡出血。根、葉外用於蛇咬傷。用量 25～100 g。

文獻 《滙編》上，660。

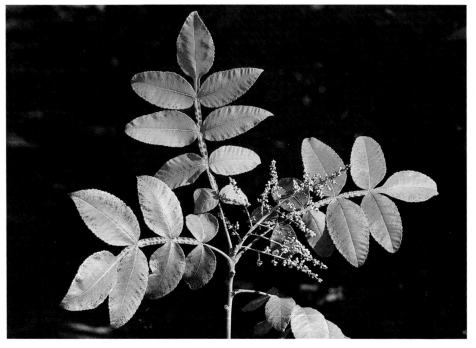

185 調經草

來源 衛矛科植物冬青衛矛 Euonymus japonicus Thunb. 的根。

形態 常綠灌木,高達 3 m。葉互生,倒卵形或橢圓形,邊緣有細鈍鋸齒,上面深綠色,有光澤。花綠白色,4 數;具細長花梗,每 5～12 朵合成腋生聚傘花序,密集。蒴果球形,無毛,淡紅色,有 4 淺溝,果梗 4 稜形。種子每室 1～2,棕色,假種皮橘紅色。

分佈 生於山野林緣。各地庭園中常有栽培。

採製 全年可採,曬乾或鮮用。

成分 葉含三萜類無羈萜 (friedelin) 等。

性能 辛,溫。調經化瘀。

應用 用於月經不調,痛經等。用量 20～30 g。

文獻 《大辭典》下, 4025。

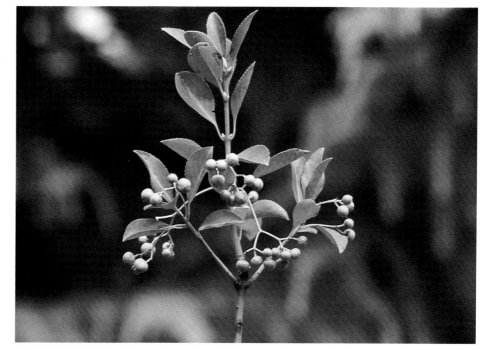

186 密花美登木

來源 衛矛科植物密花美登木 Maytenus confertiflora T.Y. Luo et X.X. Chen 的莖、葉。

形態 灌木。全株無毛,常有刺。葉寬橢圓形或倒卵形,邊全緣或有波狀鈍齒。圓錐聚傘花序多生於無葉莖枝上或葉腋內,有花 20～60 朵,密集成團。花白色,花 5 數。蒴果倒卵形。

分佈 生於石灰巖山地灌木叢中。分佈於廣西。

採製 全年可採,曬乾。

成分 含密花美登木醇 (confertiflorol)、美登普林 (maytanprine)、美登碱 (maytansine)、衛矛醇 (dulcitol) 等。

性能 有毒。祛瘀活血,消腫止痛,抗癌。

應用 外用於跌打損傷,腰痛。外用適量。

文獻 《藥學學報》(1985: 4), 393;(1981: 1), 59;(1981: 8), 628; C.A. (1985: 103), 175420j。

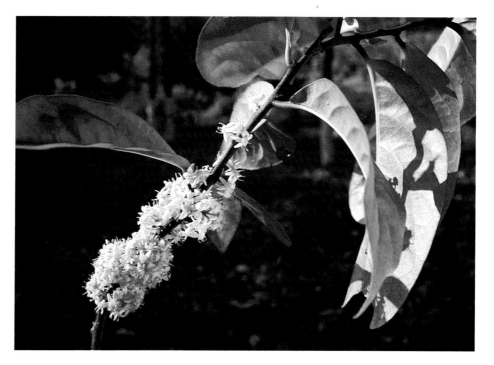

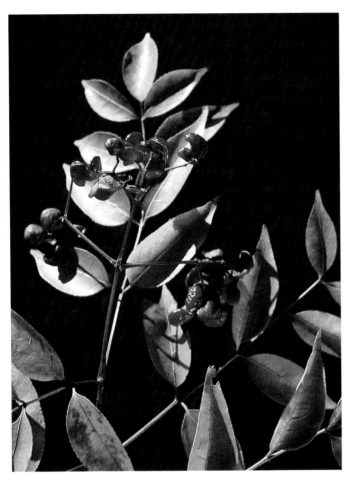

187 野鴉椿

來源 省古油科植物野鴉椿 Euscaphis japonica (Thunb.) Dipp. 的根、果實。

形態 落葉灌木或小喬木。嫩枝紅紫色，枝葉揉碎後發出惡臭氣味。奇數羽狀複葉，小葉 5—11，卵形，下面脈上被毛。圓錐花序頂生，花黃白色，花 5 數。蓇葖果倒卵形。

分佈 生於山地林中。分佈於華東、華南、西南。

採製 秋季採，曬乾。

成分 樹皮含鞣質，種子含脂肪油等。

性能 根微苦，平。解表，清熱，利濕。果辛，溫。祛風散寒。行氣止痛。

應用 根用於感冒頭痛，腸炎，痢疾。果用於月經不調，疝痛，胃痛。用量根 15～30 g。果 15～30 g。

文獻 《滙編》上，789。

188 蝴蝶果

來源 槭樹科植物羅浮槭 Acer fabri Hance 的全株。

形態 喬木。小枝對生。葉近革質，長橢圓形或披針形，基部偏斜，下面脈腋有叢毛或無毛。圓錐花序頂生於側枝上，花淡黃色，單性或兩性；萼片 5；花瓣 5；雄蕊 8。翅果，由 2 個小堅果組成，翅紅色，長約 3.5 cm。

分佈 生於山地常綠濶葉林中。分佈於長江流域及華南。

採製 秋季採，曬乾。

性能 微苦、澀，涼。清熱，利咽喉。

應用 根用於扁桃腺炎，咳嗽。葉外用於毒蛇咬傷。果用於聲音嘶啞，咽喉炎，扁桃體炎。用量 15～24 g。外用適量。

文獻 《滙編》下，793；《廣西民族藥簡編》，178。

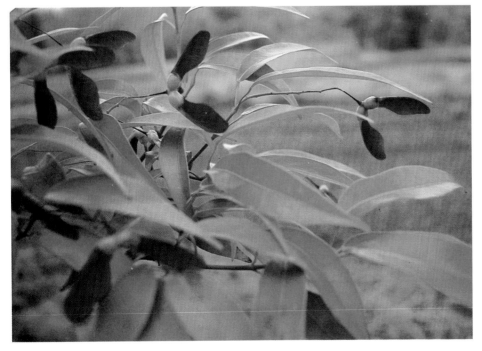

189 無患子

來源 無患子科植物無患子 Sapindus mukorosii Gaertn. 的根和果。

形態 落葉喬木，高 10～20 m。葉互生，偶數羽狀複葉，小葉 8～16，卵狀披針形或長圓披針形，兩面無毛。圓錐花序，有茸毛；花雜性，萼片 5，不等大；花瓣 5，兩側密生長軟毛；雄花有雄蕊 8，具退化子房；兩性花雄蕊小；柱頭 3 裂。核果有稜。

分佈 生於山坡疏林中或村旁或栽培。分佈於長江以南各地。

採製 根全年可採，切片曬乾；果秋季採。

成分 果皮含三萜皂甙；有無患子皂甙 (sapindus-saponin) 等。

性能 根苦，涼。清熱解毒，化痰散瘀。果苦，寒。有小毒；清熱除濕，利咽止瀉。

應用 根用於感冒高熱，咳嗽等。果用於咽喉炎，扁桃腺炎等。用量根 15～30 g。果 1～3 個。

文獻 《滙編》上，159。

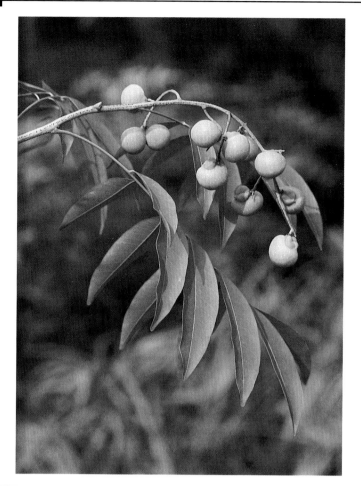

190 文冠果

來源 無患子科植物文冠果 Xanthoceras sorbifolia Bge. 的木材或枝葉。

形態 落葉灌木或小喬木，高達 8 m。樹皮灰褐色，小枝有茸毛。奇數羽狀複葉互生，小葉 9～19，長圓形或披針形。圓錐花序，花雜性；萼片 5，花被白色，基部紅色或黃色。蒴果似棉桃而大，3 裂果皮厚木栓質。

分佈 生於黃土帶山坡溝谷、沙地、多石荒灘，抗旱力強。分佈於東北、華北及甘肅、陝西、寧夏等。

採製 春夏採莖枝，除外皮，曬乾，或熬膏用。

性能 甘，平。祛風濕。

應用 用於風濕性關節炎。用量 3～9 g。種子用於小兒夜尿。

文獻 《大辭典》上，1012。

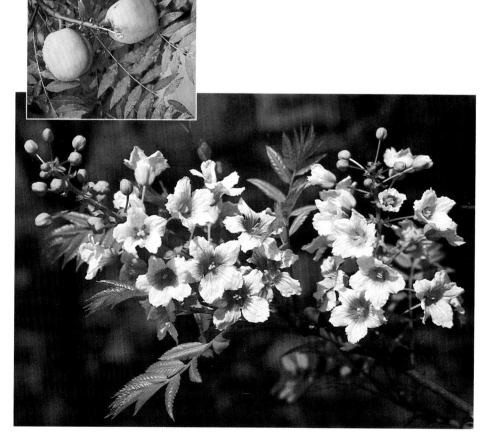

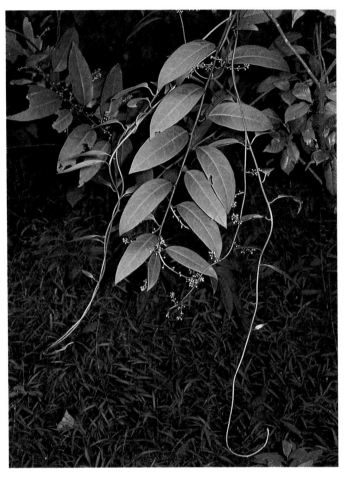

191 大發散

來源 清風藤科植物毛萼清風藤 Sabia limoniacea Wall. var. ardisioides (Hook. et Arn.) L. Chen 的根、莖、葉。

形態 常綠蔓狀灌木，無毛。葉長橢圓形或長橢圓狀披針形，無毛，全緣，稍背卷。聚傘花序有花2～3朵，組成圓錐花序，腋生，花黃綠色；萼片5；花瓣5；雄蕊5，全部發育。核果斜圓形或近腎形，無毛。

分佈 生於山坡、山谷林中或林緣。分佈於福建及華南。

採製 夏季採葉和莖，秋季採根，曬乾。

性能 清腫止痛，祛風。

應用 根、莖用於風濕關節炎、跌打損傷。莖，葉外用於產後受風。用量10 g。外用適量。

文獻 《廣西民族藥簡編》，179。

192 鐵包金

來源 鼠李科植物細葉勾兒茶 Berchemia lineata (L.) DC. 的根、全株。

形態 藤狀灌木。嫩枝被毛。葉卵形至卵狀橢圓形，長1.5～2 cm，寬0.4～1.2 cm，無毛，下面灰綠色。聚傘總狀花序頂生，花序軸被毛，花白色，花5數，萼片條形。核果圓柱形。

分佈 生於山坡、路旁灌木叢中。分佈於福建、台灣及華南。

採製 全年可採，曬乾。

性能 微苦、澀，平。散瘀止血，化痰止咳，消滯。

應用 用於肺結核，黃疸型肝炎，消化不良，胃及十二指腸潰瘍出血。外用於跌打損傷，疔瘡癰腫。用量15～60 g。外用適量。

文獻 《滙編》上，700；《廣西民族藥簡編》，157。

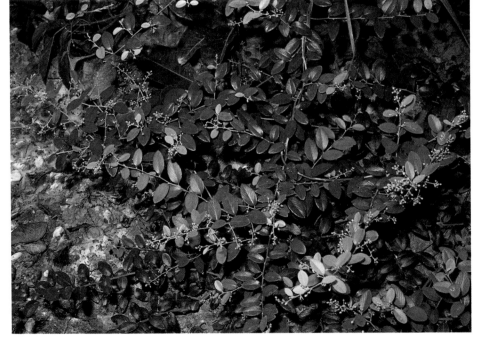

193 過山龍

來源 葡萄科植物烏頭葉蛇葡萄 Ampelopsis acomitifolia Bge. 的根皮。

形態 落葉木質藤本。根外皮紫褐色,具黏性。卷鬚與葉對生。葉互生,廣卵形,3～5掌狀複葉,小葉片全部羽裂,邊緣有圓鈍鋸齒。聚傘花序與葉對生,花小,黃綠色;花萼不分裂;花瓣5;花盤邊平截;雄蕊5。漿果近球形,熟時橙黃色。

分佈 生於路邊、溝邊、山坡林下灌叢中、山坡石礫地及砂質地。分佈於陝西、甘肅、河南、山東、河北、山西等地。

採製 全年可採,剝除表層栓皮,曬乾。

性能 辛,熱。活血散瘀,消炎解毒,生肌長骨,除風袪濕。

應用 用於跌打損傷,瘡癤腫痛,風濕性關節炎。用量9～15 g。外用適量。

文獻 《大辭典》上,1753。

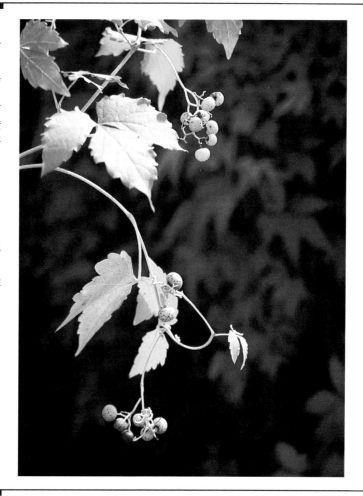

194 白蘞

來源 葡萄科植物白蘞 Ampelopsis japonica (Thunb.) Mak. 的塊根。

形態 多年生攀緣藤本。莖多分枝,卷鬚與葉對生。葉互生,掌狀複葉,小葉3～5,羽狀分裂,中間裂片最長。聚傘花序與葉對生,花小,黃綠色;萼片5淺裂;花瓣5;花盤明顯,杯狀。子房着生花盤中央。漿果球形,熟時藍紫色。

分佈 生於山野、坡地及路邊草叢中。分佈於東北、華北、華東。

採製 春季採挖,切成2～4瓣,曬乾。

成分 含黏液質和澱粉。

性能 苦,微寒。清熱解毒,生肌消腫。

應用 用於癰腫瘡瘍,瘰癧,扭挫傷。用量3～6 g。外用於癰、癤、淋巴結炎。外用適量。

文獻 《中藥誌》一,404。

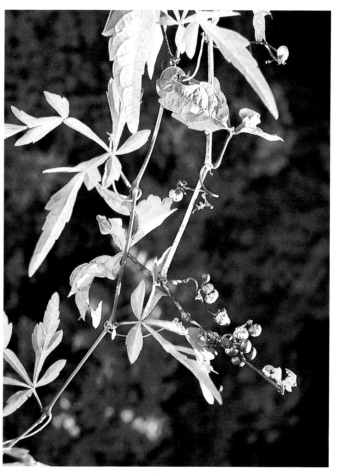

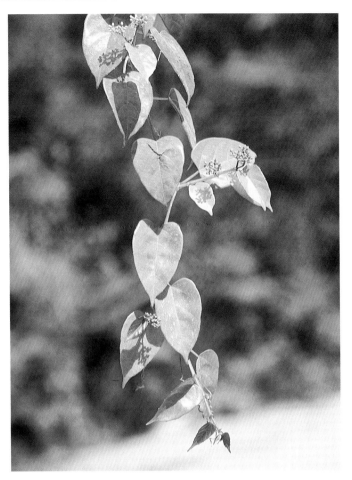

195 粉藤果

來源 葡萄科植物粉藤果 Cissus glaber-rima Planch. 的莖、葉。

形態 草質藤本，枝細長，橫切面爲鈍四角形，小枝常被白粉；卷鬚2叉狀。葉膜質，卵狀長圓形或心狀三角形，先端漸尖，常延生成尾狀漸尖，基部截平或淺心形，邊緣有疏齒；托葉膜質，近圓形。傘形花序與葉對生，由數個小聚傘花序組成；花萼頂端截平；花瓣三角狀長圓形，急尖；雄蕊4；花盤4裂；子房2室，扁卵形或卵圓形，花柱短鈍。漿果倒卵形。

分佈 生於密林中，稀有。分佈於海南，廣西等地偶有栽培。

採製 全年可採，曬乾或鮮用。

性能 辛，溫。有小毒。舒筋通絡。

應用 用於風濕痹痛，跌打，內傷，筋絡拘攣。用量50～100 g。

文獻 《廣西民間草藥》，37。

196 四方寬筋藤（四方藤）

來源 葡萄科植物四方寬筋藤 Cissus hastata (Miq.) Planch. 的莖。

形態 攀援藤本。莖四方形，嫩枝有狹翅。卷鬚與葉對生，頂端分叉。葉卵形，邊緣有疏小齒，嫩時下面葉脈稍被毛。聚傘花序與葉對生，花紫紅色；花4數，花萼花盤均杯狀。漿果球狀。

分佈 生於山谷林下。分佈於廣東、海南、廣西。

採製 全年可採，切段曬乾。

成分 含巖白菜素 (bergenin) 等。

性能 微酸澀，平。祛風濕，舒筋絡。

應用 用於風濕痹痛，關節脹痛，腰肌勞損，筋絡拘急。外用於筋骨損傷。用量15～30 g。外用適量。

文獻 《滙編》下，192；《中草藥》(1981：6) 45。

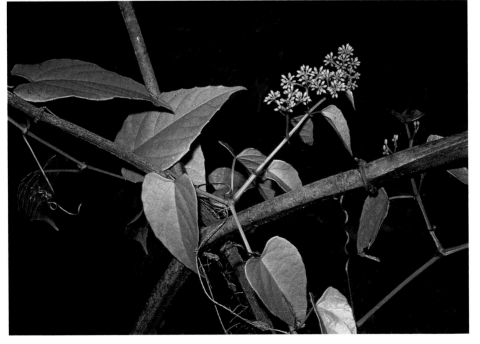

197 黃蜀葵

來源 錦葵科植物黃蜀葵 Abelmoschus manihot (L.) Medic. 的根、葉、花及種子。

形態 多年生草本,高 1～2 m。全株被毛。葉互生,掌狀 5～9 深裂,裂片狹長;葉柄長 6～18 cm。花單生葉腋和枝頂,淡黃,心紫;苞片 4～5;花萼佛焰苞狀,5 裂;雄蕊結合成柱。蒴果卵狀橢圓形。種子多數。

分佈 常生山谷、草叢。除東北、西北外,中國各地均有分佈。

採製 秋季挖根,收種子,曬乾。夏,秋採收葉、花,曬乾。

成分 根含黏液質。花含花青素類色素。

性能 甘,寒。清熱解毒,潤燥滑腸。

應用 種子用於便秘,水腫,尿路結石,乳汁不通。根、葉外用於疔瘡,腮腺炎,骨折,刀傷。花浸茶油外用燙傷。用量種子 5～15 g。外用適量。

文獻 《滙編》上,774。

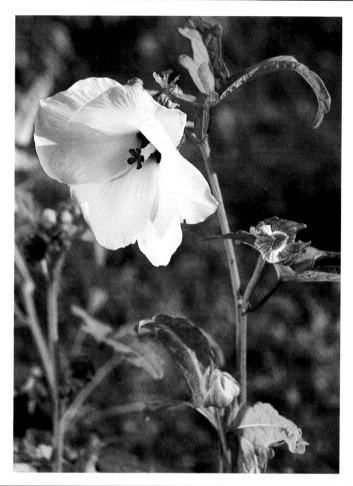

198 磨盤草

來源 錦葵科植物磨盤草 Abutilon indicum (L.) Sweet 的全草或根。

形態 亞灌木狀草本,高達 2 m,全株被短柔毛。葉卵圓形,兩面被星狀柔毛;托葉鑽形。花黃色,單生於葉腋;花萼 5 裂;花瓣 5;雄蕊多數,合生成筒狀。蒴果扁圓形,被星狀毛,分果爿 15～20,頂端具短芒。

分佈 生於山坡,曠野。分佈於福建、台灣、廣東、廣西、雲南、貴州。

採製 夏秋採,曬乾。

成分 顯黃酮甙、酚類、氨基酸、有機酸、糖類反應。

性能 甘、淡,平。疏風清熱,祛痰利尿。

應用 用於感冒,肺結核,流行性腮腺炎,耳鳴,耳聾,小便不利。用量 15～30 g。

文獻 《滙編》上,920。

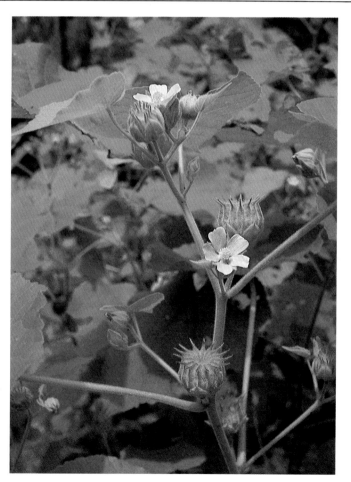

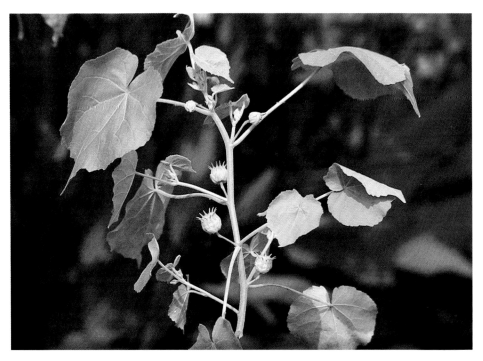

199　苘麻子

來源　錦葵科植物苘麻Abutilon theo-phrasti Medic. 的種子。

形態　一年生草本，高1～2 m，全株密被絨毛和星狀毛。單葉互生，圓心形，兩面密生星狀柔毛，邊緣有粗鋸齒。花單生於葉腋，花梗長，萼片5，卵形，銳尖，基部連合；花瓣5，黃色，具淺棕色脈紋，基部與雄蕊筒合生；雄蕊多數，花絲連合成筒狀；花柱離生成束，包於雄蕊筒內。蒴果半球形，似磨盤，密生星狀毛，熟後形成分果，頂端有2長芒。

分佈　生於山坡、路旁、田野，或為栽培。廣佈於中國各地。

採製　秋季果熟後採收，曬乾後打下種子，去雜質。

成分　含油，主要為亞油酸。

性能　苦，平。清濕熱，解毒，退翳。

應用　用於痢疾，癰腫，目翳，小便澀痛。用量3～9 g。

文獻　《中藥誌》三，451。

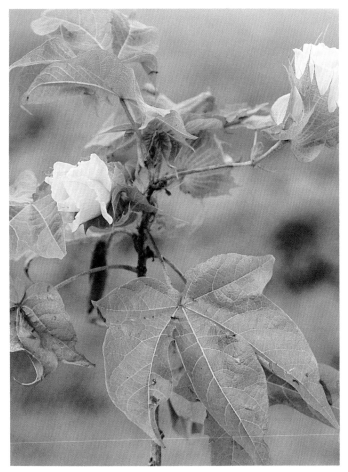

200　海島棉

來源　錦葵科植物海島棉 Gossypium barbadense L. 種子上的棉毛。

形態　多年生草本，高2～3 m。葉3～5掌狀深裂，葉柄散生黑色腺點。花單生，花梗具黑腺點及星狀柔毛；小苞片5，邊緣淺裂；萼杯狀，截形；花冠淡黃帶紫色。蒴果橢圓狀卵形。種子卵形，有喙，具白色長棉毛，兩端有灰黃色纖毛。

分佈　無霜的亞熱帶、海拔1500 m以下地區均可栽培。福建、台灣、廣東、廣西、雲南有栽培。

採製　秋季採收，去籽備用。

成分　種子毛含纖維素、蠟和脂肪。

性能　甘，溫。無毒。止血。

應用　用於吐血，下血，血崩，金瘡出血；內服煅存性入散劑。外用燒灰撒。用量適量。

文獻　《大辭典》下，4762。

201 黃槿

來源 錦葵科植物黃槿 Hibiscus tiliace-us L. 的葉、樹皮和花。

形態 常綠灌木或喬木，高 4～10 m。葉互生，革質，近圓形或廣卵形，先端突尖或漸尖，基部心形，全緣或具不明顯鋸齒；托葉葉狀。數花排列成聚傘花序，頂生或腋生，花梗基部有一對托葉狀苞花；小苞片 7～10；花萼裂片 5；花瓣黃色，內面基部暗紫色；雄蕊柱長約 3 cm；花柱枝 5。蒴果卵圓形，果爿 5。

分佈 栽培植物，為防潮、防風、防砂樹種。分佈於台灣、福建、廣東、廣西。

採製 四季可採，鮮用。

性能 甘、淡，微寒。清熱解毒，散瘀消腫。

應用 葉用於木薯中毒，瘡癤癰腫，花用於眼病。用量葉 50～100 g。花 15～30 g。外用適量。

文獻 《廣西園林中草藥》，60。

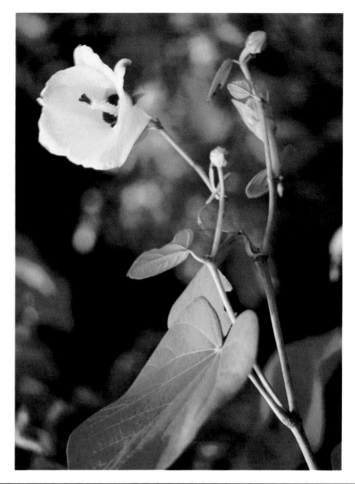

202 野西瓜苗

來源 錦葵科植物野西瓜苗 Hibiscus trionum L. 的全草。

形態 一年生草本，高 25～70 cm，全體被白色星狀毛。莖柔軟。葉二型，基生葉圓形，邊緣齒裂；莖上葉掌狀，3～5 深裂，邊緣羽狀缺刻或大鋸齒。花單生於葉腋，淡黃色，內面基部紫色；小苞片多數，線形；花萼鐘形；花瓣 5，倒卵形。蒴果長圓狀球形，被粗硬毛，果爿 5。種子具腺狀突起。

分佈 為田間雜草。分佈中國各地。

採製 夏秋採收，去淨泥土，曬乾。

成分 種子含 dihydromalvalic acid。

性能 甘，寒。清熱去濕，止咳。

應用 用於風熱咳嗽，關節炎，燙傷，燒傷。用量 25～50 g。外用適量。

文獻 《大辭典》下，4431。

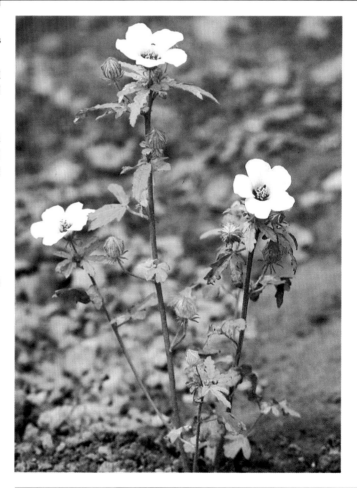

203 錦葵

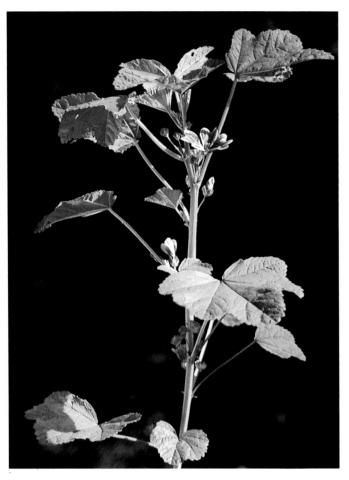

來源 錦葵科植物錦葵 Malva sinensis Cav. 的花、葉、莖。

形態 二年生或多年生草本，高 50～90 cm，稍被粗毛。葉心形或腎形，具 5～7 圓齒狀鈍裂片，基部心形至圓形，邊緣具圓鋸齒；托葉扁斜，卵形，具鋸齒，先端漸尖。花 3～多朵簇生，花梗長 1～2 cm；小苞片 3，長圓形；花萼杯狀，裂片 5；花紫紅色或白色，花瓣 5，匙形，先端微缺；雄蕊柱長 8～10 mm；花柱分枝 9～11。果扁圓形。

分佈 中國各地有栽培，偶有逸生。

採製 4～7 月採莖葉。5～10 月採花，曬乾或鮮用。

成分 花含黏液汁，紫色花含錦葵花弍 (malvin)。

性能 鹹，寒。清熱利濕，理氣通便。

應用 用於大小便不暢，淋巴結結核，帶下，臍腹痛。用量 5 g。

文獻 《滙編》下，756。

204 地桃花

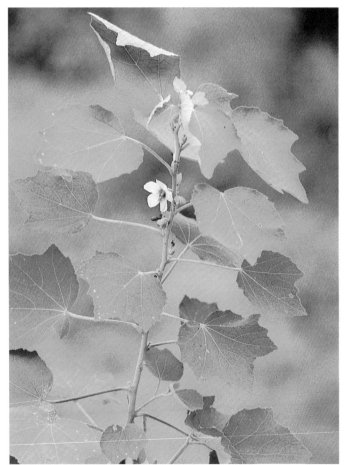

來源 錦葵科植物肖梵天花 Urena lobata L. 的根或全草。

形態 直立半灌木，全株被柔毛及星狀毛。葉互生，下部葉心臟形或近圓形，上部葉橢圓形或近披針形，邊緣細鋸齒。花單生葉腋或稍叢生；副萼 5 裂；花萼 5 裂；花瓣 5，粉紅色；雄蕊合生；雌蕊 1，5 室。蒴果有鈎刺和星狀毛。

分佈 生於山野、路邊、荒坡地。分佈於福建等長江以南各地。

採製 全年可採。

成分 全草含酚性成分、氨基酸、甾醇。莖皮含戊聚糖、木質素、種子含油 13～14%。

性能 甘、辛，平。祛風利濕，清熱解毒。

應用 用於感冒發熱，風濕痺痛，痢疾，水腫，淋病等。外用於外傷，出血。用量鮮者 100～200 g。外用適量。

文獻 《大辭典》上，1643。

205 火索麻

來源　梧桐科植物火索麻 Helicteres isora L. 的根。

形態　灌木，高達 2 m。莖被星狀茸毛。葉互生，卵形，常分裂，兩面被星狀毛，有鋸齒，5 出脈。聚傘花序腋生，常 2～3 朵簇生，花紅色或紫色，花萼 4～5 淺裂，二唇狀；花瓣 5，不等大，前 2 片較大，斜鐮刀形；雄蕊 10，不育的 5；花柱 5。蒴果圓柱狀，螺旋狀扭曲。

分佈　生於乾旱山坡、丘陵地灌木叢中。分佈於廣東、海南、廣西、雲南。

採製　全年可採、洗淨切片，曬乾。

成分　莖皮含纖維素、木質素、油脂等。

性能　淡、微苦，平。行氣止痛。

應用　用於慢性胃炎，胃潰瘍。用量 10～15 g。

文獻　《大辭典》上，1017。

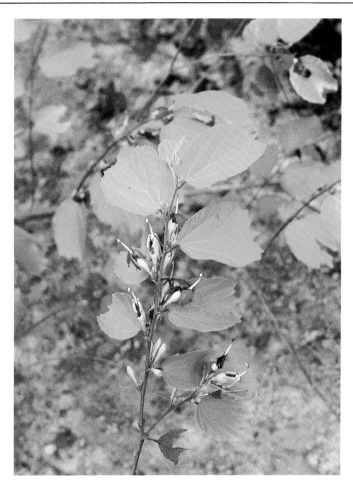

206 夜落金錢

來源　梧桐科植物夜落金錢 Pentapetes phoenicea L. 的全草。

形態　一年生草本，莖高 50～100 cm，散生星狀柔毛。葉窄長圓狀披針形，邊緣密生淺牙齒，下面沿脈疏生短毛。花序腋生或頂生，具 1～2 花；萼片 5，卵形，外面被糙毛；花瓣 5，紅色，倒三角形；雄蕊 20，下部合生，退化雄蕊 5，匙狀條形，與花瓣近等長；子房無柄，5 室，每室胚珠多數。蒴果近球形，密被星狀毛。

分佈　原產亞洲熱帶地區。中國有栽培。

採製　夏秋割取全草，曬乾。

性能　苦，涼。清熱解毒，散結消腫。

應用　用於乳腺炎，腮腺炎及各種膿腫。用量 5～10 g。外用適量。

文獻　《廣西藥用植物名錄》，177。

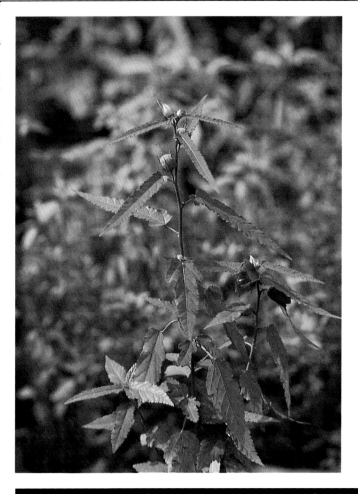

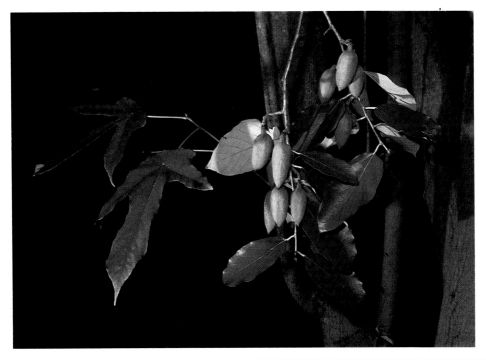

207 半楓荷

來源 梧桐科植物翻白葉樹 Pterospermum heterophyllum Hance 的根。

形態 喬木。嫩枝密被毛絨。葉二型，幼株及萌蘗枝上的葉盾狀着生，3～5 掌狀深裂，成齡樹的葉一般非盾狀着生，長圓形，下面被毛。花白色，單生或叢生於葉腋；花萼 5 裂；花瓣 5；雄蕊 15，花絲下部合生，上部分成 5 束，束間有舌狀退化雄蕊。蒴果橢圓形，密被星狀毛。

分佈 生於山地林中。分佈於華南及江西、福建、台灣。

採製 全年可採，曬乾。

性能 甘，溫。祛風除濕，舒筋活血。

應用 用於風濕性關節炎，腰肌勞損，慢性腰腿痛，跌打損傷。外用於刀傷出血。用量 15～30 g。外用適量。

文獻 《滙編》上，226。

208 小苹婆

來源 梧桐科植物小苹婆 Sterculia hainanensis Merr. et Chun 的葉、根。

形態 小喬木或灌木，小枝幼嫩時被星狀短柔毛。葉長圓形或線狀披針形，頂端鈍或近漸尖，基部鈍，無毛。總狀花序腋生。花雄性或兩性；雄花長約 8 mm，萼 5 裂，被稀疏的星狀毛，花藥 8；雌雄蕊柄彎曲；兩性花雄蕊 10～15；子房圓球形。蓇葖紅色，頂端有喙。

分佈 生於山谷密林中。分佈廣東、海南、廣西。

採製 葉夏天採收。根秋季採挖，去淨泥土，切段曬乾。

性能 葉活血散瘀，消腫。根鎮痛利濕。

應用 葉用於跌打損傷。根用於風濕骨痛。用量 3～9 g。

文獻 《廣西民間草藥》。

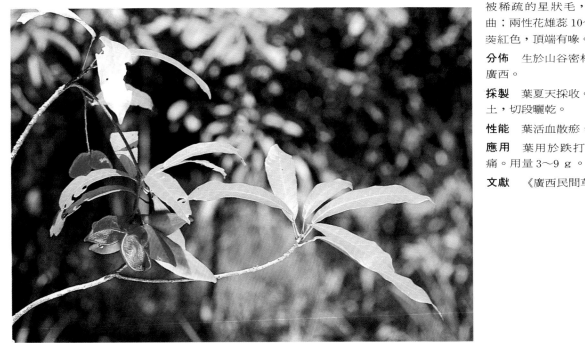

209 金花茶

來源 山茶科植物金花茶 Camellia chrysantha (Hu) Tuyama 的葉、花。

形態 常綠灌木，全株無毛。葉橢圓形，革質，邊緣具骨質小鋸齒，下面散生黑褐色腺點。花單生或成對生於葉腋；花金黃色，花冠直徑達 5.5 cm；萼片 5～6；花瓣 9～11；雄蕊多數；花柱 3，完全分離。蒴果扁球形。

分佈 生於山谷、山坡林下濕潤地。特產廣西。

採製 葉全年可採；花多末初春採，曬乾。

成分 花含五羥黃酮-7-葡萄糖甙 (quercetin -7- glucoside)。

性能 微苦、澀，平。清熱利尿，收斂止血。

應用 葉用於痢疾；外用於瘡瘍。花用於便血，月經過多。用量9～15 g。外用適量。

文獻 《廣西植物》(1980：1)，60；*C.A.* (1985：103)，175447y。

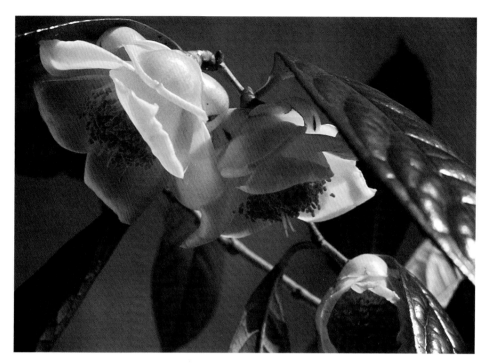

210 小果金花茶

來源 山茶科植物小果金花茶 Camellia microcarpa (S. L. Mo et S. Z. Huang) S. L. Mo 的葉。

形態 常綠灌木，高 2～3 m。嫩枝微具稜，無毛。葉革質，橢圓形或倒卵狀橢圓形，無毛，下面有黃褐色小腺點，邊緣具骨質小鋸齒，齒端有一黑色小腺點。花單生或 2～3 朵生於葉腋，黃色，花冠直徑 2.5～3.5 cm；萼片 4～5，長 3～6 mm，內面被短柔毛；花瓣 8～9；雄蕊多數；雌蕊長不超過 2.5 cm，花柱 3，完全分離。蒴果近球形或扁球形，直徑 1.5～2.5 cm。

分佈 生於陰濕山溝林下。特產廣西。

採製 全年可採，曬乾。

性能 清熱生津，收斂。

應用 用於痢疾，暑熱煩渴。用量9～15 g。

文獻 《廣西植物》(1980：1)，60。

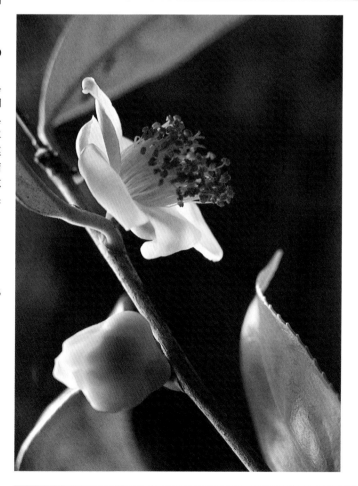

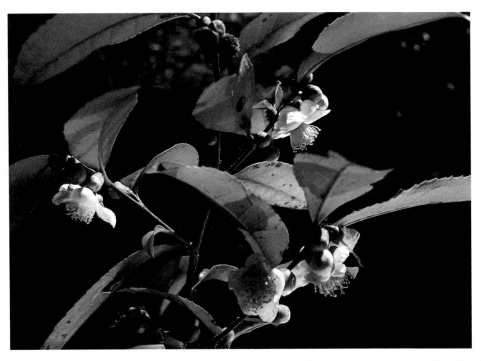

211 茶

來源 山茶科植物茶 Camellia sinensis O. Ktze. 的葉、根。

形態 灌木。嫩枝和嫩葉下面被毛。葉橢圓狀披針形,邊緣有鋸齒。聚傘花序腋生,花白色,萼片5～6;花瓣5～8;雄蕊多數;花柱頂端3裂。蒴果近球形。

分佈 栽培。長江流域及以南各地均有栽培。

採製 春夏秋採葉,焙乾;根全年可採,曬乾。

成分 葉含咖啡因 (caffeine)、茶鹼 (theobromine)、鞣質等。

性能 葉苦、甘,微寒。根苦,平。強心利尿,抗菌消炎,收斂止瀉。

應用 葉用於痢疾,腸炎,小便不利,嗜睡症。外用於燒燙傷。根用於肝炎,心臟病水腫。用量9～18 g,外用適量。

文獻 《滙編》下,446。

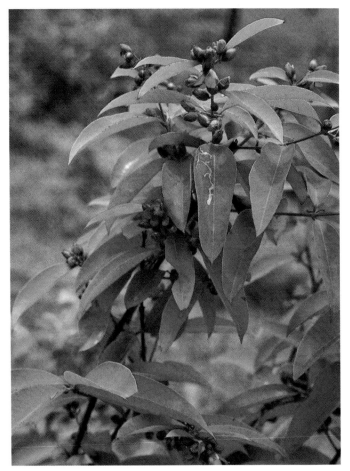

212 黃牛茶

來源 藤黃科植物黃牛木 Cratoxylon ligustrinum (Spach) Bl. 的根、樹皮、嫩葉。

形態 灌木或小喬木,高2～10 m。樹皮淡黃色,光滑。葉對生,薄革質或紙質,頂端尖,基部楔形,全緣。聚傘花序腋生,花粉紅色,1～3朵。蒴果橢圓形,熟時3瓣裂,有宿存花萼。

分佈 生於熱帶山坡灌木林叢中。分佈於廣東、廣西、雲南。

採製 全年可採,曬乾。

成分 含黃酮甙、酚類、氨基酸等。

性能 甘、淡、微苦,性涼。清熱解暑,化濕消滯。

應用 用於感冒發熱￣腸炎腹瀉,咳嗽聲嘶,防暑,防痢,黃疸病。用量9～15 g。

文獻 《滙編》下,544。

213 西河柳

來源　檉柳科植物檉柳 Tamarix chinensis Lour. 的帶葉嫩枝。

形態　灌木或小喬木，高 2.5～4 m。枝條柔弱，擴張而下垂。葉互生，葉片卵狀三角形，呈鱗片狀。圓錐狀花序頂生，花小，淡紅色；萼片 5；花瓣 5；雄蕊 5；雌蕊 1。蒴果，3 瓣裂。

分佈　生於山野濕潤砂鹼地及河岸沖積地，或栽培於宅旁、庭園。分佈於東北、華北、華東、中南、西南及陝西、甘肅。

採製　5～6 月開花時，採收嫩枝，切段陰乾。

成分　含槲皮素－甲醚 (querietii monomethylether)。

性能　甘，平。發汗透疹，解毒利尿。

應用　用於感冒，麻疹不透，風濕性關節痛，小便不利。外用於風疹瘙癢。用量 3～9 g。外用適量。

文獻　《滙編》上，329。

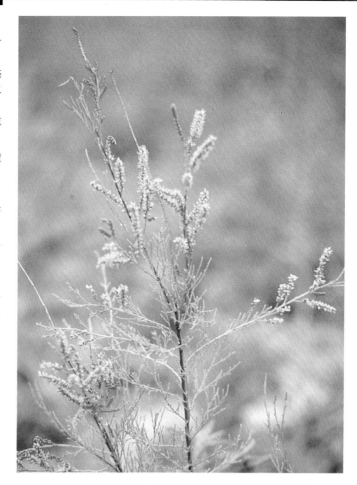

214 紅木

來源　紅木科植物紅木 Bixa orellana L. 的全株。

形態　灌木。葉卵形，下面有紅色小斑點。圓錐花序頂生；花白色至淡紅色；花萼 5，被褐黃色鱗片，基部有腺體；花瓣 5；雄蕊多數。蒴果卵形，密被軟刺。種子暗紅色。

分佈　栽培。華南有栽培。

採製　果秋季採，其他全年可採，曬乾。

成分　莖、葉含丹寧 (tannin)、草酸鈣 (calcium oxalate)、皂甙 (saponin) 等。

性能　清熱，利尿，解毒，收斂。

應用　葉用於痢疾，並作利尿劑。樹皮、根皮用於感冒發熱。果肉用於胃病。種子殼上的粉末用於驅蟲。種子外用於皮膚病。用量 3～10 g。外用適量。

文獻　《廣西藥圓名錄》，91；*Handbook Philipp. Med. Plant.* II，9。

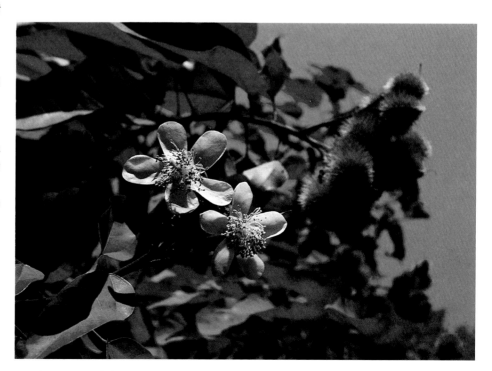

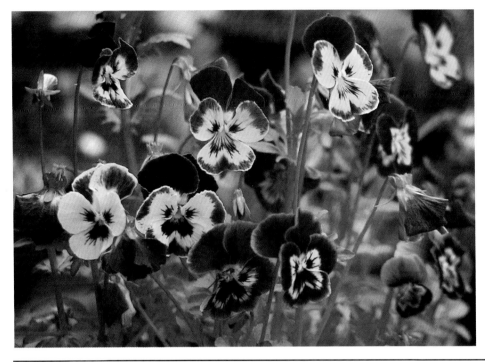

215 三色菫

來源 菫菜科植物三色菫 Viola tricolor L. 的全草。

形態 一年生草本，地上莖高約 30 cm。基生葉近圓心形，莖生葉長圓狀卵形或寬披針形，邊緣具圓鈍鋸齒。花兩側對稱，通常每花有藍、黃及近白等三色；萼片 5，花瓣 5；雄蕊 5。蒴果橢圓形，三瓣裂。

分佈 廣爲栽培，中國各地均有栽培。

採製 開花時採收，曬乾。

成分 莖、葉含三色菫黃甙 (violutoside)花含芸香甙 (rutin)、生育酚 (tocopherol)等。

性能 清熱止嗽，散瘀解毒。

應用 治小兒瘰癧，止咳。用量 3～9 g。外用適量。

文獻 《大辭典》上，105。

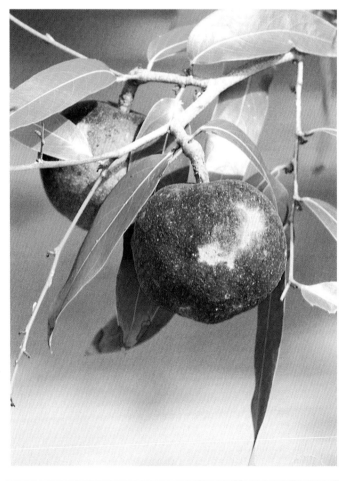

216 泰國大風子（大風子）

來源 大風子科植物泰國大風子 Hydnocarpus anthelmintica Pierre 的種子。

形態 常綠喬木。單葉互生，革質，長橢圓形或橢圓披針形。花單生或數朵簇生，雜性或單性；花瓣 5；雄花有雄蕊 5；雌花的退化雄蕊合生成紡錘狀，子房被長硬毛。漿果球形。種子 30～50，卵形。

分佈 主產於泰國、越南、印尼、印度等地。中國台灣、海南、雲南有栽培。

採製 採成熟果實，除去果皮，取其種子，曬乾。

成分 含大風子油酸 (chaulmoogric acid)、次大風子油酸 (hydnocarpic acid)。

性能 辛，熱。有毒。祛風燥濕，攻毒殺蟲。

應用 用於麻瘋。外用於疥，癬。用量 2～5 g。外用適量。

文獻 《大辭典》上，196。

217 龍珠果

來源 西番蓮科植物龍珠果 Passiflora foetida L. 的全株或果。

形態 多年生草質藤本。莖柔弱，密被白色柔毛或無毛，常借卷鬚攀援他物上升。單葉互生，卵形至長圓狀卵形，淺 3 裂，邊緣具睫毛，兩面被柔毛；葉腋卷鬚疏被柔毛。花單生，總苞片 3，苞片和小苞片 1～3 回羽狀分裂，裂片先端具腺體；萼片 5；花瓣 5，白色或淡紫色，副花冠為 3 列纖弱裂片所組成。漿果肉質，卵形。種子多數，橢圓形。

分佈 多栽於村旁，園邊，亦有野生。分佈於廣東、海南、廣西。

採製 夏秋採，曬乾。

性能 甘、微苦，涼。根清熱解毒，利濕。果實潤肺，止痛。

應用 根用於肺熱咳嗽，浮腫，白濁。果用於疥瘡，無名腫毒。用量 3～9 g。

文獻 《大辭典》上，1297。

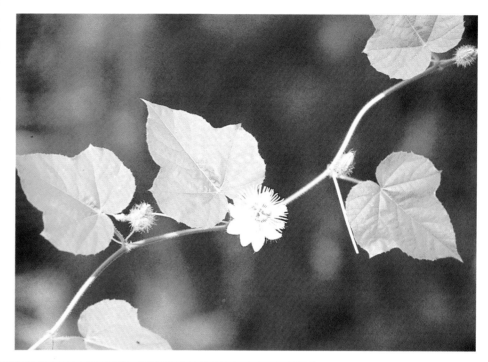

218 曇花

來源 仙人掌科曇花 Epiphyllum oxypetalum Haw. 的花。

形態 直立灌木，長達 1 m 以上。主枝圓形，分枝及莖節扁平，綠色，葉狀，邊緣呈波狀，或缺凹，中肋堅厚，無葉片。花大，晚間開放，開放時間短。花被片常白色，乾時黃色。雄蕊延長，多數；花柱突出於雄蕊。果肉質，長橢圓形。

分佈 耐乾旱，不耐寒，原產熱帶，中國有引種栽培，多栽於園圃觀賞。

性能 淡，平。清肺，止咳，化痰。

應用 用於心胃氣痛，吐血，肺結核。用量 9～18 g。

文獻 《大辭典》上，2798。

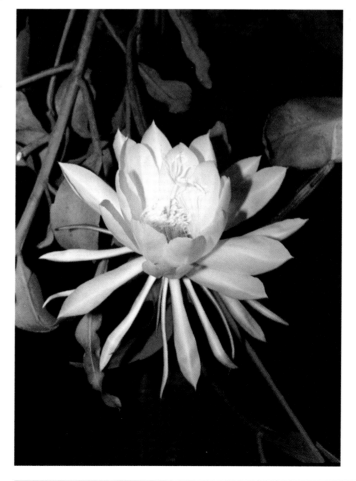

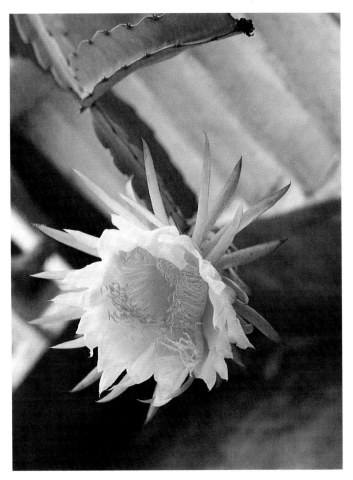

219 劍花

來源 仙人掌科植物量天尺 Hylocereus undatus (Haw.) Britt. et Rose 的花。

形態 多年生攀援植物。莖極延長，其氣根攀登於其他物體上，肉質，常收縮成節，有潤稜 3 條，稜邊波浪形。葉退化，稜邊腋間有小窩孔，有小刺 1～3。花單生，於晚上開放，日間閉合；花萼花瓣狀，黃綠色，萼管有大鱗片；花瓣白色；雄蕊多數，2 列，乳白色；柱頭分裂，裂片乳白色。漿果肉質，橢圓形，紅色，有鱗片。

分佈 生於牆上或樹上，庭園中。中國各庭園多有栽培。

採製 夏秋採花，切開，略蒸後曬乾。

成分 全株含卅一烷 (hentriacontane) 等。

性能 甘，微寒。清熱潤肺，止咳。

應用 用於肺結核，支氣管炎，頸淋巴結結核，腮腺炎。用量 10～15 g。

文獻 《大辭典》下，3500。

220 仙人掌

來源 仙人掌科植物仙人掌 Opuntia dillenii Haw. 的根及莖。

形態 灌木，高 1～3 m。莖下部稍木質，上部肉質，扁平，有節，卵形至長圓形，散生多數瘤體，瘤體上密生卷曲柔毛，並有刺。葉肉質細小，披針形，紫紅色。花黃色；萼片多數，花瓣狀；雄蕊多數，數輪排列；花柱白色，圓柱形，通常中空，柱頭 6 裂。漿果肉質，卵圓形，紫紅色，被硬毛。種子多數。

分佈 生於乾旱地或栽培。分佈於台灣、福建、廣東、海南、廣西及西南。

採製 全年可採。

成分 莖葉含三萜、蘋果酸等。

性能 苦，寒。行氣活血，清熱解毒。

應用 用於心胃氣痛，痞塊，痢疾，痔血，咳嗽，喉痛，肺癰，乳癰，疔瘡，燙火傷，蛇傷。用量 30～60 g。

文獻 《大辭典》上，1367。

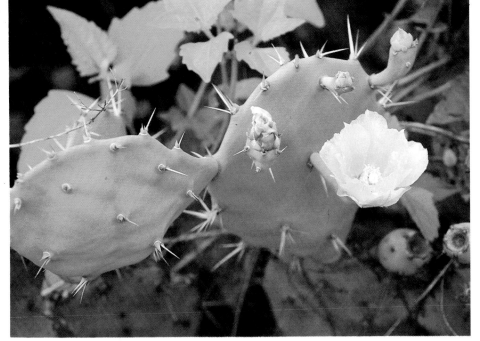

221 紅雞踢香

來源 胡頹子科植物宜昌胡頹子 Elaeagnus henryi Warb. 的莖葉。

形態 常綠直立或蔓性灌木，長達 6 m。小枝圓柱形，棕色，被鱗毛。葉革質，葉片長圓形或披針形，先端鈍或尖，基部楔形或圓形。花簇生葉腋內，銀白色。果實長圓形，熟時紅色。

分佈 分佈於長江以南各地。

採製 四季可採，曬乾。

性能 苦，溫。駁骨散積，消腫止痛。

應用 用於跌打損傷，骨折腫痛，風濕骨痛，哮喘等。用量 9～15 g。外用適量。

文獻 《大辭典》上，2058。

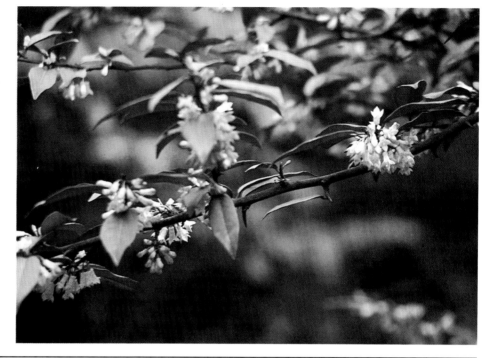

222 木牛奶

來源 胡頹子科植物木奶子 Elaeagnus umbellata Thunb. 的根。

形態 落葉灌木，高達 4 m。枝具針刺，小枝一部分密被銀白色鱗片。葉互生，橢圓形，幼時上表面有鱗片或星狀毛。花腋生，黃白色；花被筒漏斗狀，上部四裂；雄蕊 4。果實近球形，初有銀白色或雜有褐色的鱗片，成熟時紅色。

分佈 生於山坡乾燥地或河邊砂地、灌叢中。分佈於長江流域及西北地區。

採製 秋季採挖，曬乾。

性能 酸、苦，涼。清熱利濕，止血止瀉。

應用 用於咳嗽，泄瀉，痢疾，崩帶。用量 10～15 g。

文獻 《大辭典》上，841。

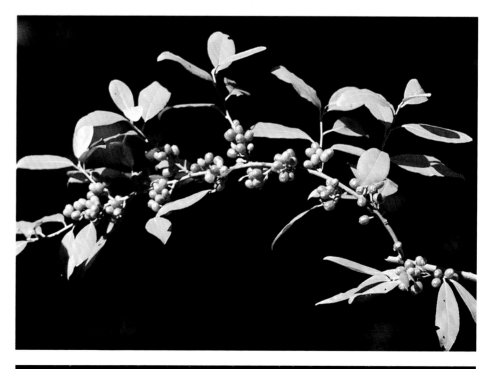

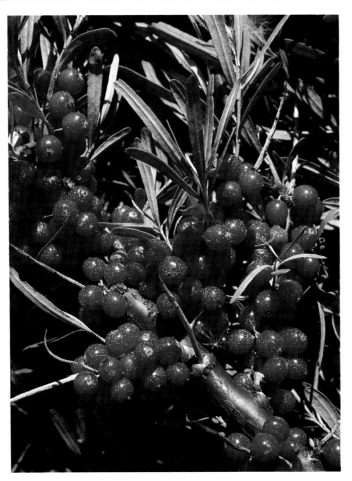

223 蒙古沙棘(沙棘)

來源 胡頹子科植物蒙古沙棘Hippophae rhamnoides L. subsp. mongolica Rousi 的果實和樹皮。

形態 落葉灌木,高2～6 m。幼枝灰色或褐色,側生棘刺較長而細,常不分枝。葉互生,長40～60 mm,寬5～8 mm,中部以上最寬,上面綠色或帶銀白色。果實圓形或近圓形,長6～9 mm,直徑5～8 mm,果梗長1～3.5 mm。種子橢圓形,長3.8～5 mm。

分佈 生於河漫灘。分佈於新疆。

採製 冬季採摘,鮮用或曬乾。

成分 果含維生素C、胡蘿蔔素,有機酸等。樹皮含鞣質、生物鹼。

性能 果酸、澀,涼。樹皮苦、澀,寒。清熱解毒,消腫祛瘀,止痛。

應用 用於口舌生瘡,維生素缺乏症,發燒,跌打。用量3～10 g。樹皮10～17 g。

文獻 《新疆中草藥》。

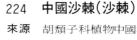

224 中國沙棘(沙棘)

來源 胡頹子科植物中國沙棘Hippophae rhamnoides L. subsp. sinensis Rousi 的果實。

形態 落葉灌木或喬木,高達15 m。棘刺較多。枝被鱗片或有星狀柔毛。單葉,通常近對生,狹披針形或長圓狀披針形,上面有星狀毛,下面銀白色,被鱗片。雌雄異株;雄花先開放,花萼2裂,雄蕊4;雌花單生,花萼囊狀,2齒裂。果實圓球形,橙黃色或桔紅色,直徑4～6 mm。種子小,黑色。

分佈 生於山崎、谷地,乾涸河床,黃土高原。分佈於華北、寧夏、陝西、甘肅、青海、四川。

採製 冬季採,鮮用,曬乾。

成分 果含維生素C、胡蘿蔔素等;樹皮含生物鹼等。

性能 酸、澀,溫。消食化滯,活血散瘀。

應用 用於咳嗽,慢性支氣管炎,胸滿,消化不良,胃病,經閉等。用量3～9 g。

文獻 《藥典》二部(1977),303。

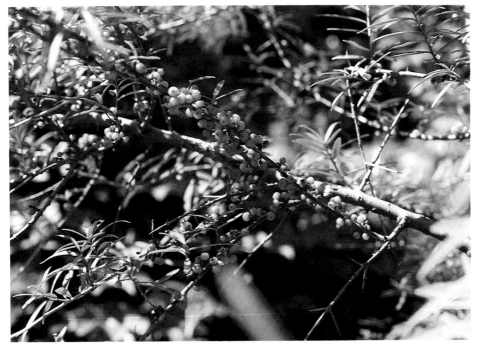

225 八角楓

來源 八角楓科植物八角楓 Alangium chinense (Lour.) Harms 的根、莖、葉。

形態 落葉灌木或小喬木，高達 6 m。樹皮淡灰色，平滑，小枝有黃色柔毛。葉互生，葉形變異大，全緣或 2～3 裂，幼時兩面有毛，後僅葉脈和葉腋有短毛。聚傘花序二歧，腋生，花 8～10 多朵，花瓣白色。核果卵圓形，熟時黑色。

分佈 生於陰濕雜木林中。分佈於長江流域與珠江流域。

採製 根全年可採挖，夏秋可採集花和葉，曬乾。

成分 含八角楓碱、即 d ℓ -毒藜碱 (d ℓ -anabasine)。鬚根中除生物碱，還有甙類。

性能 辛，微溫。有小毒。祛風除濕，舒筋活絡，散瘀止痛。

應用 用於風濕疼痛，跌打損傷。用量 3～9 g（側根）。不可過量。鬚根不可超過 3 g。

文獻 《大辭典》上，52。

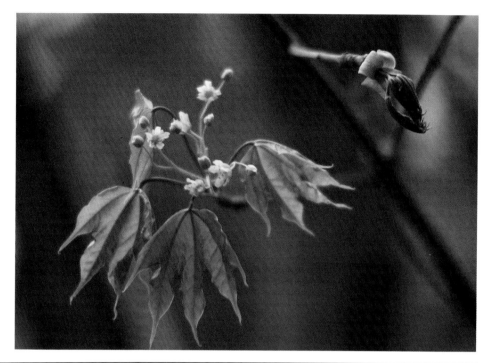

226 小花八角楓

來源 八角楓科植物小花八角楓 Alangium faberi Oliv. 的葉。

形態 落葉灌木，高達 4 m。嫩枝密被緊貼的粗毛。葉紙質，披針形或長披針形，邊全緣或微波狀，嫩時上面被疏柔毛。聚傘花序腋生；花白色，花萼裂片 5～6，被毛；花瓣 5～6，反卷，外面被毛；雄蕊 5～6，花絲頂端和花藥均被毛。核果橢圓形。

分佈 生於山地灌木叢中。分佈於湖南、四川、貴州、廣東、海南、廣西。

採製 夏季採，鮮用或曬乾。

性能 辛，微溫。舒筋活絡，消腫止痛。

應用 用於跌打損傷。外用適量。

文獻 《廣西藥園名錄》，227。

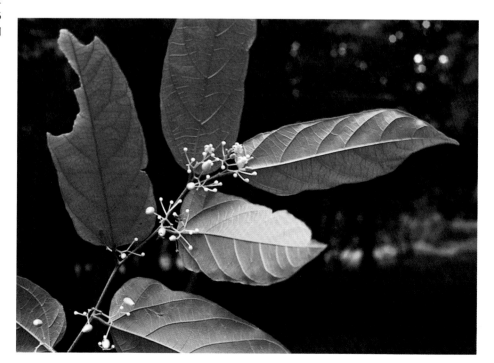

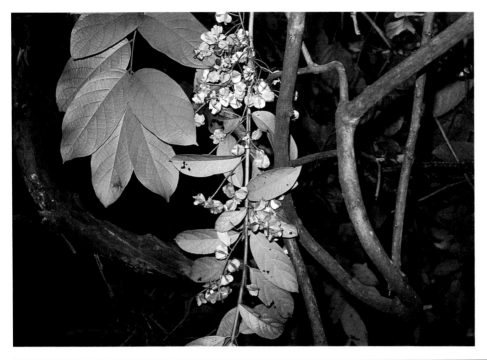

227　華風車子

來源　使君子科植物風車子 Combretum alfredii Hance 的根、葉。

形態　攀援狀灌木。嫩枝密被毛。葉橢圓形至長圓形，全緣，下面脈上有時被毛。穗狀花序腋生，頂部花序組成圓錐花叢，花淡黃色或白色；花萼4～5；花瓣4～5；雄蕊8。果橢圓形，有4翅。

分佈　生於山地疏林下。分佈於華南及江西、湖南。

採製　冬季採根，夏秋季採葉，鮮用或曬乾。

性能　甘、淡、微苦，平。根清熱利膽。葉驅蟲。

應用　根用於黃疸型肝炎。葉用於蛔蟲病，鞭蟲病。外用於燒燙傷。用量根15～30 g；葉9～18 g。外用適量。

文獻　《滙編》下，266。

228　使君子

來源　使君子科植物使君子 Quisqualis indica L. 的果實。

形態　落葉藤狀灌木，長2～8 m。嫩枝和幼葉被黃褐色柔毛。葉對生或近於對生，卵形或長圓形，兩面有黃褐色柔毛。穗狀花序頂生；萼筒綠色；花瓣5；雄蕊10；花柱下部與萼筒合生。果實紡錘形，有4～5條縱稜。

分佈　生於向陽山坡的灌木叢中。分佈於華東、華南、西南及湖南、台灣。

採製　秋季採摘果實，曬乾或烘乾。

成分　種子含使君子酸鉀、使君子酸、葫蘆巴鹼 (trigonelline)、蘋果酸、檸檬酸等。

性能　甘，溫。殺蟲消積。

應用　用於蛔蟲病，蟯蟲病，小兒形體消瘦。用量6～12 g。

文獻　《四川中藥誌》一，143。

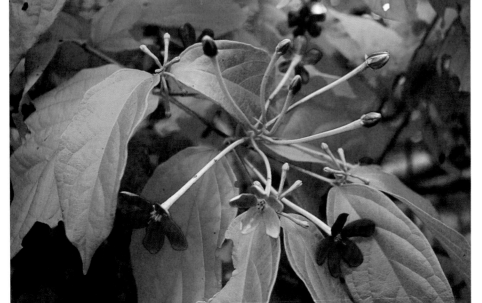

229 丁香

來源 桃金娘科植物丁香 Eugenia aromatica (L.) Merr. et Perry 的花蕾及花蕾蒸餾所得的揮發油、果實。

形態 常綠喬木,高達 10 m。葉對生,葉片長 5～10 cm,寬 3～5 cm。花芳香,頂生聚傘圓錐花序;花萼肥厚,綠色轉紫色;花冠短管狀,4 裂,白色;雄蕊多數。漿果紅棕色,長橢圓形。

分佈 主產於坦桑尼亞、印尼等地。中國海南、雲南有栽培。

採製 花蕾紫紅色時採下,去掉花梗,曬乾。

成分 含丁香油酚 (eugenol)、乙酰丁香油酚,β-石竹烯 (β-caryophyllene) 等。

性能 辛,溫。溫中,暖腎,降逆。

應用 用於呃逆,嘔吐,脘腹冷痛。外用於癬疾。用量 1～3 g。外用適量。

文獻 《大辭典》上,26。

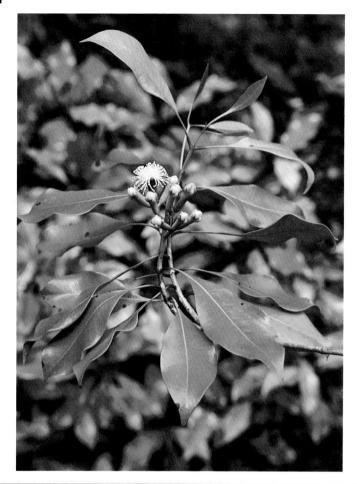

230 大葉丁香(丁香)

來源 桃金娘科植物大葉丁香 Eugenia caryophyllata Thunb. 的花蕾。

形態 常綠喬木,高達 15 m。葉對生,長方卵形,長 15～20 cm,寬 7～12 cm,全緣。頂生聚傘圓錐花序;花萼肥厚,長管狀,先端 4 裂;花冠白色,稍帶淡紫,短管狀,4 裂;子房下位,與萼管合生。漿果紅棕色,長方橢圓形,先端宿存萼片。

分佈 分佈非洲及馬來羣島。中國廣東、海南、雲南有栽培。

採製 花蕾由青轉爲紫紅色時採收,曬乾。

成分 含丁香油,油中主要含丁香油酚 (eugenol)、乙酰丁香油酚、β-石竹烯 (β-caryophyllene) 等。

性能 辛,溫。暖胃,降逆,溫中。

應用 用於脾胃虛寒,脘腹冷痛,呃逆,嘔吐,外用於癬症。用量 1～3 g。外用適量。

文獻 《大辭典》上,26。

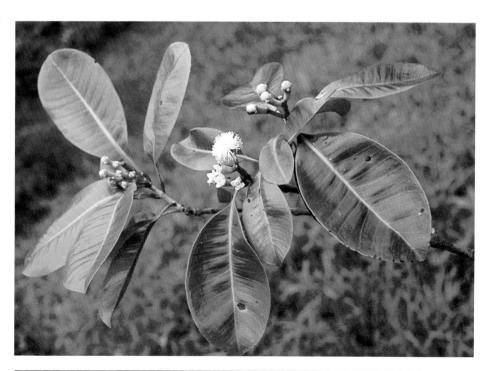

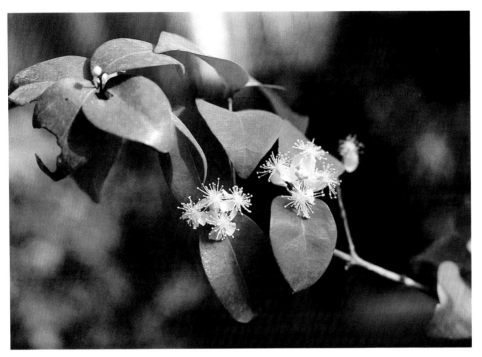

231 番櫻桃

來源 桃金娘科植物番櫻桃 Eugenia uni-flora L. 的葉和果實。

形態 灌木，有時為小喬木，高約 6 m。葉對生，近無柄，卵形至卵狀披針形，先端漸尖，基部渾圓。花白色，單生於花柄之頂，花柄單一或數個聚生於葉腋內；萼片 4，反卷；花瓣 4～5；雄蕊多數；子房下位。漿果圓形，略扁，八稜，熟時深紅色。

分佈 原產美洲；中國廣東、廣西、福建、雲南等省區有栽培。

採製 6～8 月採葉，曬乾備用，果成熟時採取，鮮用。

成分 果實含多種維生素，揮發油，油中含丁香酚 (eugenol)；葉含揮發油。

性能 甘、澀，平。收斂止瀉，消炎止血。

應用 用於跌打損傷，急性胃腸炎，口角炎。用量 50 g。果適量。

文獻 《廣西園林中草藥》，54。

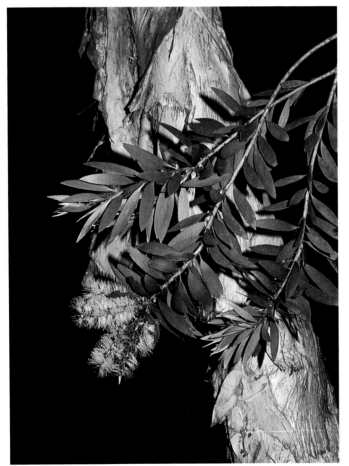

232 白千層

來源 桃金娘科植物白千層 Melaleuca leucadendra L. 的葉和樹皮。

形態 常綠喬木。樹皮灰白色，厚而疏鬆，薄片狀剝落。葉互生，革質，狹橢圓形或披針形，有 3～7 條縱走的平行脈。穗狀花序頂生。花乳白色，萼筒卵狀；花瓣 5；雄蕊多數，合生成 5 束。蒴果杯狀或半球形，頂端開裂。

分佈 廣東、廣西、福建、台灣有栽培。

採製 全年可採，陰乾備用。

成分 葉含桉葉醇、松油醇、醛類及萜類。

性能 葉辛、澀，溫。皮淡，平。安神鎮靜，祛風止痛。

應用 用於神經衰弱，骨痛，神經痛，腸炎腹瀉，皮炎，濕疹。用量葉 6～9 g。外用適量。

文獻 《廣西本草選編》上，324。

233 地菍

來源 野牡丹科植物地菍 Melastoma dodecandrum Lour. 的全草或根。

形態 多年生矮小草本。莖披散或匍匐狀舖地，節上生根。葉對生，卵形或橢圓形，邊緣和下面脈上生糙伏毛，主脈3～5。花淡紫色，1～3朵生於枝端，花瓣5；果實球形，熟時紫黑色。種子多數。

分佈 生於山野、荒地、山崗、草叢中。分佈於江西、福建、廣東、廣西。

採製 秋季採集，洗淨曬乾。

成分 含酚類、鞣質、氨基酸等。

性能 甘、澀，平。消熱解毒，祛風利濕，補血止血。

應用 用於腸炎，痢疾，止瀉，腰腿痛，風濕骨痛，補血安胎。用量30～60 g。

文獻 《滙編》上，343。

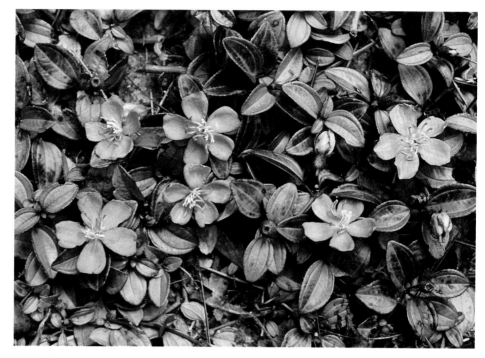

234 毛菍

來源 野牡丹科植物毛菍 Melastoma sanguineum Sims. 的根、葉。

形態 灌木，高1～2 m。全株被紫紅色長粗毛。單葉對生，葉片大，卵狀披針形，下面常呈紅色。主脈5，花大，紫紅色，1～3朵生於枝梢；萼管被長而硬的剛毛，裂片線狀披針形；雄蕊10；花藥頂孔開裂。蒴果有紅色長而硬的粗毛。

分佈 生於山坡、草地、溪邊或灌木叢中。分佈於福建、廣西、廣東。

採製 全年可採，根切片曬乾，葉曬乾。

成分 含黃酮甙、氨基酸。

性能 澀，平。止血收斂，消食止痢。

應用 葉用於便血，月經過多，腹瀉。根用於跌打損傷。用量9～25 g。外用適量。

文獻 《滙編》下，269。

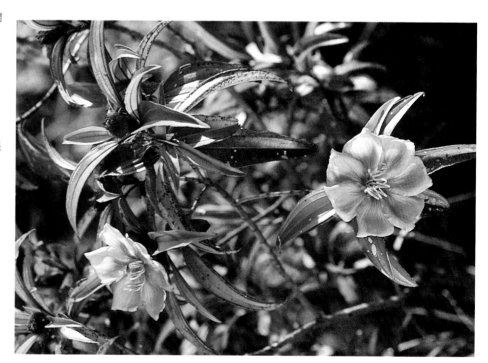

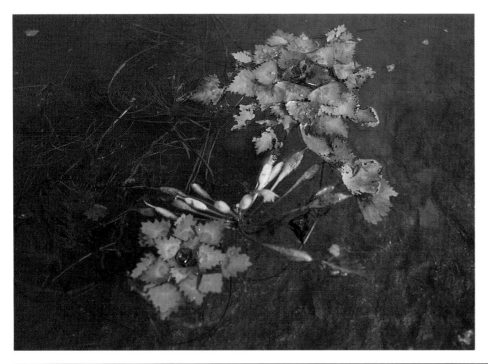

235 菱

來源 菱科植物菱 Trapa bispinosa Roxb. 的果肉。

形態 一年生水年草本。根二型，同化根含葉綠素，生自莖節，羽狀細裂。莖細長。葉集生莖頂，成蓮座叢狀，菱狀三角形。葉柄長，近頂處有膨大海綿狀氣室。花兩性，單生葉腋；萼管短，裂片4；花瓣4；雄蕊4；子房2室。果實扁倒三角形。

分佈 生池塘河沼中。產全中國各地。

採製 8～9月採收，鮮用或曬乾。

成分 含 β- 穀甾醇、澱粉、葡萄糖、蛋白質及三種抗癌活性物質。

性能 甘，涼。生食清暑解熱，除煩止渴。熟食益氣健脾。

應用 用於中暑，腸胃不適。用量50～75g。

文獻 《大辭典》下，4100；《滙編》下，541。

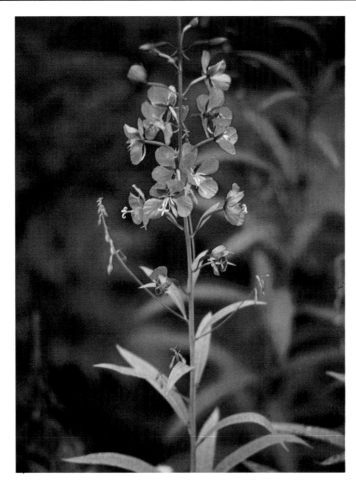

236 紅筷子

來源 柳葉菜科植物柳蘭 Chamaenerion angustifolium (L.) Scop. 的根莖或全草。

形態 多年生草本，1～1.2 m。根莖細長，橫走，紅褐色。莖直立；不分枝，基部和上部紫紅色。葉互生，具短柄，葉片披針形，兩面有毛。總狀花序頂生，花紅紫色；苞片條狀披針形；萼紫色。蒴果紫紅色。

分佈 生於河邊、山谷、沼澤地。分佈於東北、華北、西北、西南。

採製 秋季採挖根莖或全草，洗淨，曬乾。

成分 含山楂酸 (crategolic acid)、鞣質及三萜類化合物。

性能 辛、苦，平。有小毒。活血化瘀，調經止痛，消腫。

應用 用於月經不調，扭傷骨折等。用量1～1.5 g。外用適量。

文獻 《滙編》下，281。

237 三加皮

來源 五加科植物白簕 Acanthopanax trifoliatus (L.) Merr. 的根、葉。

形態 藤狀灌木。枝、葉柄有鈎狀刺。掌狀複葉，小葉3，稀4～5，卵狀橢圓形，邊緣有鈍粗齒或鋸齒，無毛或上面脈上有刺狀毛。傘形花序通常3～10個，組成頂生複傘形花序，花黃綠色，花5數。果實扁球形。

分佈 生於山地灌木叢中。分佈於中國中部和南部。

採製 根全年可採，葉夏秋季採，鮮用或曬乾。

成分 含4-甲氧基水楊醛等。

性能 苦、澀，涼。清熱解毒，祛風除濕，散瘀止痛。

應用 用於風濕關節痛，黃疸，白帶。外用於跌打損傷、瘡癤。用量30～60 g。外用適量。

文獻 《滙編》上，29。

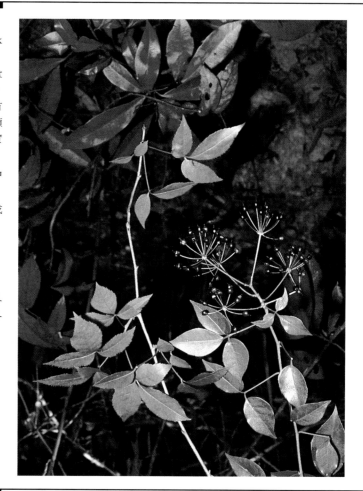

238 楤木

來源 五加科植物楤木Aralia chinensis L. 的根皮和莖皮。

形態 落葉灌木或喬木，高達8 m。莖枝有粗壯直刺。葉互生，2～3回奇數羽狀複葉，小葉5～13，卵形、濶卵形或長卵形，下面有短柔毛或黃棕色粗絨毛。圓錐花序，密生黃棕色短柔毛；花梗長4～6 mm，密生短柔毛；花白色，萼齒5，三角形；花瓣5，卵狀三角形；雄蕊5；花柱5，離生或基部合生。果實球形。

分佈 生於灌叢或林緣路旁。分佈於黃河以南各地。

採製 全年可採，剝皮，切段曬乾。

成分 含皂武，α-與β-塔拉林(taralin)等。

性能 甘、微苦，平。祛風除濕，利尿消腫，活血止痛。

應用 用於肝炎，淋巴結腫大，糖尿病，胃痛，風濕痛，腰腿痛。用量10～30 g。

文獻 《滙編》上，865。

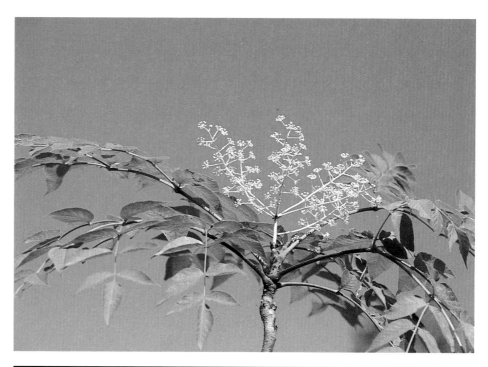

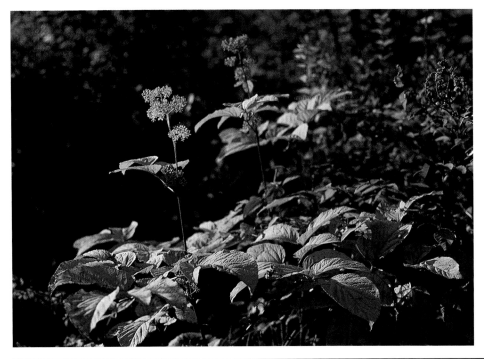

239 長白楤木

來源 五加科植物長白楤木 Aralia contonentalis Kitag. 的根。

形態 多年生高大草本，高達 1.5 m。根粗大，圓柱形，淺褐色。莖直立，稍分枝，基部木質化。葉互生，2～3 迴奇數羽狀複葉。花序頂生或腋生，由傘形花序排列成大形圓錐花序；花瓣 5；雄蕊 5；柱頭 5裂。漿果狀核果。

分佈 生林下及灌叢中。分佈於東北、華北。

採製 春、秋季採挖，去外皮及泥土等雜質，曬乾。

成分 含皂甙，揮發油 2%。

性能 辛、苦，溫。祛風燥濕，活血止痛。

應用 用於風濕性腰腿痛，腰肌勞損作痛。用量 3～10 g。

文獻 《長白山植物藥誌》，781。

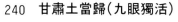

240 甘肅土當歸（九眼獨活）

來源 五加科植物甘肅土當歸 Aralia kansuensis Hoo 的根。

形態 多年生草本。根莖長。葉為 2 回或 3 回羽狀複葉，羽片有小葉 3～9；小葉片膜質，心形至長圓狀卵形，先端長漸尖，基部圓形，兩面有刺毛，邊緣有重鋸齒。傘形花序在分枝上傘狀排列，稀總狀排列，有花 8～12 朵；苞片線狀披針形；花萼具 5 三角形尖齒；花瓣 5；雄蕊 5；子房下位，5 室，花柱 5，離生。果實球形，有 5 稜，具宿存花柱。

分佈 生於海拔 3100 m 處。分佈於甘肅東南部。

採製 春秋二季採挖，除去地上莖及泥土，曬乾。

性能 辛、苦，溫。祛風燥濕，活血止痛，消腫。

應用 風濕性腰腿痛，腰肌勞損。用量 3～9 g。

附註 調查資料。

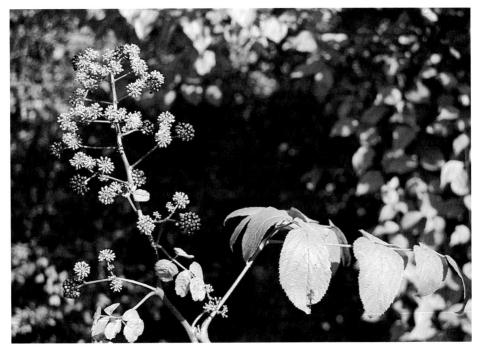

241 廣西七葉蓮(七葉蓮)

來源 五加科植物廣西鵝掌柴 Schefflera kwangsiensis Merr. ex Li 的莖葉或全株。

形態 常綠蔓狀灌木。莖節短。掌狀複葉，小葉 5～7 (9)，長圓狀披針形或橢圓狀披針形，無毛。傘形花序組成頂生圓錐花序，長 10 cm以下，花淡黃色；花 5 數。核果卵形，長 7 mm，直徑 5 mm，有 5 稜。

分佈 生於石灰巖山坡、山谷石縫中。分佈於廣西。

採製 全年可採，鮮用或曬乾。

成分 含皂甙、酚類、氨基酸等。

性能 甘、辛，溫。祛風活絡，消腫止痛。

應用 用於風濕關節痛，坐骨神經痛，胃痛，腹痛。外用於跌打損傷，骨折。用量 9～15 g。外用適量。

文獻 《廣西民族藥簡編》，190；《廣西本草選編》下，1720。

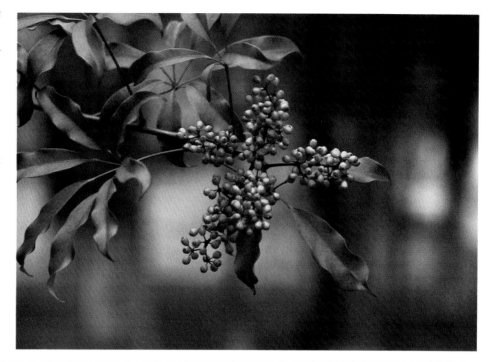

242 鴨腳木

來源 五加科植物鵝掌柴 Schefflera octophylla (Lour.) Harms 的根皮、樹皮。

形態 常綠喬木或灌木，高 2～15 m。掌狀複葉，橢圓形或長卵圓形，全緣。傘形花序；花萼邊緣有 5～6 個細齒；花瓣 5；雄蕊 5；雌蕊 1。核果球形。

分佈 生長於潤葉林中或向陽山坡。分佈於浙江、廣東、廣西、雲南、貴州、台灣、福建。

採製 冬末春初挖根和剝樹皮，洗淨切段曬乾或鮮用。

成分 皮含酚類、氨基酸、有機酸。

性能 苦、澀，涼。發汗解表，祛風除濕，舒筋活絡。

應用 用於感冒發熱，咽喉腫痛，風濕關節痛，跌打損傷，骨折。用量 9～15 g。

文獻 《大辭典》下，3790。

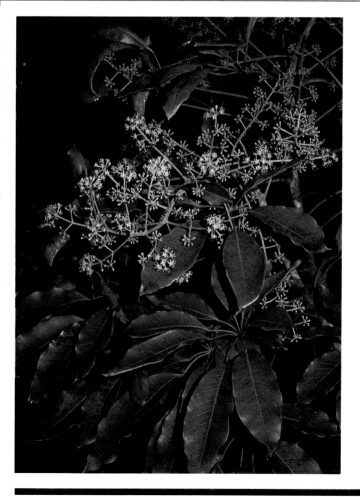

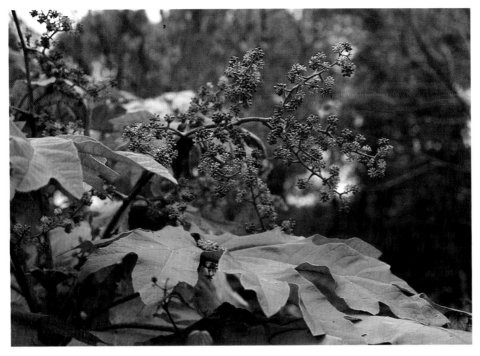

243 通草

來源 五加科植物通脫木 Tetrapanax papyriferus (Hook.) K. Koch 的莖髓、根。

形態 灌木或小喬木，高 1～3.5 m。莖粗壯，不分枝，木質部松脆，中央有寬大白色紙質的髓。葉互生，大形，聚於莖頂，葉柄粗壯；托葉膜質；葉片掌狀淺裂至半裂，全緣或有粗鋸齒，葉下面被毛。圓錐狀傘形花序頂生；花白色或綠白色。漿果扁球形。

分佈 生於山坡雜木林中或溝旁潮濕地。分佈於中國南方各地。

採製 中秋後採莖，切段，捅出髓心，曬乾。

成分 含環己六醇 (inosite) 及多聚糖。

性能 甘、淡，寒。清熱利尿，通氣下乳。

應用 用於水腫，小便不利，尿痛，尿急，乳汁不下。用量 3～6 g。根 12～15 g。

文獻 《滙編》上，681。

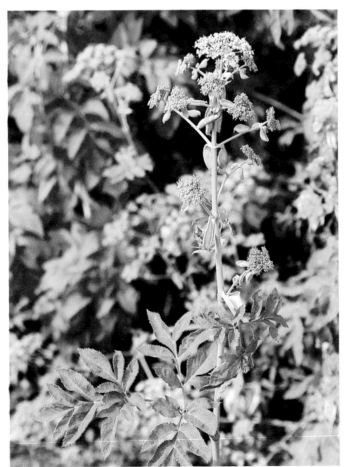

244 白芷

來源 傘形科植物白芷 Angelica dahurica (Fisch.) Benth. et Hook. 的根。

形態 多年生草本，高 1～2.5 m。莖下部葉羽狀分裂，中部葉 2～3 回羽狀分裂，葉柄下部有囊狀膜質鞘；葉緣有粗鋸齒，莖上部葉有囊狀鞘。複傘形花序；總苞片缺或 1～2，長卵形，膨大成鞘狀；花小，無萼齒；花瓣 5，白色。雙懸果長圓形或卵圓形，背稜扁厚，側稜翅狀，稜糟有 1 油管，合生面 2。

分佈 生於濕草甸、灌木叢、河旁地。分佈於東北、華北。

採製 秋季採挖，曬乾。

成分 含 10 種香豆素；比克白芷素 (byak-angelicin) 等。

性能 辛，溫。散風祛寒，燥濕，排膿，止痛。

應用 用於風寒感冒頭痛，鼻塞，風濕痹疼，癰疽，牙痛，瘡毒等。用量 3～9 g。

文獻 《中藥誌》一，391。

245 刺芫荽

來源 傘形科植物刺芫荽 Eryngium foetidum L. 的全草。

形態 多年生草本，高 10～50 cm，有香氣。基生葉披針形或倒披針形，基部漸窄成濶扁平的葉柄，葉緣有刺狀齒，羽狀脈達鋸齒尖端成硬刺；莖生葉有疏銳齒。花極多，小聚傘集成頭狀花序，總苞片 4～6，葉狀，小苞片比花長，萼齒硬而尖；花瓣狹，花盤厚。雙懸果極小，有小突瘤。

分佈 生於林緣、路旁。分佈於福建、台灣、廣東、海南、廣西、雲南。

採製 夏秋採，陰乾或鮮用。

成分 含揮發油。

性能 辛、微苦，溫。疏風去熱、健胃。

應用 用於感冒，痲疹內陷，氣管炎，腸炎，腹瀉，急性傳染性肝炎。外用於跌打腫痛。用量 10～15 g。外用適量。

文獻 《滙編》下，369。

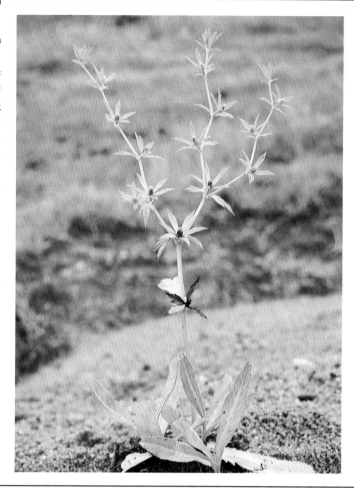

246 小茴香

來源 傘形科植物茴香 Foeniculum vulgare Mill. 的果實。

形態 多年生草本，全株有香氣。葉卵圓形至廣三角形，三至四回羽狀分裂，末回裂片線形至絲狀。複傘形花序，傘輻 8～30，無總苞及小總苞；花黃色，有梗；萼齒不顯，花瓣 5，倒卵形，先端內折；雄蕊 5；雌蕊 1，子房下位。雙懸果卵狀長圓形，光滑，側扁；分果有 5 條隆起的縱稜，每稜槽有油管 1，合生面 2。

分佈 中國各地田園有栽培。

採製 秋季果熟時採割植株，曬乾，打下果實。

成分 含揮發油，油中含反式茴香腦 (trans-anethole)、小茴香酮 (fenchone) 等。

性能 辛，溫。祛寒止痛，理氣和胃。

應用 用於胃寒脹痛，少腹冷痛，痛經，疝痛，食少嘔吐。用量 3～9 g。

文獻 《中藥誌》三，177。

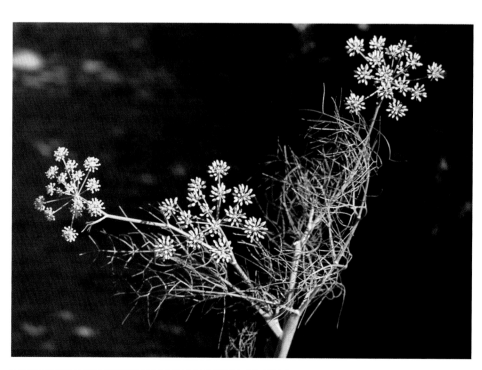

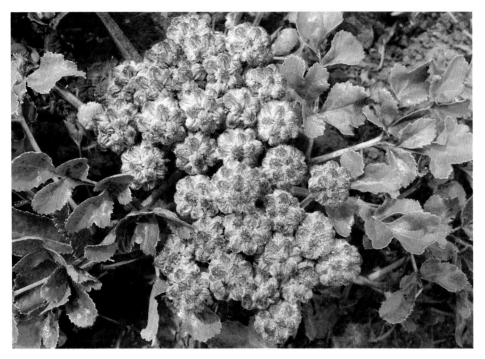

247 北沙參

來源 傘形科植物北沙參 Glehnia littoralis F. Schmidt ex Miq. 的根。

形態 多年生草本，高 5～20 cm。主根細長。基生葉具長柄，基部寬鞘狀，葉卵形或寬三角狀卵形，1～3 回三出分裂至深裂，上部葉不裂。複傘形花序，花白色，5 數。雙懸果球形或橢圓形，果稜 5，合生面平坦，油管較多。

分佈 生於海邊沙地或栽培於肥沃沙質土壤。分佈於遼寧、河北、山東、江蘇、浙江、福建、台灣、廣東。

採製 夏秋採挖，去地上部，泥沙，置沸水中燙後，去皮，曬乾或烘乾。

成分 含生物鹼及佛手柑內酯 (bergapten)。

性能 微甘，寒。清肺，養陰，止咳。

應用 用於陰虛肺熱乾咳，虛癆久咳，熱病傷津，口渴。用量 5～10 g。

文獻 《中藥誌》一，378。

248 紅馬蹄草

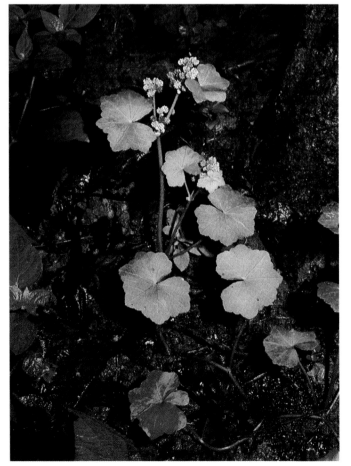

來源 傘形科植物紅馬蹄草 Hydrocotyle nepalensis Hook. 的全株。

形態 多年生草本。莖被毛，節上生根。葉圓腎形，被毛，掌狀 5～9 淺裂，裂片三角形。單傘形花序腋生，和葉對生，花白色，無萼齒；花瓣 5；雄蕊 5。雙懸果近圓形。

分佈 生於山地陰濕處。分佈於華東、華中、華南、西南及陝西、西藏。

採製 全年可採，曬乾。

性能 辛、微苦，涼。清肺止咳，活血止血。

應用 用於感冒，咳嗽，肺結核，哮喘，支氣管炎，尿道炎，吐血，跌打損傷。外用於痔瘡，外傷出血，帶狀瘡疹。用量 9～30 g。外用適量。

文獻 《滙編》上，383；《廣西民族藥簡編》，193。

249 山茱萸

來源 山茱萸科植物山茱萸 Macrocarpium officinale (Sieb. et Zucc.) Nakai 的果肉。

形態 落葉灌木或喬木,高 3～10 m。葉對生,卵形至長橢圓形,全緣,下面被白色丁字形毛。花先葉開放,傘形花序狀,總苞 4,外被細柔毛;萼片 4,卵形;花瓣 4,黃色,卵狀披針形;雄蕊 4;花盤杯狀,肉質;子房下位。核果長橢圓形。熟時深紅色,有光澤。

分佈 生於山坡、溪旁雜木林中或栽培。分佈於河南、山西、山東、安徽、浙江、陝西、四川。

採製 秋季採摘,用文火烘,冷卻後擠出果核,曬乾。

成分 含莫羅忍多甙 (morroniside) 等。

性能 酸、澀,微溫。澀精,斂汗,補肝腎。

應用 用於腰膝酸痛,陽萎遺精,小便頻,月經多等。用量 6～15 g。

文獻 《中藥誌》三,153。

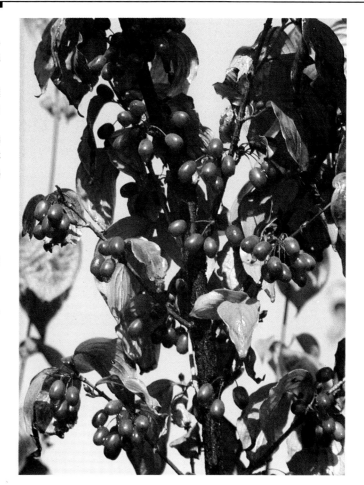

250 普通鹿蹄草(鹿銜草)

來源 鹿蹄草科植物普通鹿蹄草 Pyrola decorata H. Andres 的全草。

形態 多年生常綠草本,高約 35 cm。莖基部生葉 3～6 片,橢圓形或卵形,多呈紫褐色。花莖高 30 cm,苞片 1～2;總狀花序圓錐形,有花 5～8 朵,苞片狹條形,花俯垂;萼片寬披針形;花瓣黃綠色;柱頭多少外露,在盤果期較大。蒴果扁球形。

分佈 生於林中樹下、路旁陰濕處。分佈於安徽、江西、浙江、四川、貴州、湖南、湖北、雲南、西藏。

採製 全年可採,連根挖出,曬軟,堆壓發熱,使葉變紫紅色時,再散開曬乾。

性能 甘、苦,溫。補虛,益腎,祛風除濕,活血調經。

應用 用於虛弱咳嗽,癆傷吐血,風濕關節痛,白帶,外傷出血。用量 10～20 g。

文獻 《大辭典》下,4658。

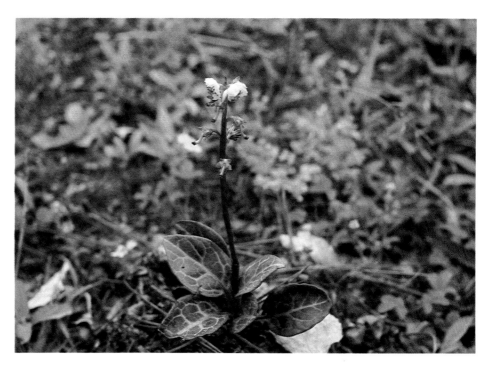

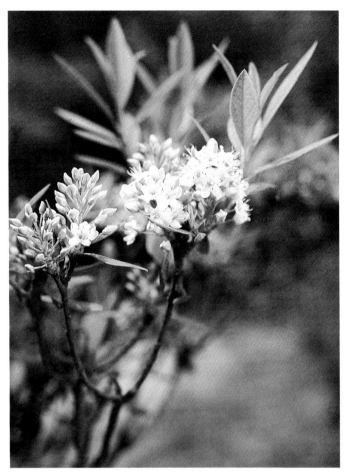

251 照山白

來源 杜鵑花科植物照山白 Rhododen-
dron micranthum Turcz. 的枝葉。

形態 常綠叢生灌木,高 0.5～2 m。多分
枝,老枝有殘存花序柄,新枝有短柔毛和
鱗片。葉集生枝頂,有鱗片。花芽大,有
鱗片。短總狀花序生於去年枝頂;花小,
白色,花冠鐘狀;雄蕊短於花柱。蒴果熟
時頂端 5 裂。

分佈 生於陰坡灌木叢和巖縫。分佈於東
北、華北、西北及四川。

採製 夏秋採收枝葉,乾燥。或提取去毒
素後,濃縮物烘乾、壓片。

成分 含金絲桃貳 (hyperine)、莨菪亭
(scoporetine)、揮發油、三萜類化合物及梫
木毒素Ⅰ (grayanotoxin Ⅰ)。

性能 苦,寒。有毒。祛風通絡,祛痰止
咳,平喘。

應用 用於痢疾,產後身痛,骨折,支氣
管炎。用量 3～6 g。

文獻 《大辭典》下,5185。

252 杜鵑

來源 杜鵑花科植物紅花杜鵑 Rhodo-
dendron simsii Planch. 的根、葉。

形態 灌木,多分枝。葉互生,卵狀橢圓
形,全緣。花粉紅色,2～6 朵簇生於枝端;
萼 5 裂,橢圓狀卵形,密被褐色硬毛;花
冠寬漏斗狀,裂片 5,近倒卵形,稍不等
大,上面 3 片,有深紅色斑點。蒴果卵圓
形,密被硬毛,有宿存花萼。

分佈 生於林中或巖畔腐植土中。分佈於
華東、華南、西南。

採製 春末採花。夏季採葉。冬季採根,
曬乾。

成分 含黃酮化合物等。

性能 根酸、澀,溫。有毒。祛風濕、活
血去瘀,止血。葉、花甘、酸,平。清熱
解毒,化痰止咳。

應用 根用於風濕關節炎,外傷止血。葉、
花用於支氣管炎,蕁麻疹。用量根 6～9
g。花、葉 6～15 g。

文獻 《滙編》上,415。

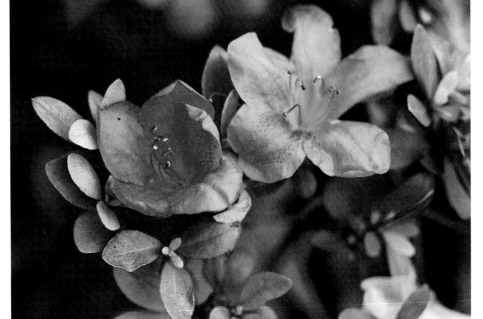

253 大雨傘

來源 紫金牛科植物矮紫金牛 Ardisia humilis Vahl. 的莖皮。

形態 灌木,高 1～2 m。莖粗壯,不分枝。葉革質,倒卵形或橢圓狀倒卵形,全緣,兩面無毛,下面密佈小窩點。花由多數亞傘形花序或傘房花序組成的圓錐花序,着生於側生花枝上;萼片 5,廣卵形,基部⅓連合,花瓣粉紅色或紅紫色,廣卵形或卵形;雄蕊 5,與花瓣近等長;子房球形。漿果球形,暗紅色至紫黑色,具腺點。

分佈 生於山間坡地、林下。分佈於廣東、海南。

採製 全年可採,剝皮曬乾或鮮用。

成分 含單寧。

性能 苦、澀,平。清熱止痛,收斂止血。

應用 用於頭痛,便血等症。用量 7～10 g。

附註 調查資料。

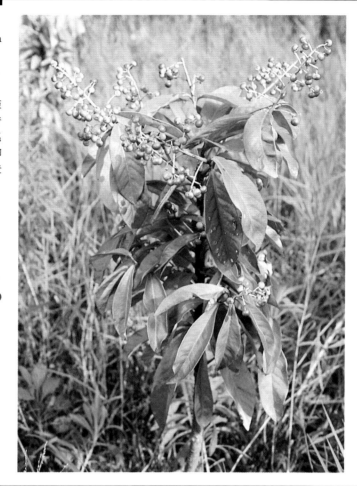

254 紫金牛

來源 紫金牛科植物紫金牛 Ardisia japonica (Thunb.) Bl. 的全株。

形態 亞灌木。嫩莖被微毛。葉橢圓形至橢圓狀倒卵形,邊緣有細鋸齒,多少具腺點,無毛或下面被微毛。傘形花序腋生;花粉紅色或白色,花 5 數;萼片卵形外面無毛。核果球形。

分佈 生於山地林下或竹林下。分佈於長江流域以南及陝西。

採製 全年可採,曬乾。

成分 含紫金牛酚 I 、 II (ardisinol I 、 II)等。

性能 辛,平。止咳化痰,祛風解毒,活血止痛。

應用 用於肺結核,小兒肺炎,支氣管炎,肝炎,痛經。外用於漆瘡,皮膚瘙癢。用量 15～30 g。外用適量。

文獻 《滙編》上,838;《藥學學報》,1(1981),27。

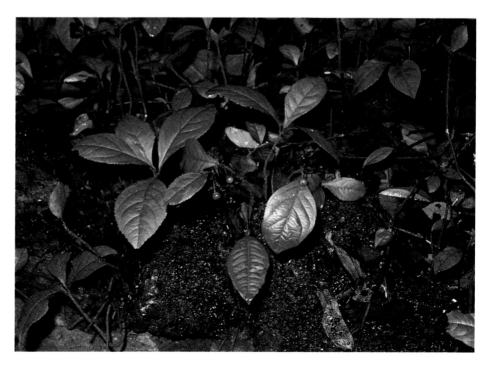

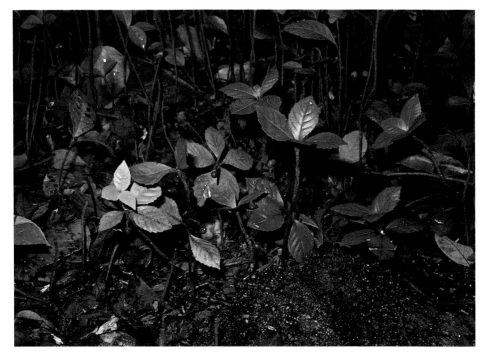

255　五托蓮

來源　紫金牛科植物九節龍 *Ardisia pusilla* A. DC. 的全株。

形態　亞灌木。嫩莖密被長柔毛。葉橢圓形或倒卵形，邊緣有鋸齒和腺點，上面被糙伏毛，毛基部常隆起，下面被長柔毛。傘形花序側生，花白色或微帶紅色；花5數，萼片披針狀鑽形，外面被毛。核果近球形。

分佈　生於山地林下濕潤處。分佈於華南、西南及福建、台灣、江西、湖南。

採製　全年可採，曬乾。

性能　苦，涼。清熱解毒，消腫止痛。

應用　用於黃疸，痛經，月經不調，肺結核，咳嗽，氣喘，產後惡露過多，子宮脫垂，跌打。用量10～30 g。

文獻　《滙編》下，800；《廣西民族藥簡編》，201。

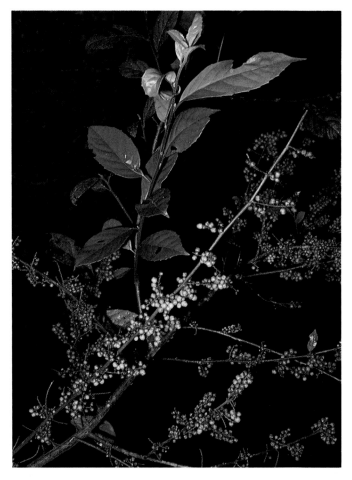

256　空心花

來源　紫金牛科植物鯽魚膽 *Maesa perlarius* (Lour.) Merr. 的全株。

形態　小灌木，多分枝。嫩枝被毛。葉廣橢圓狀卵形至橢圓形，邊緣中部以上有鋸齒，下部通常全緣，兩面均被毛。總狀花序或圓錐花序，腋生，被毛，花白色，花5數；萼片被毛或多少被毛；花冠裂片與花冠管等長，邊緣具微波狀細齒。漿果球形。

分佈　生於山坡、路旁的灌木叢中。分佈於華南、西南及福建、台灣。

採製　全年可採，曬乾。

性能　苦，平。去腐生肌，健胃止瀉。

應用　用於痢疾，肺結核。外用於跌打損傷，刀傷出血，瘡癤，濕疹。用量10～15 g。外用適量。

文獻　《滙編》下，800；《廣西藥園名錄》，245。

257 黃花補血草

來源 白花丹科植物金色補血草 Limonium aureum (L.) Hill. 的花。

形態 多年生草本，高 15～30 cm，莖叉狀分枝。基生葉在開花時常已枯死。花 3～5 (～7) 朵組成聚傘花序，排列於花序分枝頂端形成傘房狀圓錐花序；苞片邊緣膜質；花萼寬漏斗狀，裂片 5，金黃色，膜質；花瓣橘黃色，基部合生；雄蕊 5。果實藏於萼內。

分佈 生於山坡、戈壁、谷地及河灘鹽碱乾燥沙地。分佈於西北及山西、內蒙古。

採製 夏秋季採收，曬乾。

性能 淡，涼。止痛，消炎，補血。

應用 用於神經痛，耳鳴，月經少，乳汁不足，感冒等。外用於牙痛及瘡癤癰腫。用量 3～5 g。外用適量。

文獻 《滙編》下，546。

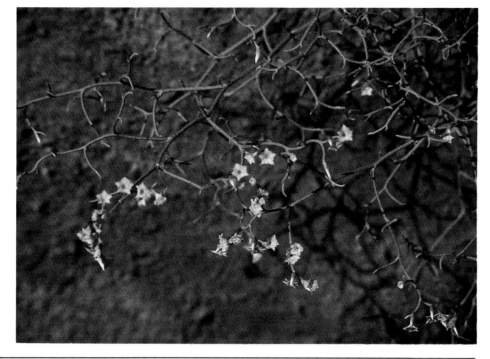

258 人心果

來源 山欖科植物人心果 Manilkara zapota (L.) Van Rogen 的果實、樹皮。

形態 喬木，高 10～20 m。葉革質，長圓形或卵狀橢圓形，基部楔形，全緣或有時呈波狀。花腋生，花梗長，被黃褐色絨毛；花萼裂片卵形，外面被鏽色短柔毛；花冠白色，冠管短，裂片卵形，頂端有不規則的齒缺；雄蕊着生於冠管的喉部，退化雄蕊花瓣狀；子房圓錐形，密被黃褐色絨毛，花柱粗壯。漿果橢圓形，卵形或球形，褐色。

分佈 原產美洲熱帶地區。中國南方有栽培。

採製 果實熟時採摘，曬乾。春季割取樹皮，曬乾。

性能 甘、淡。清熱解毒。

應用 果實用於胃脘痛。樹皮用於急性腸胃炎，扁桃腺炎。用量 5～10 g。

文獻 《廣西藥用植物名錄》。

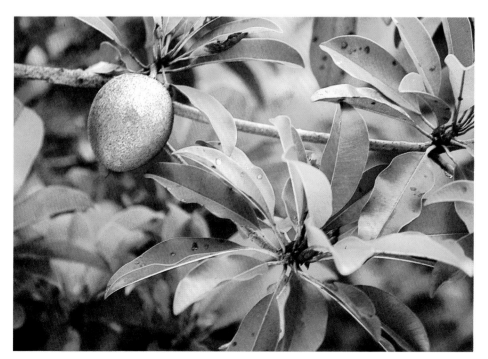

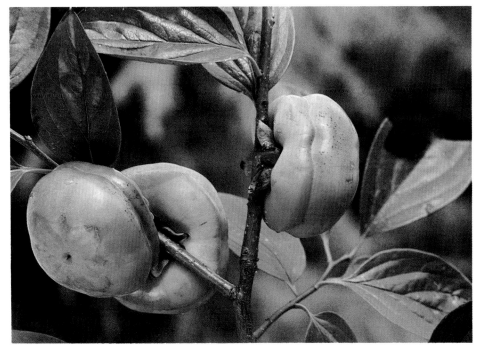

259　柿蒂

來源　柿樹科植物柿 Diospgros kaki L.f. 的宿萼。

形態　落葉喬木，高達 15 m。單葉互生，革質，橢圓狀卵形或倒卵形，下面有短柔毛。花雜性，雄花成短聚傘花序；雌花單生於葉腋，花萼 4 深裂，有毛，果熟時增大；花冠鐘形，黃白色，4 裂，有毛；雄花有雄蕊 16；雌花具退化雄蕊 8，子房上位，8 室，花柱自基部分離。漿果卵圓形或扁球形，橙紅色、紅色或深黃色，具宿存的木質花萼。

分佈　中國各地栽培。

採製　收集成熟果實的宿萼洗淨，曬乾。

成分　含三萜類成分：有齊墩果酸 (oleanolic acid)、熊果酸 (ursolic acid) 等。

性能　苦，溫。降氣止呃。

應用　用於胃寒氣滯的呃逆。用量 5～10 g。

文獻　《中藥誌》三，488。

260　君遷子

來源　柿科植物黑棗 Diospgros lotus L. 的果實。

形態　落葉喬木，高達 14 m。單葉互生，橢圓形至長圓形，下面近白色，脈上有毛。花單性，雌雄異株，簇生於葉腋；雄花 2～3 朵集生，雄蕊 16；雌蕊由 2～3 個心皮合成，花柱分裂至基部，漿果球形，直徑 1～1.5 cm，熟後藍黑色。

分佈　生於山坡、山谷或栽培。分佈於遼寧、河北、山東、陝西及中南、西南。

採製　秋季果熟時採摘，曬乾。

成分　含維生素 C，鞣質等；根含萘醌類成分：君遷子醌 (mamegakinone) 等。

性能　甘、澀，涼。止渴，除痰。

應用　用於消渴。用量 30～60 g。

文獻　《大辭典》上，2401。

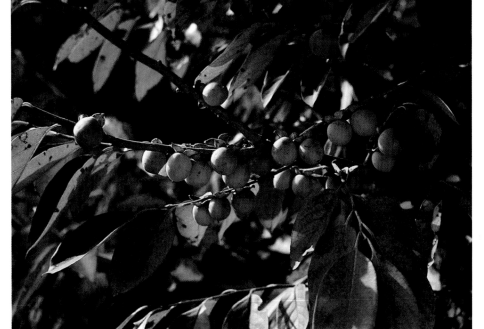

261 齊墩果

來源　木犀科植物齊墩果 Olea europaea L. 的果實油。

形態　常綠小喬木，高 5～7 m。單葉對生，橢圓形、長橢圓形或披針形，上面暗綠色，下面密被銀白色鱗片。圓錐花序腋生；花萼短小，4 齒裂；花冠短，4 裂幾達中部；雄蕊 2；子房 2 室，每室有胚珠 2。核果近球形或長橢圓形，內果皮硬，成熟時黑色，有光澤。種子 1。

分佈　原產歐洲南部。台灣、福建、廣東、廣西、雲南有栽培。

採製　待果熟後採，去果肉，洗淨果核。

成分　皮、葉、果含洋橄欖內酯 (elenolide)；葉、果含橄欖苦甙 (oleuropein) 等。

性能　淡，涼。清熱，收斂。

應用　用於燒燙傷；又可作軟膏，硬膏，緩瀉劑。外用適量。

文獻　《新華本草綱要》。

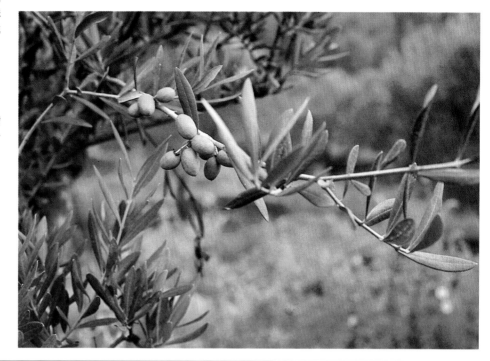

262 白丁香

來源　木犀科植物紫丁香 Syringa oblata Lindl. var. affinis Lingelsh. 的樹皮及葉。

形態　灌木，高達 4 m，枝條無毛。葉薄革質或厚紙質，圓卵形至腎形，先端漸尖，基部心形或截形。圓錐花序；花冠白色；雄蕊生於花冠筒中部或中上部。蒴果，壓扁狀。

分佈　生於喜光，極耐寒、又耐旱的山坡林下。分佈於東北、華北、西北。長江以南多見栽培。

採製　春秋伐木清林時，刮取樹皮，曬乾。

成分　含丁香甙 (syringin) 等。

性能　苦，微寒。清熱利濕，止瀉。

應用　用於腹瀉，肝炎等症。用量 20～50 g。

文獻　《長白山植物藥誌》，897。

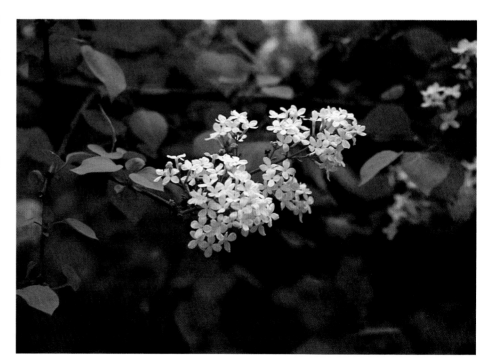

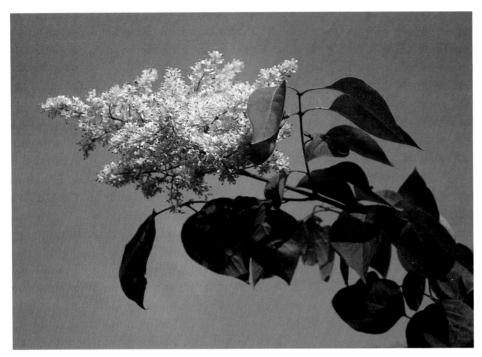

263 暴馬子

來源 木犀科植物暴馬丁香 Syringa reticulata (Bl.) Hara var. mandshurica (Maxim.) Hara 的樹幹及枝。

形態 灌木或小喬木，高達 8 m。葉卵形至寬卵形，先端突尖，基部圓形或截形，無毛或疏生短柔毛。圓錐花序大，長 10～15 cm；花冠白色，輻狀，直徑約 5 mm，筒短，稍比萼長；萼片 4；花冠 4 裂；雄蕊 2；花絲細長，雄蕊爲花冠裂片 2 倍長。蒴果長圓形，長 1～2 cm，頂端鈍，常有疣狀突起。

分佈 生於混交林中或林緣。分佈於東北、華北。

採製 冬季採，鮮用或曬乾。

成分 含揮發油、鞣質、甾類等。

性能 苦，微寒。清肺祛痰，止咳平喘。

應用 用於咳嗽，支氣管炎，支氣管哮喘。用量 15～30 g。

文獻 《滙編》上，916。

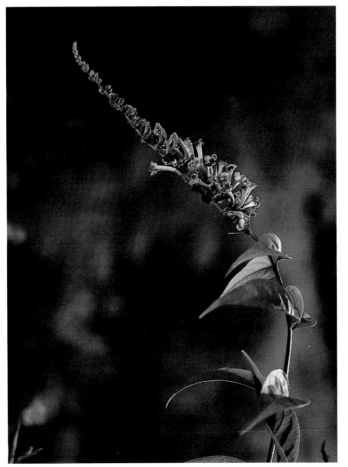

264 醉魚草

來源 馬錢科植物醉魚草 Buddleja lindleyana Fort. 的全草。

形態 落葉灌木。小枝具 4 稜稍有翅。嫩枝葉被星狀毛。葉對生，卵形，全緣或疏生波齒。花序穗狀，頂生，被星狀毛；花萼裂片三角形；花冠紫色稍彎，花萼、花冠均密生細鱗片；雄蕊着生於花冠筒下部。蒴果被鱗片。

分佈 生於山地。分佈於華東及湖北、四川。

採製 全年可採，曬乾。

成分 葉含多種黃酮。

性能 辛、苦，溫。有小毒。祛風，殺蟲，活血。

應用 全草用於感冒，風濕，蛔、鈎蟲病，跌打，外傷出血，疳腮。用量 15～25 g。外用適量。

文獻 《大辭典》下，5457。

265 黃蟬

來源 夾竹桃科植物黃蟬 Allemanda neriifolia Hook. 的葉。

形態 灌木，高達 2 m，枝條灰白色。葉輪生，3～5 片，橢圓形至長圓形，頂端漸尖，基部楔形，側脈 7～12，近邊緣處連成一邊脈。花序頂生，花黃色，內面有紅褐色脈紋，花冠管基部膨大，裂片圓形或卵形。蒴果球形，直徑 2～3 cm，有長刺。

分佈 多爲栽培。分佈於台灣、福建、廣東、廣西。

採製 全年可採，鮮用或曬乾。

性能 辛、苦，溫。有毒。除濕、消腫。

應用 民間外用於皮膚濕疹，瘡瘍腫毒。外用適量。樹液有毒亦有用做滅蠅、蛆、孑孓。

附註 調查資料。

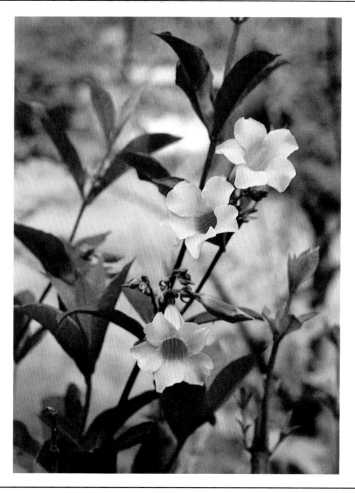

266 鱔藤

來源 夾竹桃科植物鱔藤 Anodendron affine (Hook. et Arn.) Druce 的根。

形態 攀援灌木，高達 10 m。葉長圓形或橢圓狀披針形，乾時葉脈呈皺紋狀。聚傘花序呈圓錐花序式，頂生或腋生，長 4～10 cm，花疏散，花冠綠白色；雄蕊短，長約 2 mm；子房內杯狀的花盤所包圍。蓇葖果狹長圓形。

分佈 生於林中或灌木叢中。分佈於中國南方各省區。

採製 秋冬採根，洗淨，切段曬乾。

成分 含數種生物碱。

性能 苦，寒。清熱，涼血，解毒。

應用 用於斑疹，傷寒，咽喉腫痛。外用於瘡毒，皮膚風毒腫痛。用量 5～10 g。外用適量。

附註 調查資料。

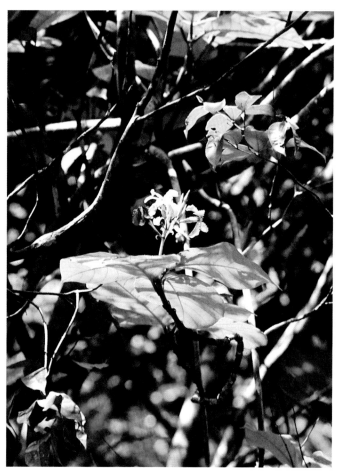

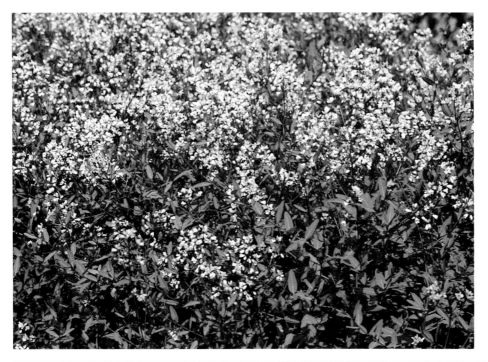

267 羅布麻

來源 夾竹桃科植物羅布麻 Apocyrum venetum L. 的葉或全草。

形態 多年生草本，高達 2 m，全株有白色乳汁。葉對生，卵狀披針形或長圓狀披針形，先端有短小棘尖，全緣，側脈細密。聚傘花序頂生；花萼及花冠均 5 裂，花冠窄鐘形，粉紅色，冠筒內外有短毛；雄蕊5，花藥貼合成錐形。蓇葖果長角狀。種子多數，頂端有白色細長毛。

分佈 生於河灘，山坡、鹽鹼地及林緣濕地。分佈於東北、華北、西北及河南。

採製 花前採葉，曬乾或陰乾。夏季採割全草，切段曬乾。

成分 含羅布麻式 A，B，C，D 等。

性能 甘、苦，微寒。清熱，平肝，熄風。

應用 用於高血壓病，頭痛，眩暈，失眠，神經衰弱，驚癇抽搐，防治感冒。用量 5～10 g。

文獻 《滙編》上，522。

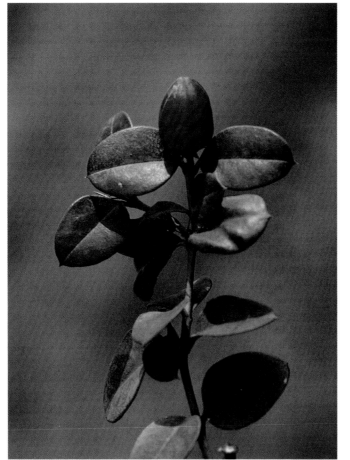

268 刺黃果

來源 夾竹桃科植物刺黃果 Carissa caranda L. 的果。

形態 常綠灌木，具有不規則而彎曲的莖；枝腋內或間常具分叉的刺，無毛。葉革質，廣卵形至近圓形，先端短尖，基部圓形或鈍。聚繖花序頂生，稀腋生，通常 3 朵，白色或稍帶玫瑰色；花萼 5 深裂，裂片披針形，反折，內面基部具腺體。花冠高腳碟狀，花冠筒圓筒狀，雄蕊隱藏在花冠喉部，子房 2 室。漿果球形或橢圓形，黑色。

分佈 生於肥沃土壤。分佈於廣東、貴州和台灣等地有栽培。

採製 秋季採果。

成分 果含維生素。

性能 甘、酸，平。清熱利濕。

應用 用於咳嗽，胃病等。

附註 調查資料。

269 紅雞蛋花（雞蛋花）

來源 夾竹桃科植物紅雞蛋花 Plumeria rubra L. 的花。

形態 灌木至小喬木，高 3～7 m。小枝光滑肥厚，折斷有白色乳汁流出。葉互生，集於枝頂，稍革質，倒卵狀披針形或長圓形，長 20～40 cm，寬達 7 cm，全緣或微波狀，羽狀脈，兩面無毛。聚傘花序頂生，花大而香；萼小，5 深裂；花冠漏斗狀，外面白而略帶淡紅色，裂片 5；雄蕊 5，花絲短；心皮 2，分離，蓇葖果雙生，線狀長圓形。

分佈 原產熱帶美洲。中國福建、廣東、海南、廣西及雲南有栽培。

採製 夏季採花，曬乾。

性能 甘，涼。清熱解暑，利濕，止咳。

應用 用於預防中暑，腸炎，細菌性痢疾，消化不良，小兒疳積，傳染性肝炎，支氣管炎。用量 3～9 g。

文獻 《滙編》上，432。

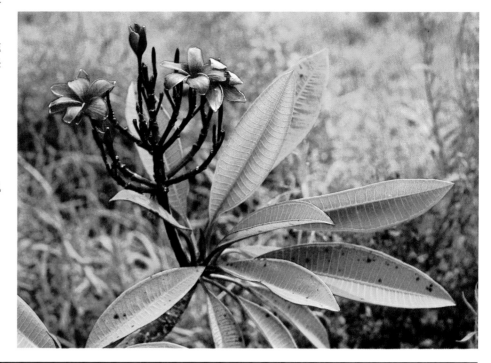

270 花拐藤

來源 夾竹桃科植物帘子藤 Pottsia laxiflora (Bl.) O. Kuntze 的根。

形態 常綠攀援藤本。枝柔弱，光滑，圓柱形，幼枝微被短茸毛。葉對生，軟紙質，近卵形或卵狀長方形，先端漸尖，基部近心形，兩面無毛，側脈 4～6 對。聚傘花序開展，頂生及腋生，下垂；花粉紅色，花冠高腳盆狀，筒膨潤，冠片短，黏合於柱頭上。蓇葖果極細長，下垂略扭，種子扁，有白毛，與種子等長。

分佈 生於低山區或丘陵地灌叢中或小樹林中。分佈於廣東、海南、廣西、雲南、貴州、陝西。

採製 隨時可採，切段曬乾。

性能 苦、辛，微溫。活絡行血，除濕祛風。

應用 用於跌打損傷，關節痛風，癰疽及婦女閉經。用量 9～15 g。

文獻 《大辭典》上，2165。

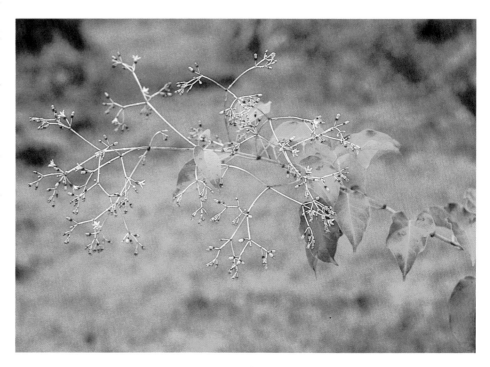

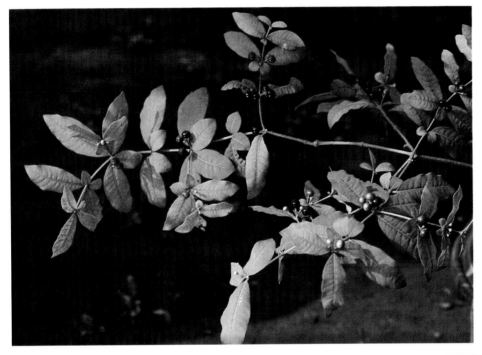

271 四葉蘿芙木

來源 夾竹桃科植物四葉蘿芙木 Rauvolfia tetraphylla L. 的根。

形態 灌木，高 1.5 m。枝被微毛或無毛，在葉柄間及葉腋內具腺體。4 葉輪生，大小不等，膜質。聚傘花序頂生或側生；花冠白色；雄蕊着生於冠管喉部。核果合生，球形，熟時黑色。

分佈 原產南美洲。現栽培於亞洲熱帶和亞熱帶地區。廣東、海南、雲南有栽培。

採製 秋冬採根，切片曬乾。

成分 含利血平 (reserpine)、阿嗎碱 (ajmalicine)。

性能 苦，寒。鎮靜，降壓，活血止痛，清熱解毒。

應用 用於嘔吐，頭痛，咽喉腫痛，高血壓病，高熱不退。用量 20～50 g。

附註 與中國蘿膚木 R. verticillata 同樣入藥。

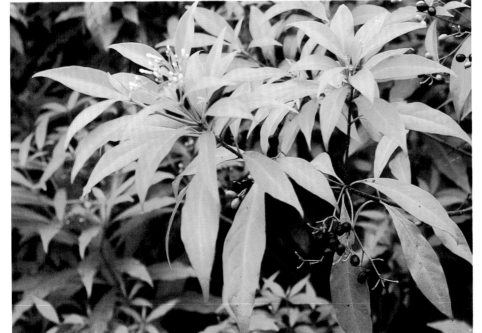

272 蘿芙木

來源 夾竹桃科植物蘿芙木 Rauvolfia verticillata (Lour.) Baill. 的根。

形態 灌木，高 1～2 m。小枝疏生圓點狀的皮孔。葉 3～4 片輪生，質薄而軟。聚傘花序呈三叉狀分歧，腋生或頂生；花冠白色，呈高脚碟狀，上部 5 裂；雄蕊 5；雌蕊 2 心皮。核果橢圓球，熟時黑色。

分佈 生於低山丘陵灌木林中。分佈於台灣、廣東、廣西、雲南、貴州。

採製 秋冬採根，切片曬乾。

成分 含利血平 (reserpine)、阿嗎碱 (ajmalicine)、阿嗎靈 (ajmaline)。

性能 苦，寒。清風熱，降肝火，消腫毒。

應用 用於感冒發熱，咽喉腫痛，高血壓，頭痛眩暈。用量 20～50 g。

文獻 《大辭典》下，4117。

273 小蔓長春花

來源　夾竹桃科植物小蔓長春花 Vinca minor L. 的全草。

形態　蔓性亞灌木，有液汁。花莖直立，全株無毛。葉對生，長圓形至卵圓形。花單生，很少 2 朵，花梗長 1～1.5 cm，花長約 1 cm；花萼 5 裂；花冠漏斗狀，花冠筒比花萼長，花冠裂片斜倒卵形；雄蕊 5，花藥頂端具有一叢毛的膜；花盤舌狀；子房花柱端部膨大，柱頭有毛，基部有一增厚的環狀圓盤。蓇葖 2 個，直立。

分佈　原產歐洲。江蘇等省有栽培。

採製　夏季植株茂盛時割取全草，曬乾。

成分　含長春胺 (vincamine)。

應用　用於改善老年人腦血管循環，增強記憶力。

文獻　《植物誌》63 卷，88。

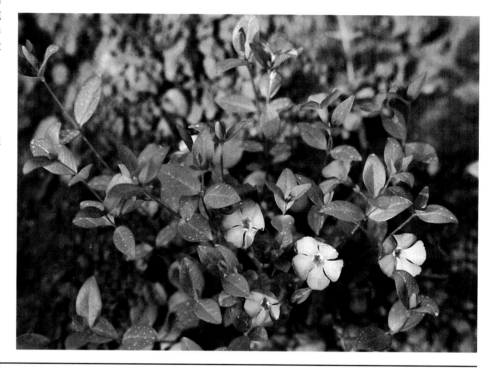

274 蓮生桂子花

來源　蘿藦科植物馬利筋 Asclepias curassavica L. 的全草。

形態　多年生直立草本，全株有白色乳汁。單葉對生，披針形或橢圓狀披針形。聚傘花序頂生及腋生，總花梗長約葉片之半；有花約 7 朵，花冠輪狀，5 深裂，紫紅色，反折；副花冠 5，黃色；雄蕊 5，着生於花冠基部，花絲連合成一管。蓇葖果紡錘形。種子卵圓形，頂端具白絹質種毛。

分佈　南北各地常有栽培，南方有變為野生的。

採製　全年可採，曬乾或鮮用。

成分　葉含細胞毒卡羅托品貳 (calotropin)，多種卡烯內酯等。

性能　苦，寒。消炎止痛，止血。

應用　用於乳腺炎，痛經。外用於骨折，刀傷，濕疹，頑癬。用量 6～9 g。外用適量。

文獻　《滙編》下，494。

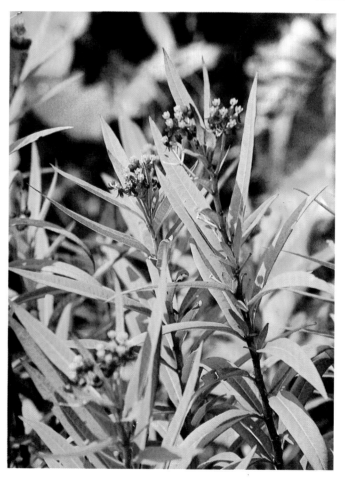

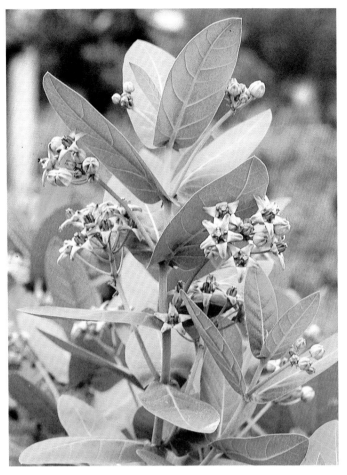

275 牛角瓜

來源 蘿藦科植物牛角瓜 Calotropis gigantea (L.) Dry. ex Ait. f. 的莖、葉。

形態 直立灌木,高達 3 m。全株具乳汁,莖黃白色,枝粗壯。葉倒卵狀長圓形或橢圓狀長圓形,頂端急尖,基部心形,兩面被灰白色絨毛。聚傘花序傘形狀,腋生和頂生;花萼裂片卵圓形;花冠紫藍色,輻狀;副花冠裂片比合蕊柱短。蓇葖果單生,膨脹。種子具白色絹質毛。

分佈 生於低海拔向陽山坡、曠野地及海邊。分佈於廣東、廣西、四川、雲南。

採製 全年可採,曬乾或鮮用。

成分 根、莖、葉、樹液含強心甙—牛角瓜甙 (calotropin) 及牛角瓜鹼。

性能 淡、澀,平。有毒。祛痰定喘。

應用 用於百日咳,支氣管炎,哮喘。用量鮮葉 12～20 g。

文獻 《滙編》下,806。

276 古鈎藤

來源 蘿藦科植物古鈎藤 Cryptolepis buchanani Roem. et Schult. 的根。

形態 纏繞灌木,全株折斷有乳狀液汁。葉長橢圓形,下面被毛,後變無毛。圓錐狀聚傘花序腋生,花淺黃白色,花 5 數;副花冠卵形。蓇葖果圓柱狀,叉生成直線。

分佈 生於山坡,溝谷灌木叢中。分佈於華南、西南。

採製 全年可採,切片曬乾。

成分 含古鈎藤鹼 (buchananine)、古鈎藤寧 (buchanin)、羊角拗磁麻甙 (sarmentocymarin) 等。

性能 苦,寒。有毒。舒筋活絡,消腫止痛,強心。

應用 用於腰痛。外用於跌打損傷,骨折,癬。用量 0.3 g。外用適量。

文獻 *Phytochemistry* (1978:11),2047;《滙編》下,170。

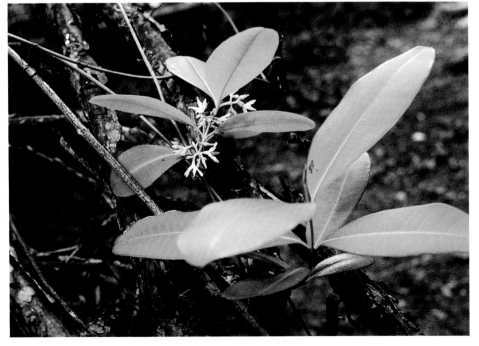

277　青陽參

來源　蘿藦科植物青羊參 Cynanchum otophyllum Schneid. 的根。

形態　多年生纏繞草本，長 2～5 m。根單一或數條橫走，圓柱形，肥大，外皮黃褐色，內面白色，折斷有乳漿。單葉對生，葉柄甚長；葉片三角狀卵圓形，先端漸尖，基部心形，全緣，脈上疏生短毛。傘形花序腋生，花小，黃綠色，5 裂。蓇葖果呈二角狀，成熟時沿一側開裂。種子先端有白色長毛。

分佈　生於山坡雜樹林或灌叢中。分佈於湖南、廣西、貴州、雲南。

採製　秋季採挖，切片曬乾。

成分　含牛皮消甙元 (cynanchogenin)。

性能　甘、辛，溫。有小毒。解毒鎮痙，補腎，祛風濕。

應用　用於腰痛，頭暈，耳鳴，癲癇，風濕骨痛，風疹瘙癢，狂犬咬傷，毒蛇咬傷。用量 9～15 g。

文獻　《滙編》上，480。

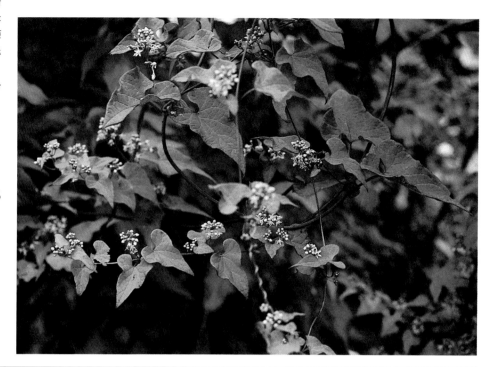

278　隔山消

來源　蘿藦科植物隔山消 Cynanchum wilfordii (Maxim.) Hemsl. 的塊根。

形態　多年生草質藤本。根肉質，紡錘形，灰褐色。莖被毛。葉對生，基部耳狀心形，兩面被毛。近傘房狀聚傘花序半球形；花萼外面被柔毛；花冠淡黃色，內面被長柔毛；副花冠比合蕊柱短，先端截形，基部緊狹；花柱細長。蓇葖果，披針形。種子暗褐色，種毛白色。

分佈　生於山坡、山谷、灌木叢中或路旁草地。分佈於遼寧、河南、山東、山西、陝西、甘肅、新疆、江蘇、安徽、湖南、湖北及四川。

採製　4～5 月或 10～11 月挖根，曬乾。

性能　苦、甘、澀，微溫。安神，補血。

應用　用於體虛失眠，健忘多夢，皮膚瘙癢。用量 15～50 g。

文獻　《滙編》上，297。

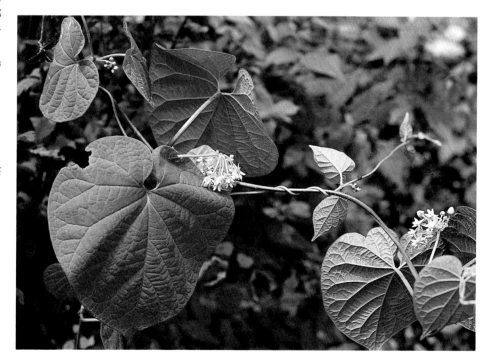

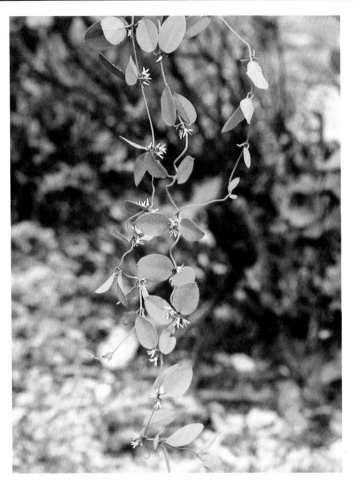

279 圓葉弓果藤

來源 蘿藦科植物圓葉弓果藤 Toxocarpus ovalifolius Tsiang 的全株。

形態 攀援灌木。葉對生，濶卵形，長 3.5～6 cm，寬 2.7～4.5 cm，先端圓，有驟尖頭，基部圓或稀淺心形，無毛。傘形花序式聚傘花序有花約 20 朵；花萼 5 深裂，萼腺有或無；花冠黃色，近輪狀，裂片 5，副花冠分裂成 5 片；花藥小，每個花藥具 4 花粉塊；柱頭厚紡錘形。蓇葖果被黃色濃毛，成熟時廣歧，披針狀圓柱形。種子扁平，種毛長約 4 cm。

分佈 生於村邊或林下灌叢中。分佈於海南。

採製 全年可採，鮮用或曬乾。

性能 舒筋活血，鎮痛。

應用 用於跌打瘀腫，止痛。

附註 調查資料。

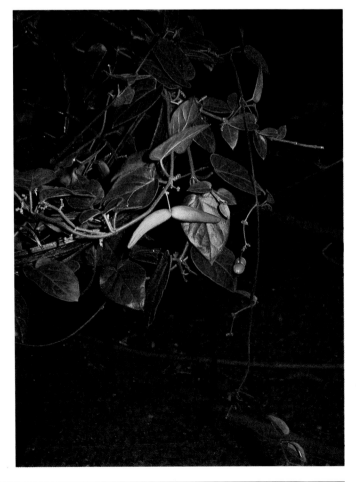

280 三分丹

來源 蘿藦科植物毛果娃兒藤 Tylophora atrofolliculata Metc. 的根。

形態 稍木質藤本，莖纏繞，全株被鏽黃色硬粗毛。葉卵形或卵狀長圓形，邊緣全緣。聚傘花序腋生或腋外生，花黃綠色；萼 5 深裂；花冠 5 深裂，外被長柔毛，副花冠裂片 5，卵形，貼生於合蕊冠上，花粉塊直立。蓇葖密被鏽色短柔毛。

分佈 生於山坡草地或灌木叢中。分佈於華南及雲南。

採製 秋季採，曬乾。

成分 含娃兒藤定碱 (tylophorinidine)、娃兒藤寧碱 (tylophorinine) 等。

性能 甘、微辛，平。有毒。去瘀止痛。

應用 用於胃痛，支氣管炎。外用於跌打損傷，風濕痛。用量 1 g。外用適量。

文獻 《滙編》下，808；《廣西民族藥簡編》，216。

281 馬鞍藤

來源 旋花科植物鱟藤 Ipomoea pes-caprae (L.) Sweet 的全草。

形態 多年生、蔓性草質藤本，植物體微帶紫紅色，根莖匍匐狀，莖葉有白乳汁。莖細弱。葉互生，廣橢圓形或圓形，全緣，兩面無毛。花腋生，萼片5，綠色；花冠漏斗狀，白色或紫紅色；雄蕊5。蒴果卵圓形。

分佈 生於山坡、田岸或溝邊。分佈於福建、台灣、廣東、海南、廣西。

採製 全年可採，洗淨，陰乾。

成分 葉含黏液質、揮發油、樹脂、甾醇、苦味質、脂肪、卅五烷、卅烷酸 (melissic acid)、十四酸 (肉豆蔻酸，myristic acid)、丁酸。

性能 辛、苦，微寒。祛風。除濕，消癰，散結。

應用 用於風濕痹痛，癰疽，腫毒，疔瘡，痔瘻。用量鮮用 100～200 g。外用適量。

文獻 《大辭典》上，0613。

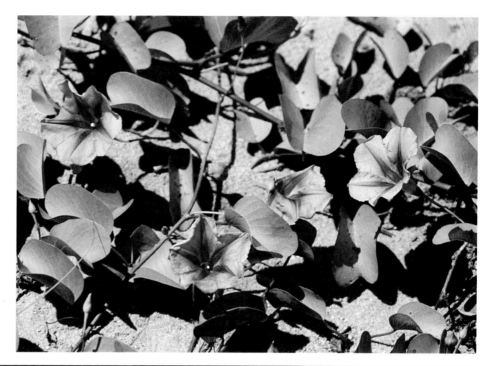

282 盒果藤

來源 旋花科植物盒果藤 Operculina turpethum (L.) Manso 的全株。

形態 草質藤本，有乳狀液汁。莖有稜角和 2～4 條狹翅。葉卵形，無毛。聚傘花序腋生，花白色；萼片5，通常一側腫脹；花冠5裂；雄蕊5。蒴果球形，膜質透明，包藏於增大花萼內。

分佈 生於溝邊灌木叢中。分佈於華南及台灣、雲南。

採製 夏秋季採，曬乾。

性能 甘、微辛，平。利水消腫，舒筋活絡。

應用 根用於水腫，大便秘結。全株外用於骨折後期筋絡攣縮。用量 15～30 g。外用適量。

文獻 《滙編》下，830。

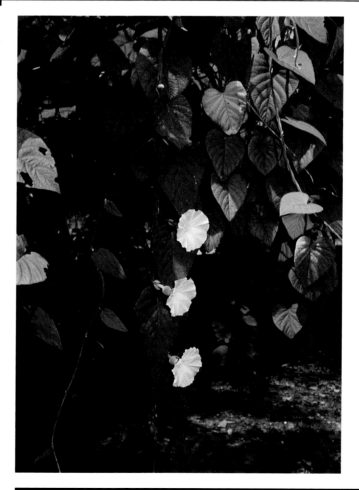

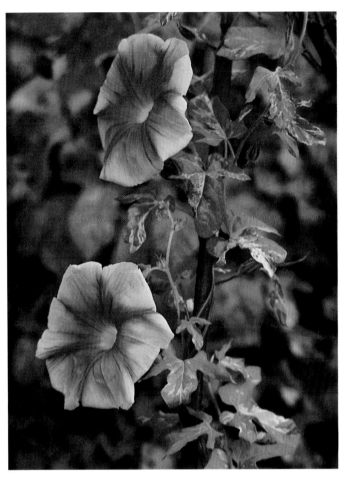

283 大花牽牛（牽牛子）

來源 旋花科植物大花牽牛 Pharbitis nil (L.) Choisy 的種子。

形態 一年生纏繞草本，長 2.5 m 以上。葉互生，心狀卵形，常 3 中裂，全緣。花 2～3 朵腋生；花萼裂片直立；花冠漏斗狀，大而具多種顏色，中間常有各種條紋色斑，雄蕊 5；子房 3 室。蒴果球形。種子三角狀卵形，色淺者稱白丑，色深者稱黑丑。

分佈 中國各省區有栽培，較少逸為野生。

採製 秋季果熟時，根據種子原色分別採割，曬乾，打下種子，除去雜質。

成分 種子含牽牛子甙 (pharbitin)，蛋白質及脂肪油等。

性能 苦，寒。有毒。瀉下，利尿，消腫，驅蟲。

應用 用於腎炎水腫，肝硬化腹水，便秘，蟲積腹痛。用量 10～20 g。孕婦忌服，忌與巴豆同服。

文獻 《滙編》上，591。

284 金鳳毛

來源 旋花科植物蔦蘿 Quamoclit pennata (Lam.) Boj. 的全草或根。

形態 一年生纏繞草本。葉的輪廓卵形，羽狀深裂為多數線形的裂片；托葉 2，與葉同形。聚傘花序腋生，有花數朵；萼片 5，橢圓形，先端鈍，有小凸尖；花冠深紅色，高腳碟狀，管柔弱，上部稍膨大，短 5 裂；雄蕊 5；子房 4 室。蒴果卵形。

分佈 全中國各地多有栽培。

採製 夏秋採，多鮮用。

性能 淡，平。收斂，清熱。

應用 用於解熱病，耳疔，痔瘻。用量 6～10 g，外用適量。

文獻 《大辭典》上，2859。

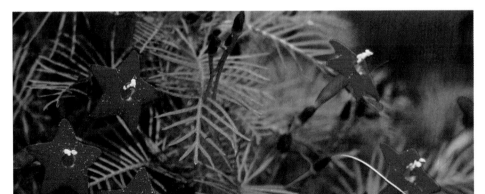

285 大葉紫珠

來源 馬鞭草科植物大葉紫珠 Callicarpa macrophylla Vahl. 的葉及根。

形態 灌木至小喬木，高達 3 m。小枝被灰白色長茸毛。葉對生，卵狀長圓形或橢圓狀披針形，邊緣有鋸齒，上面被短柔毛，下面被灰白色粉狀毛。花紫色，多歧聚傘花序；萼筒被星狀毛，萼齒 4；花冠管狀，裂片 4，稍被星狀毛；雄蕊 4，長於花冠 2 倍。果實球形，熟時紫紅色。

分佈 生於山坡、丘陵或草灌叢中。分佈於華南、西南。

採製 夏秋採，鮮用或曬乾。根全年可採，切片曬乾。

成分 葉含黃酮甙等。

性能 辛、苦，平。散瘀止血，消腫止痛。

應用 葉用於吐血，咯血，便血，衄血。外用於外傷出血。根用於跌打損傷，風濕骨痛。用量 15～30 g。外用適量。

文獻 《滙編》上，52。

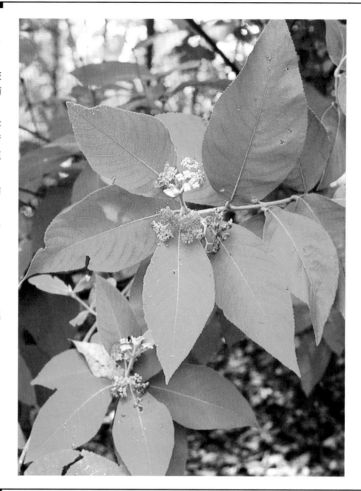

286 紅葉紫珠

來源 馬鞭草科植物紅葉紫珠 Callicarpa rubella Lindl. 的莖、葉、根。

形態 灌木，高達 2 m。莖被星狀柔毛。葉倒卵形，兩面被星狀毛，邊緣有鋸齒。聚傘花序腋生，花紫紅色；花萼 4 齒裂，被星狀毛；花冠被毛，上部 4 裂；雄蕊 4。果實小球形，紫紅色。

分佈 生於山坡、路旁、林緣。分佈於浙江、江西、湖南、廣西、廣東、海南、四川、貴州、雲南。

採製 全年可採，曬乾。

性能 微澀，平。驅蛔蟲，消腫毒，散瘀，止血。

應用 用於蛔蟲病，麻疹不透，衄血。外用於跌打損傷，骨折，疔瘡，外傷出血。用量 10～15 g。外用適量。

文獻 《廣西藥園名錄》331。

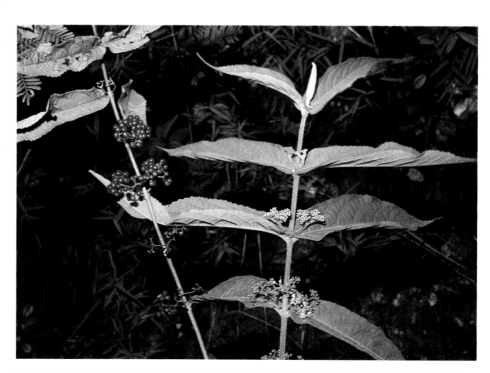

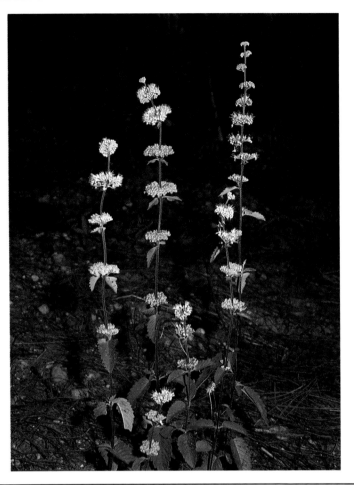

287　蘭香草

來源　馬鞭草科植物蘭香草 Caryopteris incana (Thunb.) Miq. 的全株。

形態　多年生草本。莖枝近四稜形，密被短柔毛。葉卵狀長圓形，邊緣有鋸齒，兩面被毛，下面有腺點。聚傘花序腋生或頂生，花藍色；花萼5裂；花冠5裂，二唇形；雄蕊4。小堅果近圓形，被粗毛。

分佈　生於山坡，路旁。分佈於南部各省區。

採製　全年可採，陰乾。

成分　含黃酮甙、生物碱、酚類等。

性能　辛，溫。疏風解表，祛痰止咳，散瘀止痛。

應用　用於感冒發熱，百日咳，風濕骨痛，產後瘀血腹痛。外用於跌打腫痛，濕疹，稻田皮炎，毒蛇咬傷。用量 15～30 g。外用適量。

文獻　《滙編》上，223。

288　臭茉莉

來源　馬鞭草科植物臭茉莉 Clerodendrum fragrans Vent. 的根、葉。

形態　灌木，高1～2 m。葉對生，寬卵形或卵狀心形，上面被黑色硬毛，下面密生白色茸毛，無腺點，莖葉揉之有臭氣。聚傘花序密集，總花梗短，總苞片披針形；花萼漏斗狀，紅紫色，外被毛；花冠白色或淡紅色，管部細長，裂片5，稍不等長；雄蕊4，2強，超出花冠。核果近球形，具宿存花萼。

分佈　生於路旁，曠地或田邊。分佈於浙江、台灣、福建、華南及四川、雲南。

採製　全年可採，切片曬乾或鮮用。葉隨時可採。

成分　全株含黃酮甙等。

性能　苦，平。祛風利濕，化痰止咳，活血消腫。

應用　根用於風濕關節炎，白帶，支氣管炎。葉外用於濕疹等。用量 6～15 g。

文獻　《滙編》上，709。

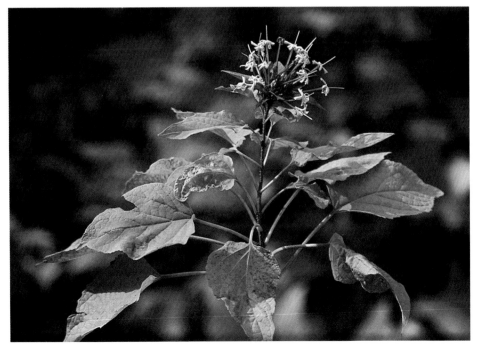

289 假連翹

來源 馬鞭草科植物假連翹 Duranta repens L. 的果實和葉。

形態 直立常綠灌木，枝有刺或無，常下垂或臥地。葉對生或輪生，卵狀橢圓形或倒卵形，邊緣在中部以上有鋸齒。總狀花序腋生，排成一頂生圓錐花序，長而疏散，花常生於中軸的一邊，花冠藍紫色或白色。核果肉質，黃色，包藏於擴大的萼內。

分佈 中國南方有栽培。

採製 全年可採。

成分 含生物鹼、甾體、葡萄糖和果糖等。

性能 果實甘、微辛，溫。有小毒。截瘧，下胎。葉活瘀消腫。

應用 果用於瘧疾，孕婦忌用。葉外用於瘡毒初起。用量果 15 至 20 個，於發作前 2 小時，水煎服。鮮葉適量。

文獻 《大辭典》下，4513。

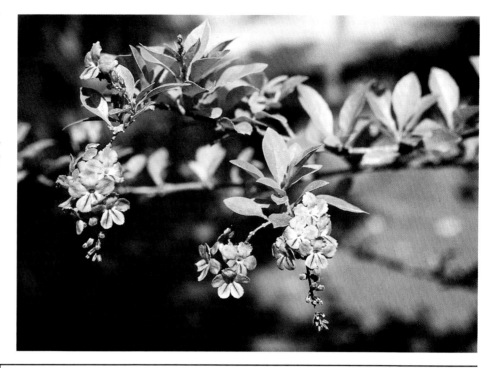

290 冬紅花

來源 馬鞭草科植物冬紅花 Holmskioldia sanguinea Retz. 的花。

形態 常綠灌木，3～7 m。葉卵形，先端漸尖，基部渾圓或近截頭形，全緣或有鋸齒，兩面均有腺點。聚傘花序長 2.5～5 cm，紅色，結果時大紅，被微毛；萼磚紅至橙紅色，由基部向上擴張而成一闊倒圓錐形的杯，直徑 2 cm，全緣或具不明顯波浪形；花冠磚紅或橙紅色，長約 2.5 cm，上部偏斜，5 短裂；雄蕊 4，2 長 2 短，與花柱同突出。核果 4 裂，包藏於擴大的萼內。

分佈 原產非洲。中國南方已引入栽培。

採製 花期採花，曬乾。

性能 辛，溫。破瘀活血，通經止痛。

應用 用於跌打，刀傷，瘀血腫痛，各類腫毒，閉經，痛經。用量 15～30 g。

附註 調查資料。

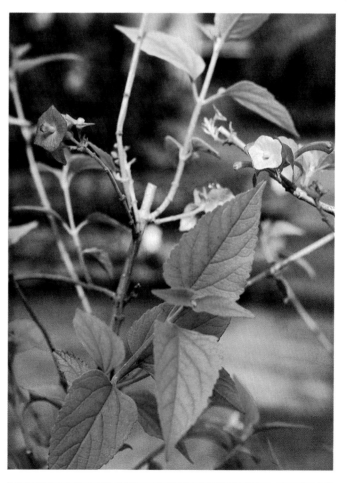

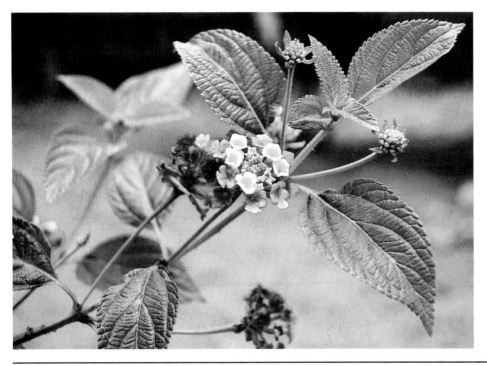

291 五色梅

來源 馬鞭草科植物馬纓丹 Lantana camara L. 的根或全株。

形態 常綠灌木。全株被毛，有臭氣。莖四方形，有刺。葉卵形，邊緣有鈍齒，上面被短刺毛，下面被剛毛。小傘形花序組成稠密的頭狀花序，腋生，花有紅、粉紅、黃、橙黃等多種顏色，花萼、花冠4～5裂；雄蕊4。核果球形。

分佈 生於山坡、村旁。分佈於華南及福建、台灣。

採製 全年可採，曬乾。

成分 含皂甙、類黃酮、生物鹼、馬纓丹酸 (lantic acid)、馬纓丹諾酸 (lantanolic acid) 等。

性能 苦，涼。有小毒。清熱解毒，祛風止癢。

應用 根用於感冒，風濕骨痛。枝葉外用於濕疹，皮炎。用量30 g。外用適量。

文獻 《滙編》上，148；*C.A* (1985：103)，157303u，157396b。

292 豆腐柴

來源 馬鞭草科植物豆腐柴 Premna microphylla Turcz. 的根、葉。

形態 落葉灌木，有臭氣。嫩枝被毛。葉卵形或寬橢圓形，邊緣上半部有少數粗齒，兩面均被短柔毛。圓錐聚傘花序頂生，花淡黃色；萼5裂；花冠4裂，略成二唇形；雄蕊4。核果近球形。

分佈 生於山坡、路旁、林緣。分佈於華南、西南、華中、華東及台灣。

採製 全年可採，曬乾。

性能 苦、澀，寒。清熱解毒，消腫止痛，收斂止血。

應用 用於痢疾，瘧疾，麻疹，闌尾炎，腎炎，偏頭痛，眼上翳膜。外用於燒燙傷，淋巴結炎，急性結膜炎，無名腫毒，毒蛇咬傷，外傷出血。用量15～30 g。外用適量。

文獻 《滙編》上，891。

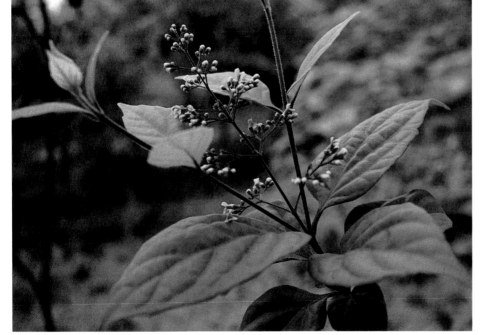

293 貓鬚草

來源 唇形科植物貓鬚草 Cleroden-dranthus spicatus (Thunb.) C.Y. Wu 的莖及葉。

形態 多年生草本，高 30～80 cm。莖四稜，被毛。葉對生，卵形、菱狀卵形或卵狀長圓形，葉緣上部以上有鋸齒，兩面被短柔毛，下面有腺點。花 2～3 朵一束對生，排成假總狀花序；苞花卵圓形；花萼二唇狀，5 裂，外被柔毛及腺體；花冠管細長，二唇狀，5 裂，上唇 3 裂，中裂片較大，下唇直伸；雄蕊 4，花絲及花柱超出花冠外很長。小堅果球形。

分佈 多為栽培，也有野生於村邊。分佈於台灣、廣東、海南、廣西、雲南。

採製 全年可採，切碎曬乾。

性能 甘、微苦，涼。清熱去濕，排石利尿。

應用 用於急、慢性腎炎，膀胱炎，尿路結石，膽結石。用量 30～60 g。

文獻 《滙編》下，581。

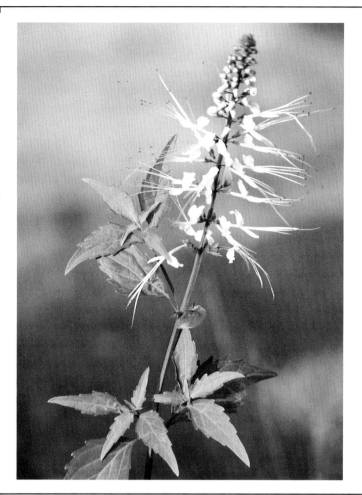

294 香青蘭

來源 唇形科植物香青蘭 Dracocepha-lum moldavicum L. 的全草。

形態 一年生草本，高約 60 cm。葉對生，長卵形至卵狀披針形，邊緣齒尖上有芒狀毛。輪傘花序生於莖上部葉腋內；花萼二唇形；花冠二唇形，紫黃色；雄蕊 4，2強。小堅果 4。

分佈 生於田邊、路旁、固定沙丘及草原上。分佈於吉林、遼寧、河北、山西、內蒙古、陝西、甘肅、新疆。

採製 夏秋季割取全草，除去雜質，切段曬乾或陰乾。

成分 全草含多量揮發油，油中主要成分為牻牛兒醇 (geraniol)、枸櫞醛 (citral) 及橙花醇 (nerol)。

性能 辛、苦，涼。清肺解表，涼肝止血。

應用 用於感冒，頭痛，支氣管哮喘，狂犬咬傷，吐血，衄血，神經衰弱。用量 5～15 g。

文獻 《滙編》下，465。

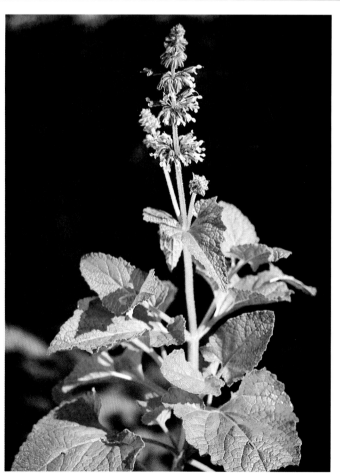

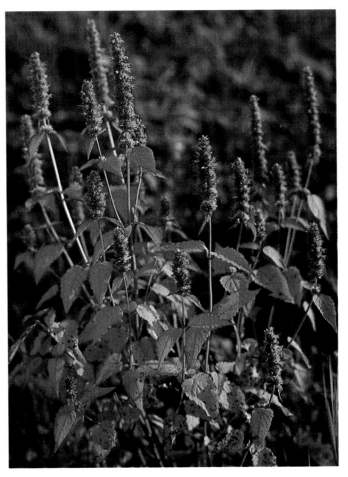

295 半邊蘇

來源 唇形科植物香薷 Elsholtzia ciliata (Thunb) Hyland 的全草。

形態 多年生草本。莖直主,方形,高 30～100 cm,全株被毛。葉對生,有柄,葉片長圓形,邊緣有鈍齒。穗狀輪傘花序腋生及頂生;苞片鱗片狀;萼鐘狀,5 裂;花冠淡紫色。小堅果,卵形。

分佈 生於山坡草地。分佈於中國大部分地區。

採製 夏秋採,曬乾。

成分 含香薷酮 (elscholtziaketone)、白蘇酮 (naginataketone)、桉葉素等。

性能 辛、微苦,溫。祛風發汗。

應用 用於癱瘓,撈傷,吐血,感冒,瘡毒等。用量 9～30 g。外用適量。

文獻 《大辭典》上, 1552。

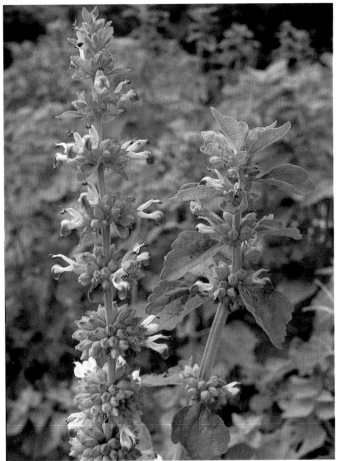

296 廣防風

來源 唇形科植物廣防風 Epimeredi indica (L.) Rothm. 的全株。

形態 一年生草本。全株被短柔毛。莖四方形。葉卵形,邊緣具重鋸齒。輪傘花序多花,密集,花粉紅色;萼 5 裂,花冠二唇形;雄蕊 4。小堅果球形。

分佈 生於村旁、路邊、山坡。分佈於華東、華南、西南。

採製 夏秋採,曬乾。

成分 含生物碱、黃酮甙、鞣質、還原糖。

性能 辛、苦,微溫。祛風解表,理氣止痛。

應用 用於感冒發熱,風濕關節痛,胃腸炎。外用於皮膚濕疹,神經性皮炎,蛇蟲咬傷,癱瘡腫毒。用量 9～15 g,外用適量。

文獻 《滙編》下,15;《廣西本草選編》上, 1136。

297 澤蘭

來源 唇形科植物地瓜兒苗 Lycopus lucidus Turcz. 的全草。

形態 多年生草本，高 40～100 cm。莖直立，方形，節處有毛叢。葉交互對生，葉片披針形至廣披針形，邊緣有粗銳鋸齒，下面密被腺點，脈上疏生白色柔毛。輪傘花序，腋生，花小，多數，苞片披針形；花萼鐘形，先端 5 裂；花冠鐘形，白色，上唇直立，下唇 3 裂，能育雄蕊 2。小堅果扁平，暗褐色。

分佈 生於山野低窪地或溪流沿岸的灌木叢中。分佈於東北及安徽、江蘇、湖北、四川。

採製 夏秋間生長茂盛時採收，曬乾。

成分 含澤蘭糖 (lycopose)、水蘇糖 (stachyose)。

性能 苦，微溫。行血利尿，散鬱舒肝。

應用 用於月經不調，瘀血腹痛，跌打損傷。用量 4～10 g。

文獻 《大辭典》上，3045。

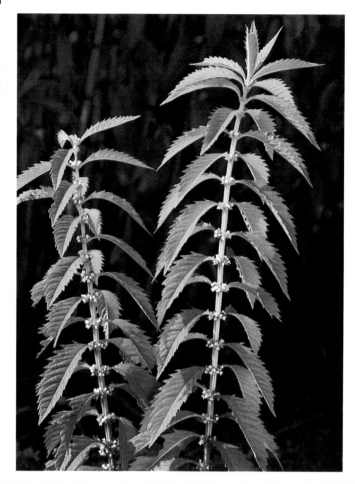

298 薄荷

來源 唇形科植物薄荷 Mentha haplocalyx Briq. 的全草。

形態 多年生草本，高約 80 cm。莖四稜形，被逆生長柔毛。葉對生，長圓狀披針形至長圓形，具尖鋸齒。輪傘花序，苞片線狀披針形；花萼鐘狀；花冠二唇形，淡紅紫色；雄蕊 4，近等長；與雌蕊花柱均伸出花冠外。小堅果長圓形，藏宿萼內。

分佈 生於水邊及山野濕地。分佈於中國各地，並廣為栽培。

採製 7 月上旬和 9 月上旬，南方在 6、7、10 月，割取地上部，陰乾。

成分 全草含薄荷油，油中主要成分為薄荷腦 (menthol)、薄荷酮 (menthone) 及其它萜烯類化合物。

性能 辛，涼。疏散風熱，清利頭目。

應用 用於感冒風熱，頭痛，目赤，咽痛，牙痛，皮膚瘙癢。用量 5～15 g。

文獻 《滙編》上，924。

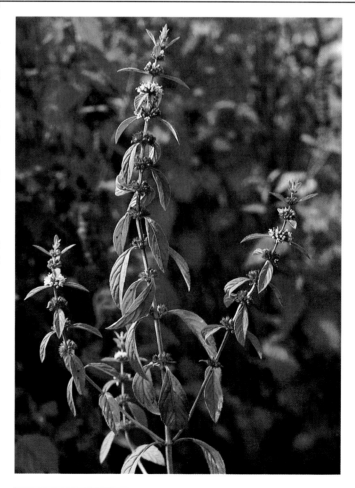

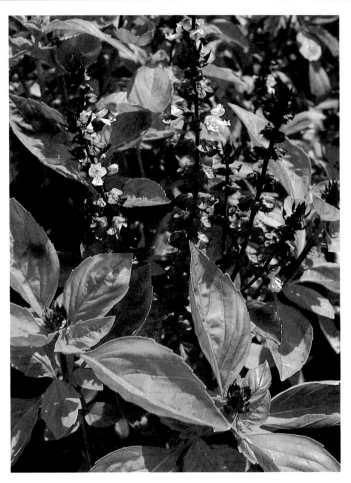

299 羅勒

來源 唇形科植物羅勒 Ocimum basi-licum L. 的全株。

形態 一年生草本，高 20～70 cm。莖四方形，被柔毛。葉對生，卵形或卵狀披針形。輪傘花序頂生，苞片卵形，花萼管狀，5裂；雄蕊 4，子房 4 裂，柱頭 2 裂。小堅果卵形至長圓形。

分佈 野生或栽培。分佈於東北、華北、華東、中南、西南。

採製 秋季採收，切段曬乾。

成分 揮發油，其中含羅勒烯 (ocim-ene)、α-蒎烯 (α-pinene) 等。

性能 辛，溫。疏風行氣，化濕消食，活血，解毒。

應用 用於外感頭痛，食脹氣滯，脘痛，泄瀉，月經不調，跌打損傷，蛇蟲咬傷，皮膚瘙癢。用量 6～10 g。外用適量。

文獻 《大辭典》上，2804。

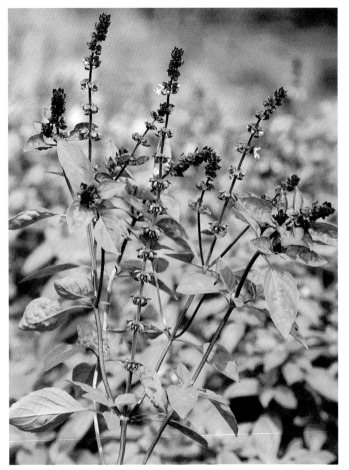

300 丁香羅勒

來源 唇形科植物丁香羅勒 Ocimum gratissimum L. 的全株。

形態 灌木狀，極芳香，高 0.5～1 m。莖四稜形，近於無毛。葉卵狀長圓形或長圓形，邊緣疏生圓齒。輪傘花序常 6 花，排列成總狀花序；花白色；花萼鐘形，萼齒 5，二唇形，上唇中齒卵圓形，邊緣具狹而下延的翅，2 側齒小，下唇 2 齒靠合，成閉合萼的二刺芒狀唇片；果時花萼增大並宿存；冠檐二唇形，雄蕊後對花絲基部具齒狀附屬物；花盤具 4 齒狀突起。小堅果卵珠形。

分佈 少數地區栽培。

採製 秋季採收，切段曬乾。

成分 揮發油含丁香油酚 (eugenol)。

性能 辛，溫。疏風行氣，化濕消食，活血解毒。

應用 用於外感頭痛，食脹氣滯，跌打，濕疹。用量 6～9 g。

文獻 《滙編》上，524。

301 塊莖糙蘇

來源 唇形科植物塊莖糙蘇 Phlomis tu-berosa L. 的全草或根。

形態 多年生草本。根粗大成紡錘形的塊莖狀。莖被疏柔毛。基生葉三角狀卵形，邊緣有粗圓齒，下面散生剛毛；莖生葉對生，卵形，邊緣有齒。輪傘花序腋生，苞片線狀披針形，密生剛毛；花萼管狀，萼齒5；花冠唇形，粉紅色，密生白色長毛；雄蕊4；花柱2裂。小堅果頂端有剛毛。

分佈 生於草原、河岸草叢中。分佈於東北、西北及內蒙古。

採製 夏季採，曬乾。

成分 含咖啡酸及咖啡酸葡萄糖、木糖、生物鹼等。

性能 微苦，溫。有小毒。解毒，驅梅。

應用 用於月經不調，梅毒。外用於化膿創傷等。用量3～6 g。外用適量。

文獻 《大辭典》上，2089。

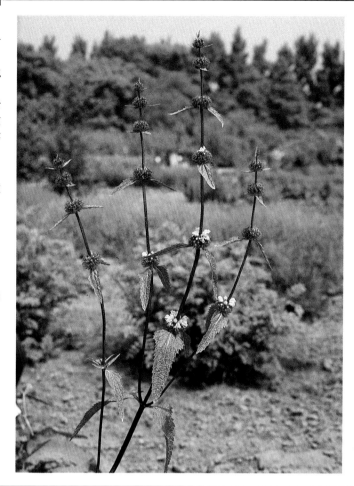

302 糙蘇

來源 唇形科植物糙蘇 Phlomis um-brosa Turcz. 的根或全草。

形態 多年生草本，高60～100 cm。根圓錐形或紡錘形。葉對生，濶卵圓形，兩面有粗毛或星狀毛。輪傘花序，苞片披針形或狹披針形；萼筒狀，有5刺狀齒；花冠白色或粉紅色，二唇形，喉部之上密生白色茸毛或星狀毛，上唇2裂；下唇3裂，密被茸毛；雄蕊4；柱頭2裂。小堅果卵圓形。

分佈 生於山地中、林緣灌叢中。分佈於東北、華北、西北及山東、江蘇、四川、雲南。

採製 春秋採挖，曬乾。

成分 含黃酮甙、氨基酸，揮發油；種子含油等。

性能 澀，平。清熱消腫。

應用 用於瘡癰腫毒，感冒，無名腫毒。用量10 g。

文獻 《大辭典》下，5597。

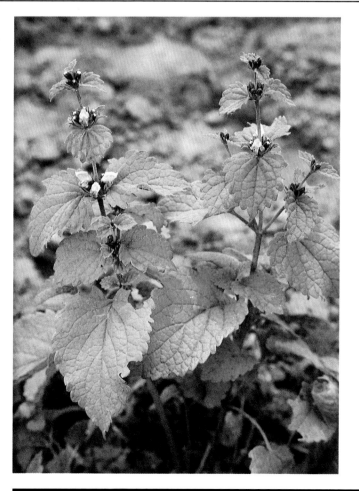

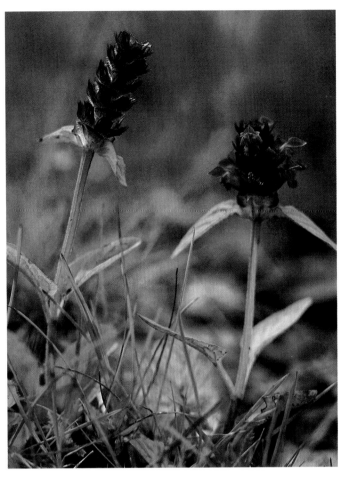

303 夏枯草

來源 唇形科植物夏枯草 Prunella asia-tica Nakai 的全草。

形態 多年生草本，高 20～50 cm。莖直立，常叢生。葉片卵狀矩圓形或矩圓形。輪傘花序集成頂生假穗狀花序；苞片近半圓形，先端具尾狀尖；花萼二唇形，上唇扁平，寬大，有 3 短齒，下唇 2 裂，裂片披針形；花冠淡紫或藍紫色，下唇中裂片寬大，邊緣具不規則的齒；花絲二齒，一齒具藥。小堅果倒卵形。

分佈 生於灌叢間，濕草地上。分佈於東北、華北及華中。

採製 秋季採帶花全草，曬乾。

成分 含水溶性無機鹽，生物鹼樣物質及夏枯草甙。

性能 苦、辛，寒。清肝明目，降壓散結。

應用 治淋巴結核，甲狀腺腫，高血壓，頭痛，目眩，癭瘤腫毒等。用量 10～15 g。

文獻 《長白山藥誌》，81～83。

304 香茶菜

來源 唇形科植物香茶菜 Rabdosia ame-thystoides (Benth.) Hara 的全草及根。

形態 多年生草本，高 50～150 cm。莖四稜，中空，多分枝，節明顯。葉對生，卵形、卵狀菱形至卵狀披針形。聚傘圓錐花序，分枝疏散或窄圓錐形。花唇形，淡紫色，上唇較短，直立，下唇平展，較長，花冠管基部向上膨大。小堅果圓形，褐灰色。

分佈 生於山坡，山谷濕潤向陽地。分佈於江蘇、浙江、江西、廣東、廣西、雲南。

採製 夏秋採收，除去泥土，曬乾。

成分 全草及葉含揮發油。

性能 辛、苦，涼。清熱解毒，散瘀消腫。

應用 用於毒蛇咬傷，跌打腫痛，筋骨酸痛，瘡瘍。用量 15～30 g。外用適量。

文獻 《滙編》上，619。

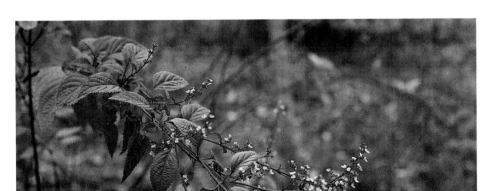

305 丹參

來源　唇形科植物丹參 Salvia miltiorrhiza Bge. 的根。

形態　多年生草本，高 30～80 cm，全株密被柔毛。根圓柱形，磚紅色。奇數羽狀複葉，小葉 3～7，卵形或橢圓狀卵形，兩面被柔毛。輪傘花序有花 6 至多朵，由多數輪傘組成總狀花序，小苞片披針形，被腺毛；花萼鐘狀，喉部密被白色柔毛；花冠藍紫色，筒內有毛環；雄蕊 2，花絲比藥隔短。小堅果 4。

分佈　生於山坡草地，林下。分佈於華北、華東、中南、華南、西北、西南。

採製　秋季採，曬乾。

成分　含丹參酮 I、II (tanshinone I、II) 等。

性能　苦，寒。活血化瘀，消腫止痛，養血安神。

應用　用於月經不調，痛經，產後瘀阻，胸腹或肢體瘀血疼痛，心煩失眠等。用量 5～20 g。

文獻　《中藥誌》一，339。

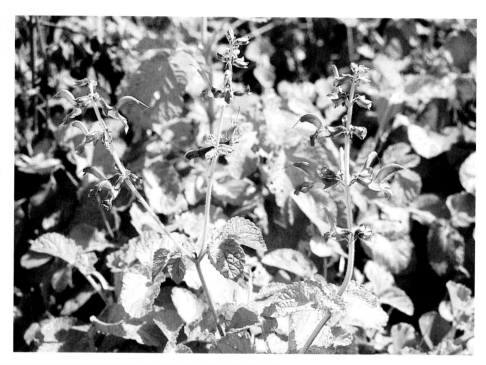

306 大丹參

來源　唇形科植物甘西鼠尾草 Salvia przewalskii Maxim. 的根。

形態　多年生草本，高達 70 cm，全株被毛。根圓錐形，紅褐色。單葉對生，葉片三角狀或橢圓狀戟形，先端銳尖，基部戟形或心形，下面密被白色絨毛。輪傘花序總狀；唇形花冠紫紅色，平伸；花絲比藥隔長約 1 倍。小堅果。

分佈　生於高山林緣、溝邊或灌叢下。分佈於甘肅、青海、四川、雲南、西藏。

採製　秋季挖根，去鬚根，曬乾。

成分　含丹參酮 I (tanshinone I)、丹參酮 II$_A$(tanshinone II$_A$)、隱丹參酮(cryptoanshinone) 等。

性能　苦，寒。活血祛瘀，消腫止痛，養血安神。

應用　用於月經不調，產後瘀阻，體內瘀血，癰腫瘡毒，心煩失眠。用量 5～20 g。反藜蘆。

文獻　《中藥誌》一，346。

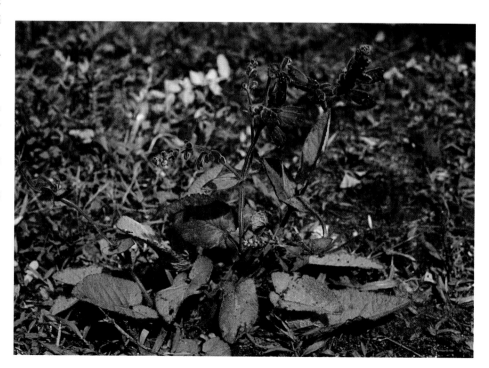

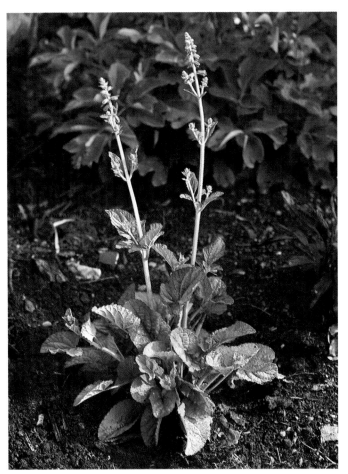

307 小紅參

來源 唇形科植物三葉鼠尾草 Salvia tri-juga Diels 的根。

形態 多年生草本,高達 40 cm。根莖粗短,支根紅色。莖四稜形,被毛。葉對生,小葉 3～5,卵圓形。花紫色,唇形,花冠管比萼長約 3 倍,由基部向上增大,平伸或向上彎,冠檐比冠筒伸出部分短,上唇直伸;雄蕊生於冠管喉內,只下面一對發育。小堅果黑色。

分佈 生於山坡、溝旁或向陽草地。分佈於四川、雲南、西藏。

採製 春秋採挖,洗淨曬乾。

成分 含隱丹參酮 (cryptotanshinone)、丹參酮 II_A (tanshinone II_A) 等。

性能 苦、甘,溫。調經活血,祛瘀生新。

應用 用於月經不調,痛經,血虛閉經,腎虛腰痛。用量 10～15 g。

文獻 《中藥誌》一,343。

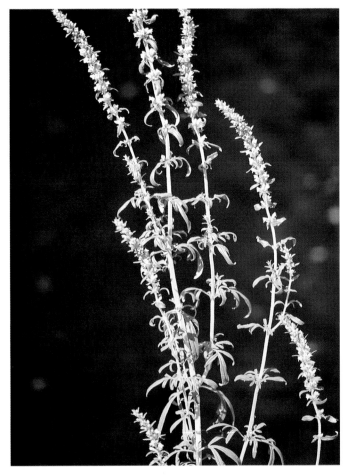

308 荊芥

來源 唇形科植物荊芥 Schizonepeta tenuifolia Briq. 的全草。

形態 一年生草本,高 60～80 cm。莖基部稍帶紫色,四稜形。葉對生,莖基部葉羽狀深裂,裂片 5,中部及上部葉無柄,裂片 3～5,線形,兩面均被柔毛。花為輪傘花序,多輪密集形成穗狀,各輪間多密接,具無柄線狀苞片;花小淡紫色;花萼鐘形,先端 5 齒裂,裂片卵狀三角形;花冠二唇形,上唇較小,2 裂。小堅果 4,卵形。

分佈 多為栽培。分佈於中國多數地區。

採製 秋季花穗綠時採收,曬乾。

成分 含揮發油,油中有右旋薄荷酮 (α-menthone)。

性能 辛,溫。祛風發表,除血熱,解痙,炒黑止血。

應用 用於感冒發熱頭痛,咽喉腫痛;瘡瘍腫毒。用量 5～10 g。

文獻 《大辭典》下,3246。

309 山藿香

來源 唇形科植物山藿香 Teucrium viscidum Bl. 的全草。

形態 多年生草本,高 30～70 cm。莖四稜形。葉對生,卵形,兩面近無毛或被微柔毛,邊緣具粗鈍齒,葉面有皺紋。假穗狀花序頂生或腋生。花冠白色、淡紅色或淡紫色。小堅果扁圓形。

分佈 生於荒坡、田邊草叢中。分佈於南方各地。

採製 夏秋季採,鮮用或曬乾。

成分 含氨基酸、有機酸、酚類化合物。

性能 苦、微辛,涼。涼血止血,散瘀消腫,解毒止痛。

應用 用於吐血,衄血,便血,痛經,外傷出血,癰腫疔瘡。用量 15～30 g。外用適量。

文獻 《滙編》上,118。

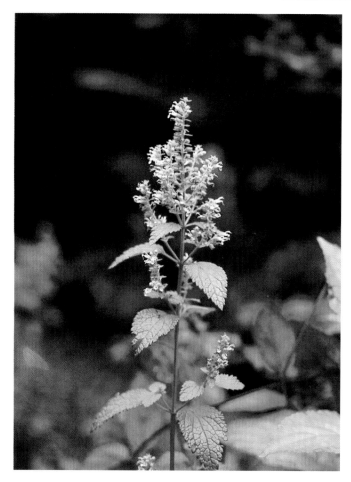

310 百里香(地椒)

來源 唇形科植物百里香 Thymus mongolicus Ronn. 的全草。

形態 矮小半灌木狀草本,有強烈芳香氣味。匍伏莖平臥,末端多成無花小枝或偶成花枝,上面密生直立莖;莖四稜形,多分枝,被絨毛。對生葉小,近革質,橢圓狀披針形或卵狀披針形,有透明油點。花密集枝端成圓頭狀花序;花小,紫色,花萼略唇形;花冠二唇形;2 強雄蕊。小堅果 4。

分佈 生於向陽山坡或灌木叢中。分佈於東北及河北、內蒙古、甘肅、青海。

採製 夏季枝葉茂盛採收,洗淨去根,切段,鮮用或曬乾。

成分 全草含揮發油等。

性能 辛,微溫。祛風解表,行氣止痛,止咳。

應用 用於感冒,咳嗽,頭痛,急性腸胃炎等。用量 6～15 g。

文獻 《滙編》上,325。

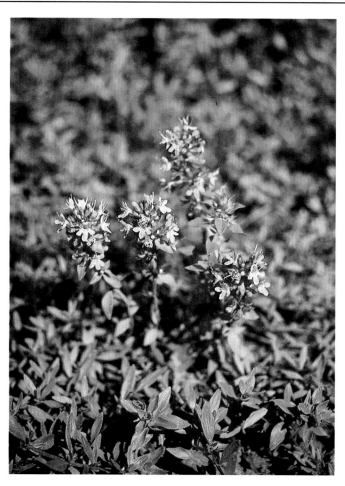

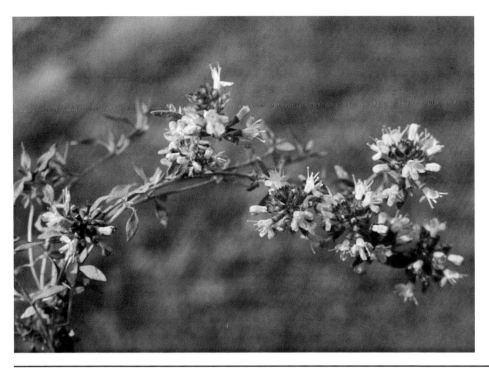

311 地椒

來源 唇形科植物展毛地椒 Thymus przewalskii (Komar.) Nakai 的全草。

形態 矮小半灌木狀草本，匍伏莖末端多為開花小枝。葉近無柄，長橢圓形或長方線形，長 8～12 mm，無毛。花序初為圓頭狀，花後漸長呈短穗狀，花序軸密被展毛，苞葉披針形；花萼倒披針形，花冠超萼較多，二唇；雄蕊 2 強，外露。小堅果 4，包於增大宿萼內。

分佈 生於向陽乾溝，乾河床石礫地。分佈於東北、河北及陝西。

採製 夏季枝葉茂盛時採拔全株，去根，切段晾乾或鮮用。

成分 全草含揮發油，主要成分為對傘花烴 (p-cymene)，百里香酚 (thymol) 等。

性能 辛，微溫。祛風解表，行氣止痛，止咳。

應用 用於感冒，咳嗽，頭痛，腸胃炎等。用量 6～15 g。

文獻 《滙編》上，325。

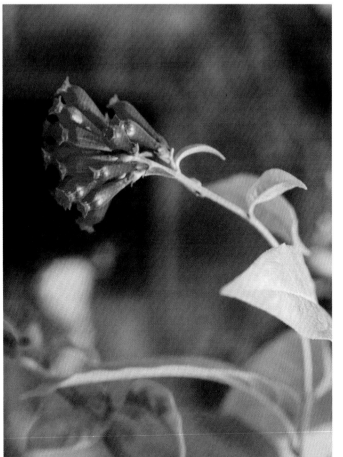

312 瓶兒花

來源 茄科植物瓶兒花 Cestrum furfureum Standl. 的葉。

形態 灌木，莖披散狀，高 1～2 m。單葉互生，長圓狀披針形或長圓狀卵形，先端驟尖，基部截形或楔形，具柄約 1 cm，有特殊氣味。花 2 朵着生於一短柄，再聚成腋生傘房狀花序，花序略下垂；花萼 5 裂，裂片寬三角狀，紅色；花冠筒瓶狀，紅色，下部細小，至上部膨大，先端縊縮而有三角狀卵形裂片；雄蕊 5，花絲基部膨大，貼生於花冠筒內；雌蕊 1。果為漿果。

分佈 原產墨西哥。中國有栽培。

採製 隨時可採，鮮用。

性能 苦，涼。有小毒。清熱消腫。

應用 外用於乳腺炎，跌打腫痛，疔瘡癤癰，丹毒。外用適量。

附註 調查資料。

313 十萼茄

來源 茄科植物紅絲線 Lycianthes bi-flora (Lour.) Bitter 的葉及全草。

形態 半灌木，高 60～150 cm，全株密被黃色柔毛。單葉互生，葉片卵形，全緣，兩面均被柔毛。常 2～3 朵花(稀 1 或 4～5)生於葉腋；花萼杯狀，萼齒 10 裂，鑽狀線形；花冠淡紫色或白色，星狀，5 裂至中部；雄蕊 5。漿果球形，熟後紅色，宿萼盤狀。種子卵狀三角形。

分佈 生於陰濕的山坡溝谷中或林下水邊。分佈於福建、江西、廣東、四川、雲南。

採製 夏秋採集，曬乾。

性能 葉澀，涼。祛痰止咳，清熱解毒。

應用 葉用於咳嗽氣喘。外用於疔瘡紅腫，外傷出血。用量 15～30 g。外用適量。

文獻 《滙編》下，5。

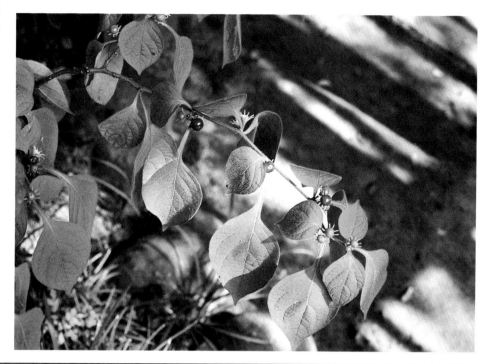

314 地骨皮

來源 茄科植物枸杞 Lycium chinense Mill. 的根皮。

形態 灌木，高達 1 m，全株無毛。枝有棘刺，枝頂銳尖成刺狀。葉卵形或卵狀披針形，互生或 2～4 枚簇生。花淡紫色，單生或 3～5 朵簇生於葉腋；花 5 數。漿果卵形。

分佈 生於荒地或多栽培作蔬菜。分佈於全中國各地。

採製 春秋季採，曬乾。

成分 含甜菜碱 (betaine)、皂甙，葉含肌苷 (inosine)、柳杉酚 (sugiol)、5α-豆甾烷-3，6-二酮 (5α-stigmastane-3，6-dione)、天門冬氨酸等 20 多種氨基酸。

性能 甘，寒。清熱退燒，涼血，降血壓。

應用 用於肺結核低熱，肺熱咳嗽，糖尿病，高血壓病。用量 6～12 g。

文獻 《中藥通報》;(1987：54)，42；《滙編》上，338。

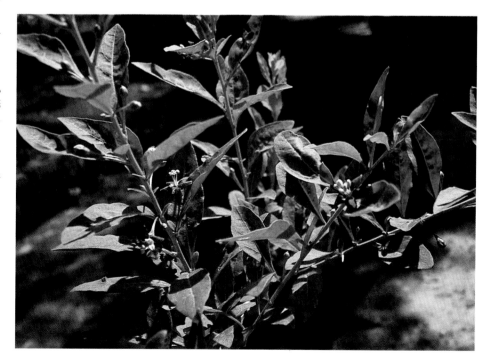

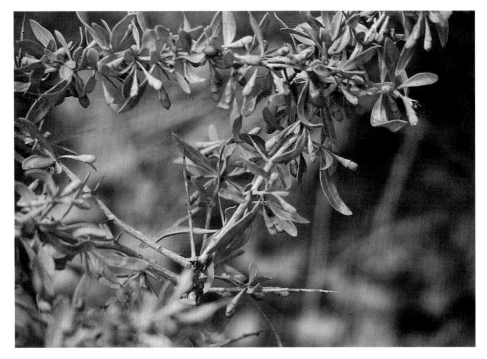

315 黑子刺

來源 茄科植物黑果枸杞 Lycium rutheenicum Murr. 的果實。

形態 灌木，高 20～150 cm。多分枝，枝條常彎曲，白色。葉簇生於短枝上，無柄，葉片線狀披針形，頂端鈍而圓。花 1～2 朵，生於棘刺基部兩側的短枝上；花萼狹鐘狀；花冠漏斗狀，淺紫色。漿果球形，成熟後黑色。種子腎形，褐色。

分佈 生於鹽碱土的荒地或沙地上，耐乾旱。分佈於新疆、西藏、青海、甘肅、陜西等。

採製 秋李果成熟時採收，晾乾。

性能 甘，寒。明目，止咳，清熱。

應用 用於咳嗽，牙齦出血，目昏暗等。用量 9～30 g。

文獻 《甘肅中草藥手册》三，1694。

附註 本植物根皮在民間有的作"地骨皮"入藥。

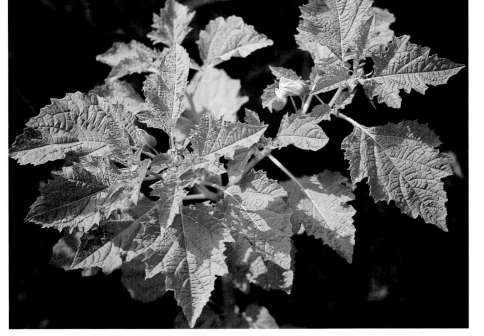

316 假酸漿

來源 茄科植物假酸漿 Nicandra physaloides (L.) Gaertn. 的全草。

形態 一年生草本，高 30～80 cm。單葉互生，卵形或橢圓卵形，邊緣有不規則鋸齒或皺波狀，側脈 4～5 對。花單生於葉腋，淡紫色；花萼 5 深裂，裂片基部心形；花冠漏斗狀，花筒內基部有 5 個紫斑。蒴果球形，外包 5 個宿存萼片。種子細小，淡褐色。

分佈 生於田邊、荒地、籬笆邊。分佈於廣西、貴州、雲南等。

採製 秋季採收。

成分 葉含假酸漿烯酮 (nicandrenon)；根含古豆碱 (hygrine)；全草含假酸漿貳苦素 (nicandrin) 等。

性能 甘淡、微苦，平。止咳祛痰，清熱解毒，鎮靜。

應用 用於狂犬病，精神病，癲癇，風濕痛，瘡癤，疥癬，疝氣，感冒。用量 15～30 g。

文獻 《大辭典》下，4522。

317　金鈕扣

來源　茄科植物刺天茄Solanum indi-
cum L. 的根、全株。

形態　有刺亞灌木。枝、葉柄、葉脈上均
有粗刺和星狀柔毛。葉卵形，邊緣不規則
的 5～7 深波狀或羽狀深裂。短蝎尾狀花
序腋外生，花藍紫色，花5數；萼片多少
有刺。漿果球形。

分佈　生於山坡、路旁灌木叢中。分佈於
華南、西南。

採製　全年可採，鮮用或曬乾。

成分　含茄碱 (solanine)、龍葵胺 (sol-
anidine) 等。

性能　微苦，涼。有毒。散瘀止痛，解毒
消腫。

應用　用於扁桃體炎，咽喉炎，淋巴結炎，
牙痛、胃痛，跌打損傷。用量 6～9 g。

文獻　《滙編》上，536。

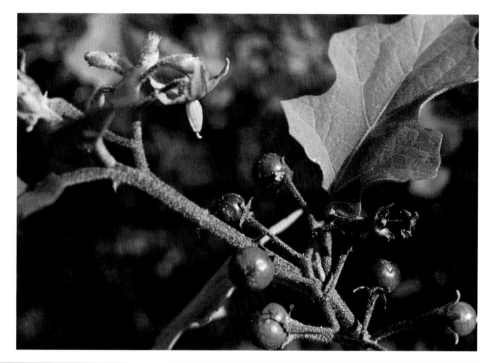

318　白英

來源　茄科植物白英 Solanum lyratum
Thunb. 的全株或根。

形態　多年生蔓狀草本。嫩枝被毛。葉卵
形或卵狀長圓形，被毛，生於下部的葉常
在基部 3～5 裂。聚傘花序與葉對生，花白
色；花5數。漿果球形。

分佈　生於山地草叢或灌木叢中。分佈於
黃河以南。

採製　夏秋季採，曬乾。

成分　莖及果實含茄碱 (lanine) 等，果
皮含花色甙及其甙元。

性能　苦，平。有小毒。清熱利濕，解毒
清腫，抗癌。

應用　全株用於感冒，痢疾，黃疸型肝炎，
膽囊炎，膽石病，子宮糜爛，白帶，腎炎
水腫，癌症。外用於癰癤腫毒。根用於風
濕性關節炎。用量15～30 g。外用適量。

文獻　《滙編》上，291；《廣西民族藥簡
編》，258。

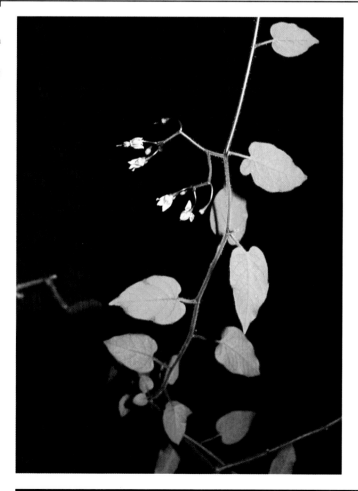

172

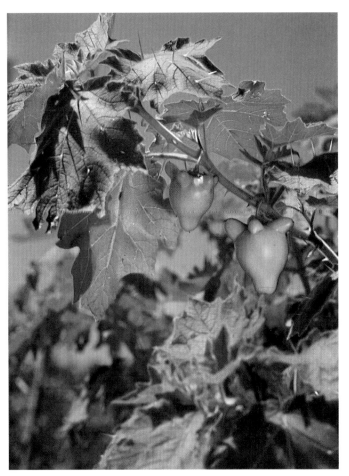

319 五指茄

來源 茄科植物乳茄Solanum mammo-sum L. 的果實。

形態 灌木，高達1.5 m。全株被柔毛，莖、葉柄、葉脈均有銳刺。葉卵形，邊緣具不規則淺裂。蝎尾狀花序腋外生；花紫色，花5數。漿果倒梨形，基部具3～5個乳頭狀突起。

分佈 生於村旁灌木叢中。分佈於廣東、廣西、雲南。

採製 秋冬季果熟時採，多爲鮮用。

成分 含茄解定 (solasodine)、茄解寧 (solasodiene)、薯蕷皂苷配基 (diosgenin) 等。

性能 苦、澀，寒。有毒。散瘀消腫。

應用 外用於淋巴結結核，瘡癰癤腫，鮮果切爲兩半，火烤熱敷患處。外用適量。

文獻 C.A. (1985：102)，109862h；《滙編》下，829。

320 茄子

來源 茄科植物茄 Solanum melongena L. 的根、葉、花、果和宿萼。

形態 一年生草本，高達1 m，無刺或疏刺，全株被星狀柔毛。葉互生，卵狀橢圓形。聚傘花序；花萼鐘形，萼片5，被星狀柔毛；花冠紫藍色，裂片長卵形；雄蕊5。漿果長橢圓形、球形或長柱形，深紫色或黃白色，光滑，基部有宿存花萼。

分佈 全中國各地均有栽培。

採製 夏秋採。

成分 葉含龍葵碱 (solanine)、果含胡蘆巴碱 (trigonelline) 等。

性能 根甘、辛，寒。散血消腫。果甘，涼。清熱活血，止痛消腫。

應用 根用於久痢便血，脚氣，齒痛，凍瘡。葉用於血淋，血痢，凍傷等。果用於腸風下血，熱毒，潰瘍。花用於金瘡，牙痛。蒂用於癰疽腫毒等。用量根、葉、蒂各6～10 g。

文獻 《大辭典》上，2689～2693。

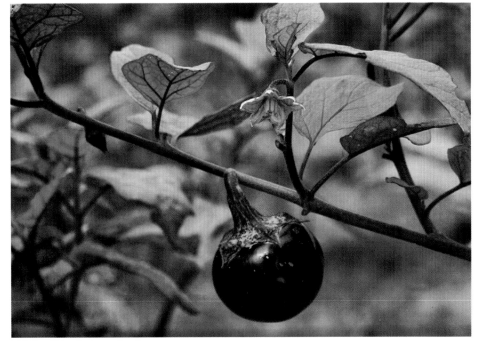

321 丁茄

來源 茄科植物丁茄 Solanum surattense Burm. f. 的根、果或全草。

形態 亞灌木,高 30～60 cm。莖有勁直的長刺。葉互生,寬卵形,長 5～12 cm,寬 5～10 cm,5～7 羽狀淺裂,脈上有長刺。聚傘花序腋生;萼 5 裂,有長刺;花冠白色,裂片 5,披針形;雄蕊 5;子房上位。漿果球形,熟時橙紅色。

分佈 生於路旁、田邊半陰濕肥沃地方。分佈於長江以南至福建、台灣、廣東、廣西、雲南。

採製 夏秋採全草;秋季採根、果,洗淨,鮮用或曬乾。

成分 全草及果實中含生物鹼,以未成熟果中含茄鹼最多。

性能 苦、辛,微溫。有毒。活血散瘀,麻醉鎮痛。

應用 用於跌打損傷,風濕腰腿痛,癰瘡腫毒,凍瘡。外用適量。

文獻 《滙編》上,9。

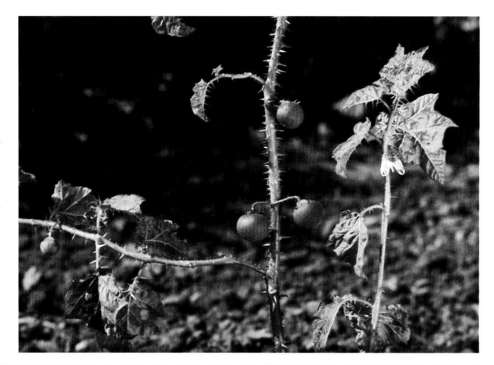

322 假烟葉

來源 茄科植物野茄樹 Solanum verbascifolium L. 的根或葉。

形態 灌木,全株有灰白色粉狀毛。葉互生,大而厚,全緣或略波狀,下面蒼白色,密被柔毛。花白色,複聚傘花序;花萼鐘狀;花冠檐部 5 裂。漿果球形,黃褐色。種子扁平。

分佈 生於村邊、曠地、疏林下。分佈南方各地。

採製 全年可採,鮮用或曬乾。

成分 含茄解鹼 (solasonine)、澳洲茄邊鹼 (sola margine)、龍葵鹼 (solanine) 等。

性能 辛、苦,微溫。有毒。止痛,解毒,收斂。

應用 根用於胃痛,腹痛,慢性粒細胞白血病。葉外用於癰瘡腫毒,皮膚潰瘍,外傷出血。用量 6～15 g。外用適量。

文獻 《滙編》上,787。

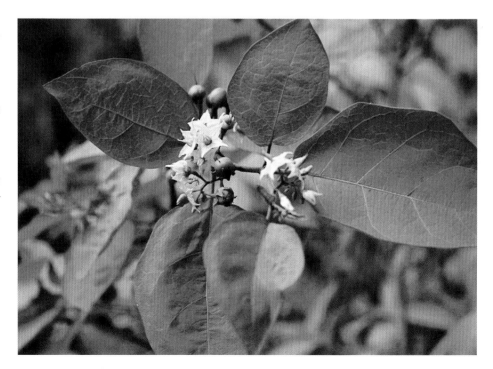

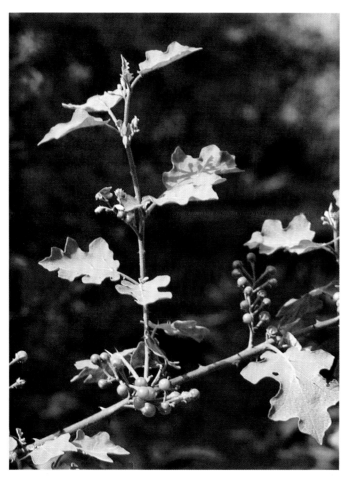

323 黃水茄

來源 茄科植物黃刺茄 Solanum xantho-carpa Schrad. et Wendl. 的根、葉及果實。

形態 多年生草本或半灌木，全株密被星狀毛。莖枝有皮刺。葉互生，卵形或卵狀橢圓形，羽狀深裂，有細長針刺。聚傘花序腋外生，常3～5朵花；花萼鐘狀，有刺，上端5裂，外被星狀毛；花冠藍紫色，5淺裂；雄蕊5，着生於花冠筒喉部；子房具多數胚珠。漿果球形，直徑1.3～1.9 cm，熟時黃色。

分佈 生於山坡、河邊砂土上。分佈於湖北、廣東、台灣、四川。

採製 夏秋採根、葉；秋冬採果，鮮用或曬乾。

成分 果實含多種甾類化合物及三萜類化合物。

性能 苦、辛，溫。利濕，消腫，止痛。

應用 用於風濕關節炎，睾丸炎，牙痛。用量9～15 g。

文獻 《滙編》下，542。

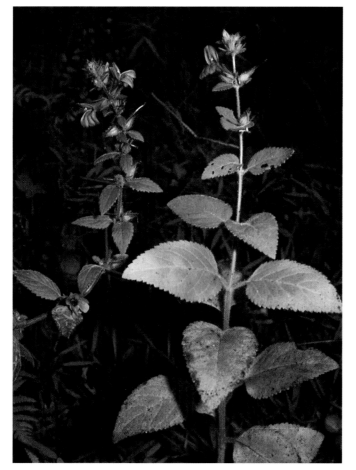

324 毛麝香

來源 玄參科植物毛麝香 Adenosma glutinosum (L.) Druce 的全株。

形態 一年生草本，全株被黏質腺毛。莖上部四方形，下部圓柱形。葉卵形，被毛，下面有腺點，邊緣有鋸齒，揉爛有香氣。花藍紫色，單生葉腋或密集成總狀花序；花萼5裂；花冠二唇形；雄蕊4，2枚發育，2枚退化成腺體狀。蒴果卵形。

分佈 生於荒山坡、路旁。分佈於華南及江西、福建、雲南。

採製 夏秋季採，陰乾。

成分 顯黃酮武、酚類、三萜類、揮發油及氨基酸反應。

性能 辛、苦，溫。祛風止痛，散疼消腫，殺蟲止癢。

應用 用於風濕骨痛。外用於跌打腫痛，濕疹，蕁麻疹。用量10～15 g。外用適量。

文獻 《滙編》上，198。

325 母草

來源 玄參科植物母草 Lindernia crustacea (L.) F. Muell. 的全草。

形態 一年生草本，高達 15 cm。葉對生，濶卵形，多少呈三角狀，葉緣有明顯粗鋸齒。花腋生或排成短總狀花序，花梗細長，長 8～22 mm；花萼 5 裂，萼齒三角狀卵形；花冠紫色，二唇形；雄蕊 4，僅前方一對能育，花絲的附屬體線形。蒴果倒卵形，約與宿萼等長。

分佈 生於田邊、溪旁或疏林中。分佈於南方各省區。

採製 夏秋採，洗淨曬乾。

性能 微苦、淡，涼。清熱利濕。

應用 用於感冒，急慢性菌痢，腸炎，癰瘡疔瘡，跌打，乳癰，胃痛，毒蛇咬傷等，用量 3～10 g。外用適量。

文獻 《大辭典》上，1600。

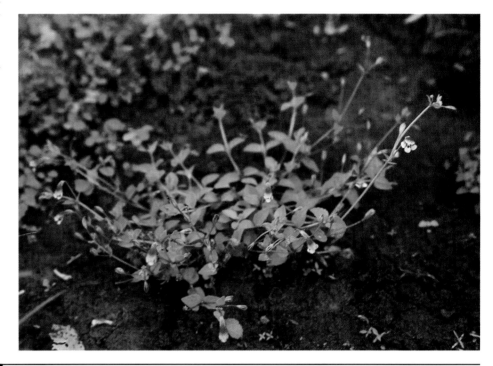

326 通泉草

來源 玄參科植物通泉草 Mazus japonicus (Thunb.) O. Ktze. 的全株。

形態 一年生草本。莖無毛或被疏毛。葉倒卵狀匙形，邊緣具不規則鈍齒。總狀花序頂生，花淡藍紫色；萼齒 5；花冠 5 裂成二唇形；雄蕊 4。蒴果球形。

分佈 生於濕潤草坡、田野、路旁。除內蒙古、寧夏、青海、新疆外，各地有分佈。

採製 夏秋季採，曬乾。

性能 苦，平。止痛，健胃，解毒。

應用 用於偏頭痛，消化不良。外用於疔瘡，膿疱瘡，燙傷。用量 9～15 g。外用適量。

文獻 《滙編》下，494。

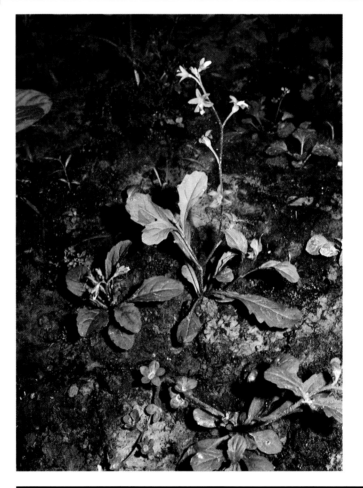

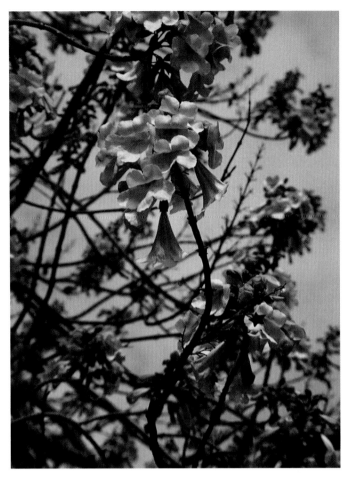

327 泡桐

來源 玄參科植物泡桐 Paulownia fortunei (Seem.) Hemsl. 的根及果實。

形態 落葉喬木，高達 1.5 m。小枝粗壯。單葉對生，幼時上面有星狀毛，老葉禿淨；下面密生灰白色星狀毛。圓錐花序頂生，花冠漏斗狀鐘形，內面有紫斑，裂片 5，不等大；雄蕊 4；子房 2 室。蒴果倒卵形，宿萼 5 淺裂。

分佈 生於排水良好的砂質壤土。除北方較寒冷地區外，皆有栽培。

採製 秋季採根；夏季採果，分別曬乾。

性能 苦，寒。根祛風，解毒，消腫，止痛。果實化痰止咳。

應用 根用於筋骨疼痛，瘡瘍腫毒，紅崩白帶。果用於氣管炎。用量根及果均為 15～30 g。

文獻 《滙編》上，466。

328 苦玄參

來源 玄參科植物苦玄參 Picria fel-terrae Lour. 的全株。

形態 多年生草本。莖被短糙毛，節處膨大。葉卵形，邊緣有鈍鋸齒，兩面被短糙毛。花序總狀排列，花白色或紅褐色；萼片 4，外方 2 片最大，卵形；花冠二唇形；雄蕊 4，退化雄蕊 2。蒴果卵形，包於宿萼內。

分佈 生於疏林下或荒田中。分佈於華南及貴州、雲南。

採製 全年可採，曬乾。

成分 含苦玄參甙 (picfeltarraenin) IA 和 IB、苦玄參甙元 (picfeltarraegenin) I、II、III等。

性能 苦，涼。消熱解毒，消腫止痛。

應用 用於感冒，喉痛，痢疾，毒蛇咬傷，淋巴結炎。用量 9～15 g。

文獻 《滙編》下，832；《化學學報》(1982：9)，812；(1985：4)，374。

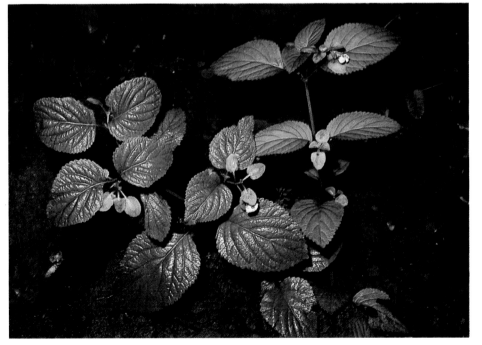

329　草本威靈仙

來源　玄參科植物輪葉婆婆納 Veronica-strum sibiricum(L.) Pennell 的全草。

形態　多年生草本，高 0.8～1.5 m。根狀莖橫走。莖直立，圓形。葉 3～9 片輪生；葉片廣披針形或長橢圓形，先端漸尖，基部楔形，邊緣有鋸齒。穗形總狀花序，狗尾狀；花小，苞狀；淡紫色或紫藍色；雄蕊 2。蒴果卵狀圓錐形，兩面有溝。

分佈　生於林間、陰濕草地、山溝等地。分佈於東北、華北、西北等地。

採製　夏秋採收，切碎曬乾。

性能　微苦，寒。清熱解毒，祛風除濕，解毒止痛。

應用　用於風濕性腰腿痛，肌肉痛，感冒，膀胱炎，創傷出血，毒蛇咬傷，毒蟲螫傷。用量 10～15 g。

文獻　《大辭典》上，2723。

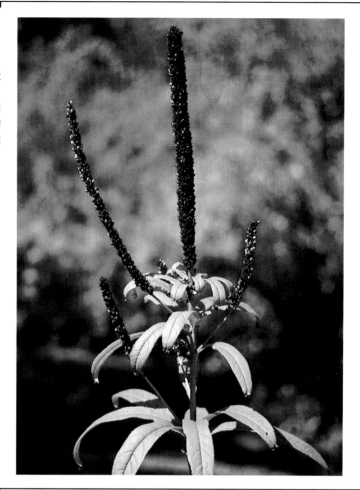

330　硬骨凌霄(凌霄)

來源　紫葳科植物硬骨凌霄 Campsis·radicans (L.) Seem. 的花及全株。

形態　落葉攀援藤本，高約 5 m，具攀援氣根。奇數羽狀複葉對生，小葉 7～15，邊緣有 4～5 對鋸齒。聚傘花序聚成圓錐狀；花橘紅色，花萼裂片無稜，橘紅色；花冠漏斗狀鐘形；雄蕊 4，2 枚較長，花藥個字著生；子房卵圓形。蒴果細長。

分佈　原產北美。中國有栽培。

採製　根、莖春秋採收，洗淨，切片曬乾；5～8 月採未完全開放的花，曬乾或微火烘乾。

性能　根、全株苦，涼。花酸，微寒。活血通經，散瘀消腫。

應用　根、除花外的全株，用於胃痛，小兒疳積，跌打損傷。花用於月經不調，閉經，腹痛。用量 10～30 g。花 5～15 g。

文獻　《廣西民族藥簡編》，64。

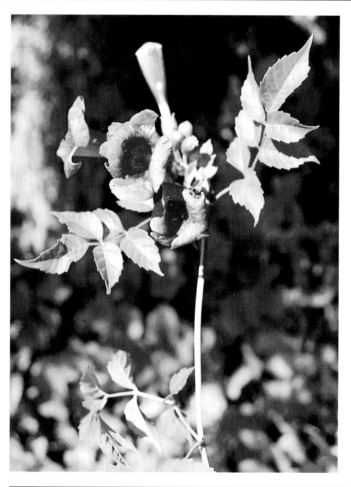

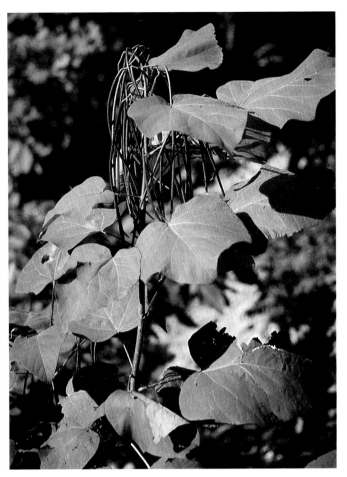

331 梓白皮

來源 紫葳科植物梓樹 Catalpa ovata Don 的根皮或樹皮的韌皮部。

形態 落葉喬木，高約 6 m。葉對生或輪生，寬卵形或近圓形，先端常 3～5 淺裂，上面疏生長柔毛；葉柄長，嫩時有長毛。圓錐花序；花序梗有毛；花冠淡黃，內有黃色線紋和紫色斑點。蒴果嫩時疏生長柔毛。種子長橢圓形，兩端生長毛。

分佈 常種植路邊、屋旁。分佈於長江流域及以北省區。

採製 春、夏兩季採收，曬乾。

成分 根皮含異阿魏酸 (isoferulic acid)、穀甾醇 (sitosterol)。樹皮含對-香豆酸 (p-coumaric acid) 和阿魏酸 (ferulic acid)。

性能 苦，寒。利濕熱，殺蟲。

應用 外用於濕疹，皮膚瘙癢，小兒頭瘡。外用適量。

文獻 《長白山植物藥誌》，1035；《大辭典》下，4091。

附註 本植物的木材、葉和果實亦供藥用。

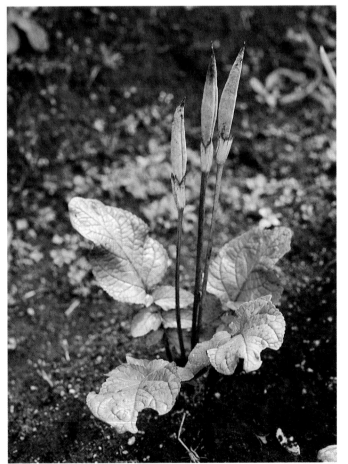

332 雞肉參

來源 紫葳科植物大花雞肉參 Incarvillea mairei (Levi.) Grierson var. grandiflora (Wehrhahn) Grierson 的根及種子。

形態 多年生草本，無莖。葉根生，羽狀分裂，連葉軸長達 24 cm，側生小葉 2～3 對，潤卵圓形，基部微心形，邊有鈍齒。總狀花序有 2～3 花，花序梗與花柄近等長。花大，紫紅色；花萼鐘形；花冠鐘形，下部帶黃色，花冠裂片圓形；雄蕊及花柱內藏，柱頭扁平扇狀。蒴果長披針形，木質，四稜。

分佈 生於海拔2500～3650m高山草坡。分佈於青海、四川、雲南等省。

採製 秋冬採收，生用或曬乾。

性能 甘、苦，涼。涼血生津，活血，調經。

應用 生品用於血熱。熟品用於頭暈，貧血，體虛，產後少乳，月經不調。

附註 調查資料。

333 黑芝麻（芝麻）

來源 胡麻科植物芝麻 Sesamum orientale L. 的黑色種子。

形態 一年生草本，全株被毛。莖方柱形。葉長圓形至披針形，基生者常 3 裂。花白色帶淡紅色，單生，腋生；萼 5 裂；花冠二唇形；雄蕊 4。蒴果長圓狀圓筒形，被毛。

分佈 栽培。全中國各地有栽培。

採製 秋季採，去雜質，曬乾。

成分 含油酸、亞油酸、軟脂酸、硬脂酸、芝麻素 (sesamin)、芝麻酚 (sesamol) 等。

性能 甘，平。滋補肝腎，養血潤腸，通乳。

應用 用於貧血，便秘，肝腎不足，頭暈目眩，乳汁缺乏。用量 3～9 g。

文獻 《滙編》下，618。

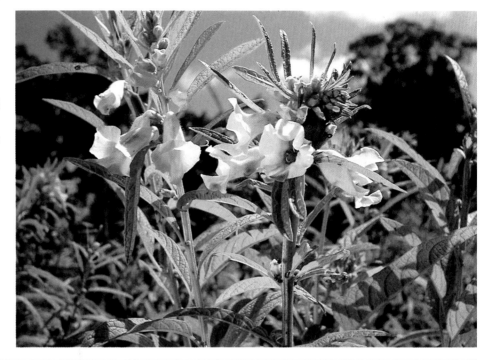

334 牛耳朵

來源 苦苣苔科植物牛耳巖白菜 Chirita eburnea Hance 的根、全草。

形態 多年生草本。根粗壯，直徑達 1 cm。葉基生，肉質，葉片卵形或窄卵形，先端尖，基部窄長，全緣，兩面伏生灰白色長柔毛。花莖 2～4，直立，密生短柔毛，花序基部有總苞 2，兩面均密被毛茸；花冠管圓柱形，呈二唇形，淡紫色。蒴果線形。

分佈 生於山地溪邊或林石中。分佈於湖南、湖北、廣東、廣西、四川、貴州。

採製 全年可採，曬乾。

性能 甘，平。補虛，止咳，止血，除濕。

應用 用於陰虛咳嗽，肺結核咳血，血崩，白帶。用量根 30 g。全草 9～15 g。

文獻 《滙編》下，154。

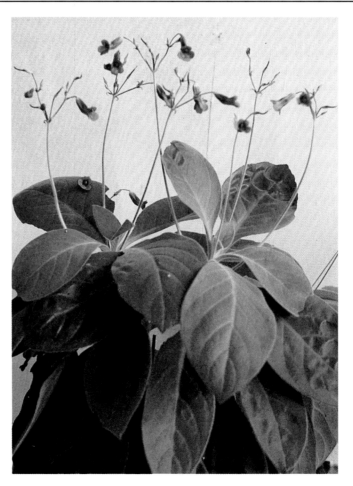

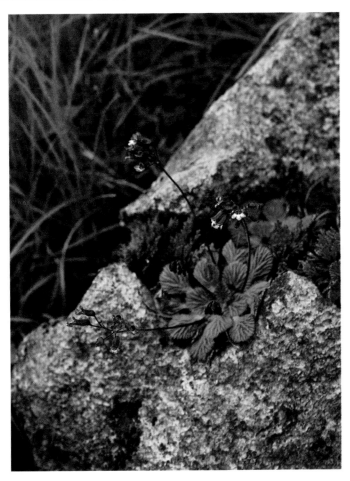

335 石膽草

來源 苦苣苔科植物石膽草 Corallodiscus flabellatus (Franch.) B.L. Brutt 的全草。

形態 多年生草本，高 10～20 cm。葉基生，成圓墊狀平鋪於巖石上；葉倒卵形，邊緣波狀，有粗鋸齒，兩面被長毛，葉脈羽狀。花莖從葉叢中抽出，聚傘花序，花淡藍色；花萼小，5 裂；花冠管圓柱形，頂端 2 唇形。蒴果狹長，2 瓣裂。種子多數。

分佈 生於溪邊或山坡巖石旁。分佈於四川、雲南。

採製 秋冬探，曬乾或鮮用。

性能 苦、辛，寒。活血解毒，消腫止痛。

應用 用於月經不調，赤白帶下，心悸，跌打損傷，刀傷，瘡癤，頑癬，腮腺炎，咽喉腫痛。用量 9～15 g。外用適量。

文獻 《大辭典》上，1247。

336 兩面綢

來源 苦苣苔科植物異裂苣苔 Pseudochirita guangxiensis (S.Z. Huang) W.T. Wang 的葉。

形態 多年生草本，高達 1 m。莖粗壯，與葉均密被絹毛。葉橢圓形，每對葉一大一小，邊緣具鋸齒，下面灰綠色，被毛較長。二歧聚傘花序腋生，花白色至灰白色；花萼 5 淺裂，外面被腺毛和絹毛；花冠二唇形，外面無毛或近上部被腺毛；雄蕊 2，花絲稍膝狀彎曲，退化雄蕊 2，絲狀。蒴果棒狀，略扁，幼時被腺毛。

分佈 生於林下陰濕處。特產廣西。

採製 全年可採，鮮用或曬乾。

性能 消腫止痛。

應用 外用於跌打腫痛。外用適量。

文獻 《廣西民族藥簡編》，267。

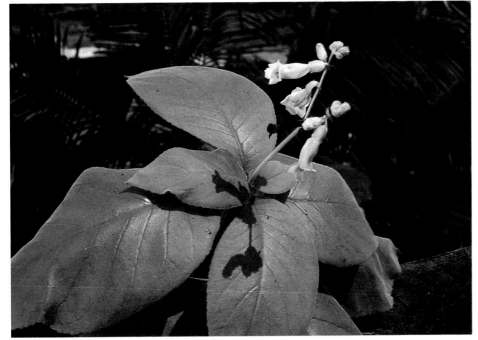

337 球花馬藍

來源 爵床科植物球花馬藍 Goldfussia pentstemonoides Nees 的全株。

形態 多年生草本，高達 1 m。莖無毛，節膨大。葉長圓形，上面脈上被毛，有線狀鐘乳體。頭狀花序腋生，花序下具卵形苞片，無毛，花開前脫落；花紫紅色；花萼 5 深裂，被腺毛，花冠外面被毛；雄蕊4。蒴果有腺毛。

分佈 生於山谷陰濕處。分佈於浙江、湖北、雲南、廣西、四川、貴州。

採製 夏秋採，曬乾。

成分 葉含酚類、甾醇等。

性能 甘，涼。清熱瀉火，滋腎養陰。

應用 用於腎虛腰痛，咽喉炎，消渴，溫病傷津，急性肝炎。用量 15～30 g。

文獻 《浙江藥用植物誌》下，1197。

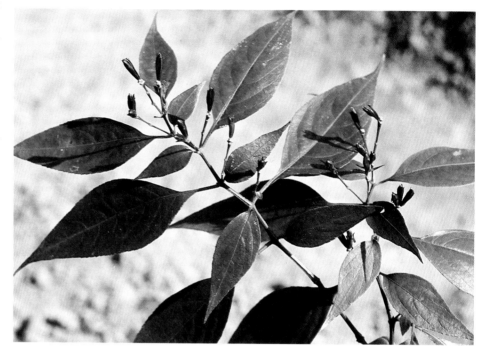

338 山一籠雞

來源 爵床科植物山一籠雞 Gutzlaffia aprica Hance 的根。

形態 多年生草本。莖被白色短糙毛。葉橢圓形至長圓形，兩面均被粗毛或下面被綿毛。花序頭狀，頂生或腋生，花白色；苞片披針形，長約 1.5 cm，被糙毛，小苞片與萼片相似，萼裂片 5；花冠 5 裂；雄蕊2。蒴果。種子生於種鈎上。

分佈 生於山坡草地或灌木叢中。分佈於江西、廣東、廣西、雲南、四川。

採製 秋季採，曬乾。

性能 辛、微苦，涼。發汗解表，清肺止咳。

應用 用於感冒發熱，咳嗽。用量 9～15 g。

文獻 《滙編》下，835。

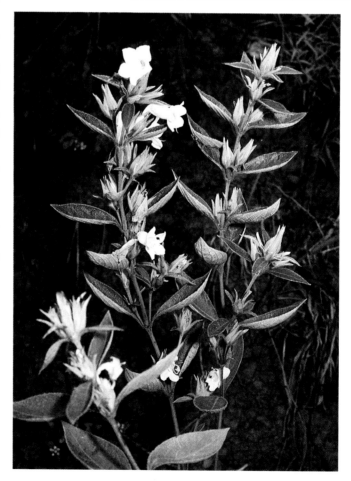

339 九頭獅子草

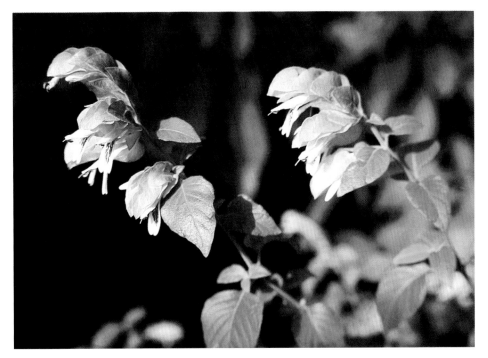

來源 爵床科植物九頭獅子草 Peristrophe japonica (Thunb.) Makino 的全草。

形態 多年生草本，高 20～60 cm。莖披散，四稜形，節顯著膨大。葉對生，橢圓形或卵狀披針形，全緣。聚傘花序短，集生於枝梢葉腋；每一花下有大小 2 片葉狀苞，較花萼大；萼 5 裂；花冠淡紅紫色，下部筒狀細長，上部分裂呈二唇，超出苞外；雄蕊 2；花柱白色，柱頭 2 裂。蒴果窄倒卵形。

分佈 生於山坡，林卜，路旁，溪邊陰濕地。分佈於長江以南各地。

採製 夏秋採割全草，曬乾。

性能 辛、微苦，涼。發汗解表，解毒消腫，鎮痙。

應用 用於感冒發熱，咽喉腫痛，白喉，小兒消化不良，小兒高熱驚風。外用於癰瘡腫毒，蛇傷，跌傷。用量 15～30 g。

文獻 《滙編》上，17。

340 白泡草

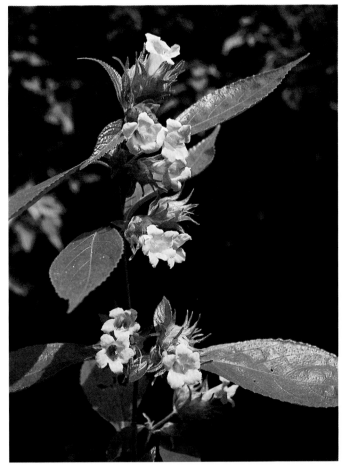

來源 爵床科植物黃球花 Sericocalyx chinensis (Nees) Bremek 的全株。

形態 多年生草本。莖被粗毛，基部伏地生根。每對葉稍不等大，兩面均有粗毛和線狀鐘乳體，邊緣具鋸齒，開花期葉面常有氣泡狀顆粒。穗狀花序頂生或腋生；苞片覆瓦狀重疊，被粗毛；花黃色，萼 5 深裂；花冠鐘狀，5 裂；雄蕊 4。蒴果線形。

分佈 生於蔭蔽濕地上。分佈廣東、海南、廣西。

採製 夏秋季採，曬乾。

性能 微辛，涼。涼血解毒，消腫止痛。

應用 用於痢疾。外用於跌打腫痛，瘡瘍潰爛，濕疹，皮膚瘙癢。用量 9～15 g，外用適量。

文獻 《滙編》下，836。

341 金雞納

來源 茜草科植物萊氏金雞納樹 Cinchona ledgeriana Moens. 的樹皮、枝皮及根皮。

形態 喬木。葉對生,披針形或橢圓形,平滑無毛。花黃白色,有極烈臭味,花托鐘狀,萼短,宿存;花冠筒長;雄蕊5;雌蕊1,子房下位,2室,柱頭2叉。蒴果長橢圓形。

分佈 生於溫暖潮濕的氣候,肥沃、排水良好的壤土。原產南美。雲南、台灣有栽培。

採製 砍下樹,剝取樹皮,曬乾。

成分 樹皮、根皮、枝皮及種子,含有多種生物鹼,其中含量最多是喹啉 (quinine) 等。

性能 辛、苦,寒。有小毒。去瘧,鎮痛解熱。

應用 用於治瘧疾,解熱。用量3～6 g。

文獻 《大辭典》上,2874。

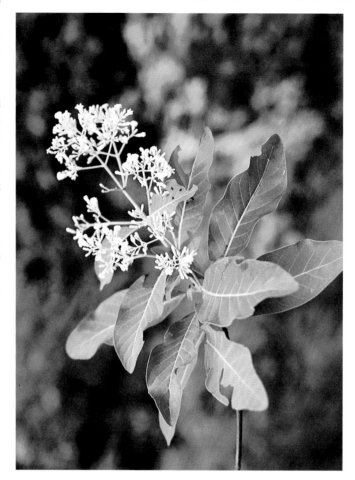

342 豬殃殃

來源 茜草科植物豬殃殃 Galium aparine L. var. tenerum (Gren. et Godr.) Reich b. 的全草。

形態 蔓狀或攀援狀一年生草本。莖四稜形,有側生小刺。葉6～8片輪生,無柄,針狀線形至窄倒卵狀長橢圓形,長1～2 cm或稍長,邊緣及下面中脈有倒生小刺。聚傘花序腋生;花白色或帶淡黃色;萼齒不顯;花冠4裂;雄蕊4;子房下位。果小,稍肉質,2心皮稍分離,各成一半球形。

分佈 生於荒地,庭園等處。分佈於中國南北各地。

採製 夏季採收,鮮用或曬乾。

成分 全草含車葉草甙 (asperuloside),茜草定－櫻草糖甙 (rubiadinprimveroside) 等。

性能 甘,平。利尿,滲濕。

應用 用於水腫,小便不利,泌尿系感染,腹瀉。用量6～15 g。

文獻 《滙編》上,798。

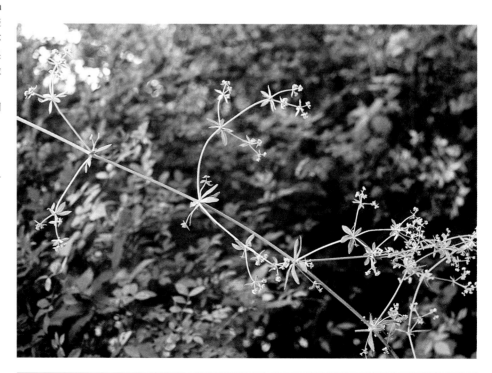

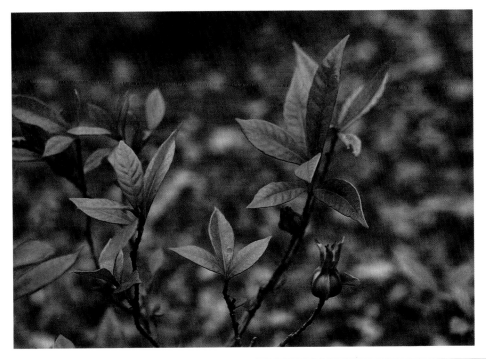

343 梔子

來源 茜草科植物梔子 Gardenia jasminoides Ellis 的果實及根。

形態 常綠灌木,高達 2 m。根淡黃色。莖多分枝。葉對生或輪生,披針形,革質光亮,托葉膜質。花單生枝端或葉腋;萼綠色,筒形;花冠白色,5～7瓣,栽培品種常見重瓣。蒴果卵圓形,成熟時金黃色。

分佈 生於山坡溫暖低濕處。分佈於長江以南各地,也有栽培。

採製 秋季採收果實,稍微蒸或煮,取出曬乾。

成分 含梔子甙 (jasminoidin)、山梔子甙 (shanzhiside)、梔子素 (gardonin) 等。

性能 苦,寒。瀉火解毒,清熱利濕,涼血散瘀。

應用 用於熱病高燒,心煩不眠,實火牙痛,黃疸型傳染性肝炎。用量果實3～9 g。根 30～60 g。

文獻 《滙編》上,740。

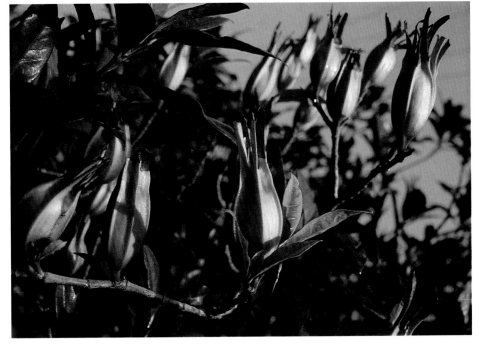

344 水梔子

來源 茜草科植物大梔子 Gardenia jasminoides Ellis var. grandiflora Nakai 的果實。

形態 常綠灌木。葉長圓狀披針形,托葉基部合生成筒狀而包莖。花白色,芳香,單生於葉腋或枝頂,花通常 6 數,有的 7～9 數;萼筒比萼片長;花冠長達 8 cm。果實長橢圓形,長 4～6 cm,有翅狀縱稜 6～9 條,頂端有宿存萼片,長 2～3 cm。

分佈 栽培。華南有栽培。

採製 秋季採,曬乾。

成分 種子含 D–甘露醇 (D-mannitol)、番紅花甙 (crocin) 等。

性能 苦,寒。清熱解毒、利膽。

應用 用於黃疸,腎炎水腫,鼻衄。用量 10～15 g。

文獻 《廣西藥園名錄》,262;《植物藥有效成分手冊》,261、697。

345 紅大戟

來源　茜草科植物紅大戟 Knoxia valerianoides Thorel ex Pitard 的塊根。

形態　多年生草本，高 30～100 cm。塊根 2～3 個，紡錘形。莖直立或上部稍呈蔓狀。葉對生，披針形，有短毛。頂生聚傘花序，花淡紫紅色或白色，花萼 4 齒裂；雄蕊 4；柱頭 2 裂。果實卵形或橢圓形。

分佈　生於丘陵草叢中半陰處。分佈於廣東、廣西、雲南。

採製　夏秋挖取塊根，洗淨，曬乾。

成分　根皮含大戟素，根含游離蒽醌類化合物和結合性蒽醌類化合物。

性能　苦，寒。有小毒。瀉水逐飲，消腫散結。

應用　水腫腹脹，胸腹積水，痰飲喘滿，癰瘡腫毒。用量 1.5～3 g。

文獻　《滙編》上，382。

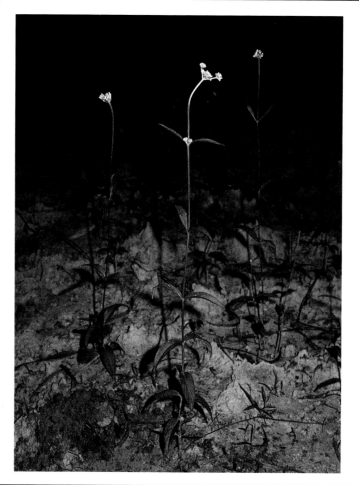

346 海巴戟

來源　茜草科植物橘葉巴戟 Morinda citrifolia L. 的根。

形態　直立灌木，全株無毛，小枝粗壯，乾時褐黃色，四稜柱形。葉對生，膜質，長圓狀橢圓形或廣橢圓形，頂端急尖，基部濶楔形，乾時黑褐色而具光澤；脈腋內常有短柔毛；托葉大，膜質。頭狀花序單生，常與葉對生，球形；萼管長，萼簷頂部截平；花冠白色或黃色。

分佈　生於海岸邊。分佈於台灣、廣東的西沙群島、海南。

採製　秋季挖根，曬乾。

成分　根皮含蒽醌衍生物巴戟甙 (morindin) 及甙元巴戟素 (morindon)，茜草素-d-甲醚 (alizarin-d-methylether)、雞眼藤二酚 (soranjidiol) 等。上述成分可供研究巴戟天參考，但本品未見作巴戟天用。

性能　除濕壯骨。

應用　用於濕疹，跌打損傷。

附註　調查資料。

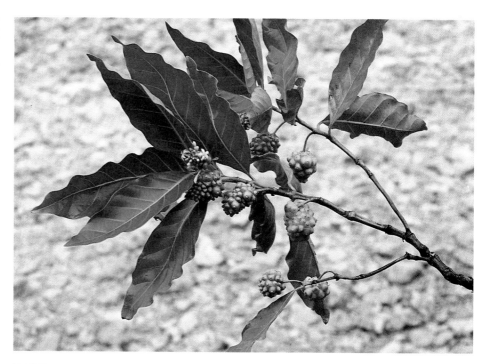

347 巴戟天

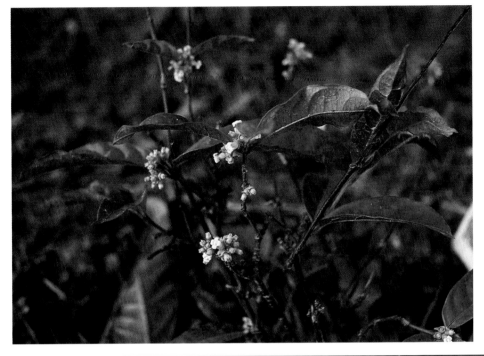

來源 茜草科植物巴戟天 Morinda officinalis How 的根。

形態 草質藤本。根肉質，呈不規則的斷續膨大。嫩莖被毛。葉長橢圓形，嫩時被毛，後變無毛；托葉膜質鞘狀。傘形花序式的頭狀花序，頂生，花白色，花 4 數。核果近球形。

分佈 生於山谷、山坡疏林下，或栽培。分佈於福建、廣東、廣西。

採製 秋冬採，除去鬚根，稍蒸後曬至六、七成乾，輕輕捶扁，曬乾。

成分 含水晶蘭甙 (monotropein)、甲基異茜草素 (rubiadin)、甲基異茜草素-1-甲醚、β-穀甾醇等。

性能 甘、辛，微溫。壯陽補腎，強筋骨，祛風濕。

應用 用於腰膝酸軟，陽痿，早泄，不孕症。用量 3～9 g。

文獻 《中藥誌》一，334；《植物學報》(1986：5)，566。

348 百眼藤

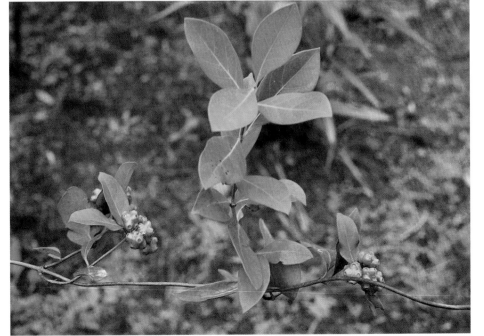

來源 茜草科植物小葉羊角藤 Morinda parvifolia Bartl. 的全草。

形態 常綠藤狀灌木。根粗，莖黑褐色。葉對生，橢圓狀長圓形；托葉膜質，鞘狀。頭狀花序頂生，由 2～6 朶合成一傘形花序，花白色或綠白色；花萼合生；花冠管極短，裂片長圓狀披針形。聚合果球形，由多數外被肉質宿萼的小堅果組成，熟時紅色。

分佈 生於路旁及山野灌木叢中。分佈於福建、廣東、廣西。

採製 四季可採，曬乾，或鮮用。

性能 甘，涼。清熱利濕，散瘀止痛。

應用 用於感冒咳嗽，支氣管炎，百日咳，腹瀉，跌打損傷，腰肌勞損，濕疹。用量 15～30 g。

文獻 《滙編》上，328。

349 山石榴

來源 茜草科植物山石榴 Randia spinosa (Thunb.) Poir. 的根。

形態 灌木或小喬木，高達 8 m，枝紅褐色。葉對生，在短枝上密集簇生，寬倒卵形至匙形；托葉卵形，頂端芒尖。花稍大，白色，單生或 2～3 朵簇生短枝之頂；花萼卵狀，被柔毛；花冠鐘狀，筒較濶，裂片卵形，花藥寬線形。漿果大，近球形，有宿存的萼檐，黃色。

分佈 生於曠野，亦作綠籬栽培。分佈於華南、西南各地。

採製 秋季採挖，曬乾。

性能 苦、澀，涼。有毒。散瘀消腫。

應用 根外用於跌打瘀腫。外用適量。葉、果外用於外傷出血。

文獻 《滙編》下，810。

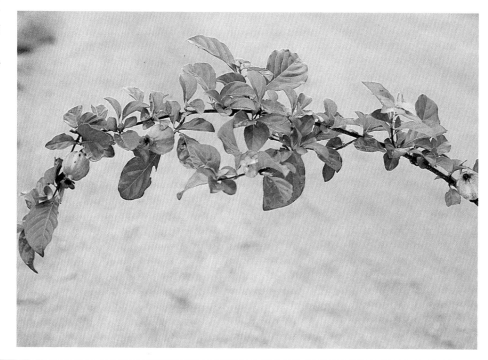

350 六月雪

來源 茜草科植物六月雪 Serissa serissoides (DC.) Druce 的全株。

形態 常綠小灌木，高達 1 m。葉對生或叢生於短枝上，近革質，倒卵形，橢圓形或倒披針形，全緣，下面被毛；托葉基部膜質而寬，頂端有錐尖狀裂片；花白色，數朵簇生於枝頂或葉腋；萼 5 裂；花冠漏斗狀，5 裂；雄蕊 5，着生於管口；子房下位。核果球形。

分佈 生於林邊，灌叢，路旁，草坡。分佈於中國東南部和中部各地。

採製 全年可採，鮮用或切段曬乾。

成分 根含皂甙約 0.2%。

性能 淡、微辛，涼。疏風解表，清熱利濕，舒筋活絡。

應用 用於感冒，咳嗽，牙痛，急性扁桃體炎，咽喉炎，急、慢性肝炎，腸炎，風濕關節炎等。莖燒灰外用於目翳。用量 15～30 g。

文獻 《滙編》上，138。

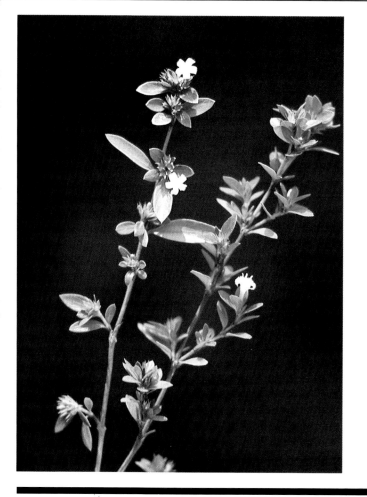

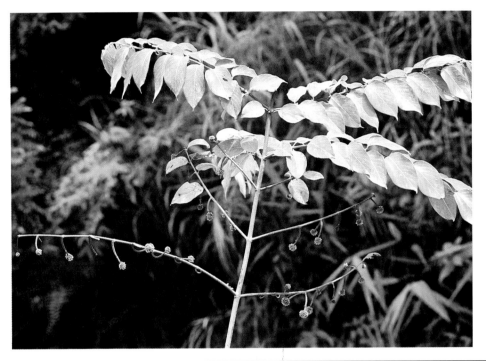

351 小葉鈎藤（鈎藤）

來源 茜草科植物攀莖鈎藤 Uncaria scandens (Smith) Hutch. 的帶鈎枝條。

形態 大藤本，全體被銹色長柔毛。小枝四方形。葉近膜質，橢圓形或橢圓狀披針形，上面疏被糙伏粗毛，下面疏散長柔毛；托葉 2 深裂，裂片寬卵形。頭狀花序單生，柄長 2～7 cm；有黃毛；絲狀苞片 6 枚以上；萼片線形；長 2～3 mm，密被灰色短粗毛；花瓣淡黃色。蒴果無柄，被疏粗毛。

分佈 生於山谷、溪邊的疏林中。分佈於廣東、廣西、雲南。

採製 秋季採收帶鈎的枝條，曬乾。

成分 含鈎藤碱 (rhynchophylline)。

性能 甘，微寒。清熱平肝，熄風定驚，活血通經。

應用 用於小兒高熱，驚厥，抽搐，風熱頭痛，頭暈目眩，高血壓。用量 6～15 g 。

文獻 《滙編》上，635。

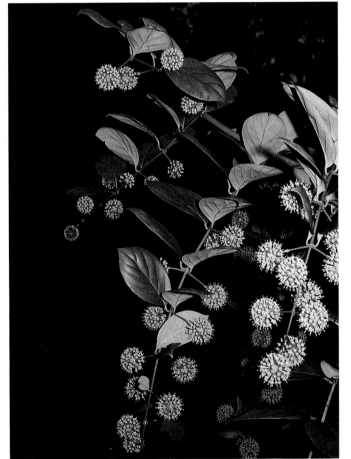

352 白鈎藤

來源 茜草科植物無柄果鈎藤 Uncaria sessilifructus Roxb. 的帶鈎的莖。

形態 藤狀灌木。嫩枝四棱形，節上被毛。鈎嫩時被毛，後漸變無毛。葉橢圓形至倒卵狀橢圓形，上面無毛，下面粉綠色，脈腋內常有束毛，托葉 2 裂。頭狀花序腋生或爲頂生的總狀花序，直徑 2.5～3 cm，花白色或淡黃色；花 5 數。蒴果紡錘形。

分佈 生於山地林下或灌木叢中。分佈於華南及雲南。

採製 全年可採，曬乾。

成分 含生物碱等。

性能 甘，微寒。清熱平肝，活血通經。

應用 用於小兒高熱驚風，羊癲風，肝炎，高血壓，感冒，小兒夜啼，月經不調。用量 15～30 g 。

文獻 《滙編》下，811。

353 血滿草

來源 忍冬科植物血滿草 Sambucus adnata Wall. 的全株。

形態 灌木，高 1～1.5 m。根狀莖橫走，折斷可流出紅色液汁。莖被毛。奇數羽狀複葉，對生；小葉片 5～11，無柄，頂端第一對小葉片有時與頂端裂片相連，被毛或無毛。傘房式聚傘圓錐花序，花間無黃色環狀腺體；苞片小或無；花萼、花瓣、雄蕊均為 5。小漿果，紅色。種子表面較平滑，稍有皺紋。

分佈 生於溝邊灌木叢潮濕處或林下。分佈於四川、雲南、西藏。

採製 春秋、冬季採收，鮮用或切碎曬乾。

性能 辛、澀，溫。活血散瘀，祛風濕，利尿。

應用 用於風濕性關節炎，慢性腰腿痛，扭傷瘀血腫痛，水腫。外用於骨折，跌打損傷。用量 15～25 g。外用適量。

文獻 《滙編》上，366。

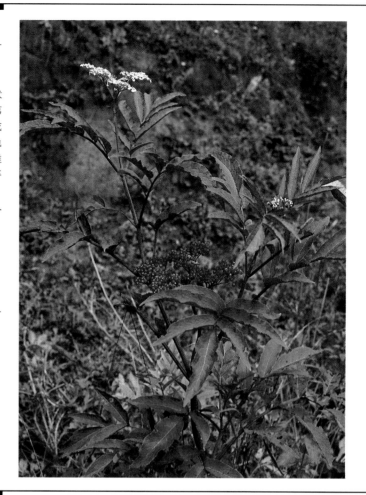

354 陸英

來源 忍冬科植物接骨草 Sambucus chinensis Lindl. 的全草。

形態 灌木狀草本，高達 2 m。奇數羽狀複葉，小葉 5～9，橢圓狀披針形，邊緣具鋸齒。聚傘圓錐花序；花小，白色，花萼鐘狀，萼齒 5，三角形；花冠 5 裂，裂片橢圓形；雄蕊 5，着生於花冠喉部；柱頭 3 淺裂。漿果卵形，熟時紅色。

分佈 生於林下，溝邊或山坡草叢中。分佈於華北、華東、華南、西南及陝西。

採製 全年可採，曬乾或鮮用。

成分 含綠原酸 (chlorogenia acid) 等。

性能 甘、淡、微苦，平。根散瘀消腫，祛風活絡。莖、葉利尿消腫，活血止痛。

應用 根用於跌打損傷，扭傷腫痛，骨折疼痛，風濕痛。莖、葉用於腎炎水腫，腰膝酸痛。外用於跌打。用量 30～60 g。

文獻 《滙編》上，437。

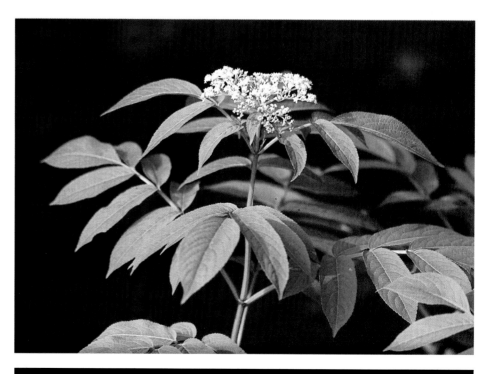

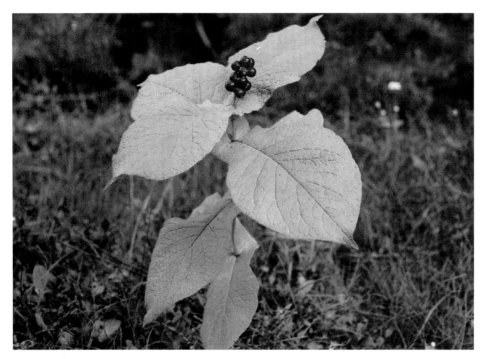

355 五轉七

來源 忍冬科植物穿心莛子藨 Triostum himalayanum Wall. 的帶根全草。

形態 多年生草本。根圓錐形，分叉。莖高 30～60 cm，密生刺狀剛毛和腺毛。葉常 5～7 對，基部愈合爲一體，而莖貫穿其中心，全緣或呈波狀，葉上面被毛。花輪生成短穗狀花序，每輪有花 6 朵；萼筒有腺毛和短柔毛，萼齒 5；花冠上部黃綠色，喉口帶紫色，外有腺毛，筒基部一側腫脹；雄蕊 5，花藥內藏。核果，有腺毛和剛毛，種子 3。

分佈 生於山坡林下或高山草地。分佈於陝西、湖北、四川、雲南。

採製 夏秋採挖，曬乾。

性能 苦，寒。利尿消腫，活血調經。

應用 用於水腫，小便不利，月經不調。用量 10～15 g。禁忌煙酒。

文獻 《滙編》下，111。

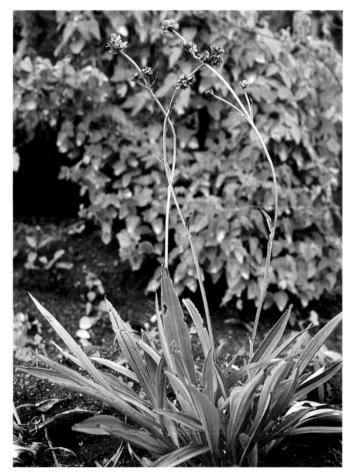

356 甘松

來源 敗醬科植物甘松 Nardostachys chinensis Batal. 的根和根莖。

形態 多年生草本，高 10～35 cm，有強烈松脂氣味。葉基生，葉片窄線狀倒披針形或倒披針形，寬 0.5～1 cm，先端鈍。花莖高 25～35 cm，有葉 2～4 對；小聚傘花序紫密星圓頭狀；花萼 5，萼齒小，花冠粉紅色，先端 5 裂略不等大；雄蕊 4；子房無毛。瘦果倒卵形。

分佈 生於高山草地或草原溝邊。分佈於甘肅、青海、四川、雲南。

採製 春秋採挖，去泥沙、曬乾或陰乾。

成分 含甘松香酮 (nardosinone)、纈草酮 (valeranone，jatamanson) 等。

性能 甘，溫。理氣止痛，開鬱醒脾。

應用 用於脘腹脹痛，嘔吐，食慾不振。外用治牙痛，脚腫。用量 2.5～4.5 g。外用適量。

文獻 《中藥誌》二，301。

357 黃瓜

來源 葫蘆科植物黃瓜 Cucumis sativus L. 的果實。

形態 一年生攀援狀草本，全株被粗毛。莖被刺毛，具卷鬚。葉互生，三角狀寬卵形，掌狀 3～5 裂，兩面均被粗毛。花單性，雌雄同株；雄花 1～7 朵；雌花單生或幾朵並生；萼 5 裂，具長毛；花冠 5 深裂，黃色；雄蕊分離，花絲短；子房下位，柱頭 3。瓠果圓柱形，疏生短刺瘤。

分佈 中國各地均有栽培。

採製 夏秋採，鮮用。

成分 含葡萄糖、鼠李糖 (rhamnose) 等。

性能 甘，涼。除熱，利水，解毒。

應用 用於煩渴，咽喉腫痛，火眼，燙火傷。用量不限。

文獻 《大辭典》下，4146。

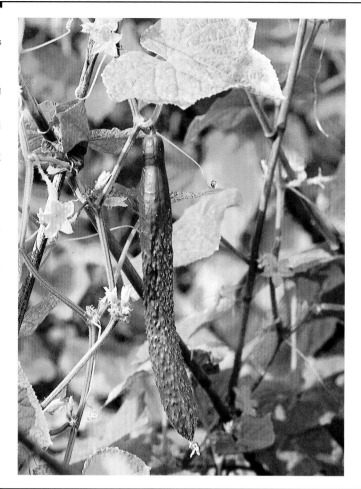

358 北瓜（桃南瓜）

來源 葫蘆科植物北瓜 Cucurbita pepo L. var. kintoga Makino 的果實。

形態 一年生草質藤本，長約 3 m。單葉互生，兩面皆被毛，下面尤密。於葉側或具對面生有 3 歧的卷鬚。花單性同株，生於葉腋；花萼裂片 5；花冠幅狀鐘形，先端 5 裂；雄蕊 5。果實扁圓球形，橘紅色。

分佈 為栽培品種。分佈於南方各地。

採製 待果熟後採摘，風乾。多為鮮用。

性能 甘、微苦，平。平喘，寧嗽。

應用 用於哮喘咳嗽。用量 6～12 g。

文獻 《滙編》上，665。

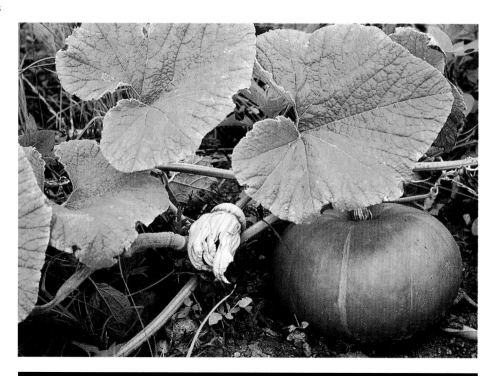

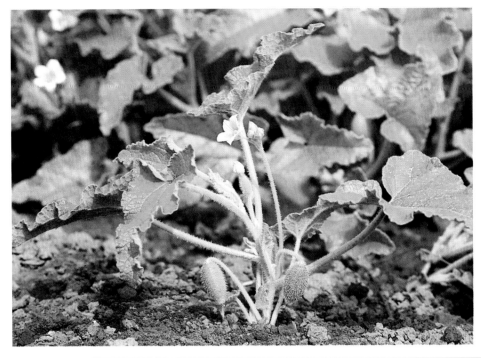

359 噴瓜

來源 葫蘆科植物噴瓜 Ecballium ela-terium (L.) A. Rich. 的果實。

形態 一年生草本,無卷鬚。莖粗糙,長20～50 cm,根細弱,肉質。葉基生和莖生,具葉柄;葉片卵狀心形,邊緣微波狀或具淺齒。花黃色,單性同株;雌花單生,但在同一葉腋內常有雄花的總狀花序;花冠輪狀或濶鐘狀,5深裂,裂片具短尖;花藥分離;子房長橢圓形,胚珠多數。果熟時能將種子噴出。

分佈 生於土質疏鬆肥沃處。原產地中海區,中國北部有栽培。

採製 秋季採果,曬乾。

成分 果實中含 α 和 β-elaterin 及 el-atericin A 和 B; 地上部分含生物鹼和維生素。

性能 潤腸,利尿,清熱解毒。

應用 用於便秘,小便不利,水腫,間日瘧,痔瘡,驅蟲等。

文獻 《蘇聯藥用植物圖誌》, 86。

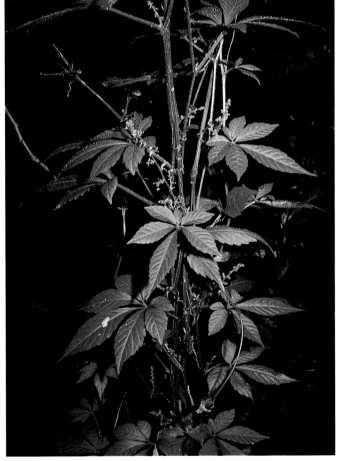

360 絞股藍

來源 葫蘆科植物絞股藍 Gynostemma pentaphyllum (Thunb.) Makino的全株。

形態 多年生草質藤本。根狀莖細長,節上生鬚根。葉通常由5(有時為3或7)小葉組成鳥趾狀複葉,小葉卵形,脈上被毛。圓錐花序腋生,花黃綠色;單性異株;花5數。漿果圓球形,上半部具一橫紋。

分佈 生於山地陰濕處。分佈於長江流域以南。

採製 全年可採,曬乾。

成分 含絞股藍皂甙3、4、8、12,其化學結構與人參皂甙 Rb₁、Rb₃、Rd、F₂ 完全相同。

性能 苦,寒。清熱解毒,祛痰止咳。

應用 用於慢性氣管炎,傳染性肝炎,腎盂炎,胃腸炎。用量3～10 g。

文獻 《滙編》下, 467。

361 絲瓜絡

來源 葫蘆科植物絲瓜 Luffa cylindrica (L.) Roem. 成熟果實的維管束。

形態 一年生攀援草本。葉互生，葉柄多角形，有柔毛。葉片輪廓三角形或近圓形，掌狀 3～7 裂，主脈 3～5。花單性，雌雄同株；雄花聚成總狀花序，先開放；雌花單生；花萼 5 深裂；花冠黃色、淡黃色，5 深裂，裂片濶倒卵形；雄花雄蕊 5，多回折曲狀；雌花子房下位，柱頭 3。瓠果長圓柱狀。種子扁，長卵形，邊緣有狹翅。

分佈 中國各地有栽培。

採製 夏秋果熟，果皮變黃，內部乾枯時採，去外皮及果肉，拍淨種子，曬乾。

成分 含木聚糖 (xylan)、甘露聚糖 (mannan) 等。

性能 甘，平。通經活絡，清熱化痰。

應用 用於胸脇脹悶，肢體酸痛，肺熱咳嗽，經閉，乳汁不通。用量 4.5～9 g。

文獻 《中藥誌》三，322。

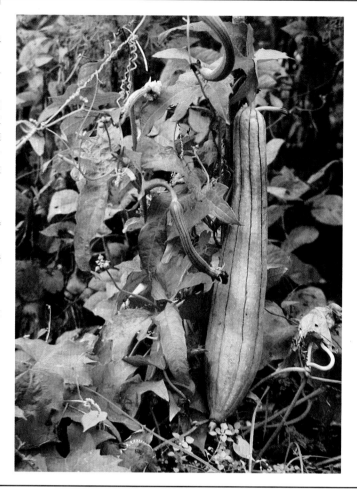

362 苦瓜

來源 葫蘆科植物苦瓜 Momordica charantia L. 的果、根、藤葉、花。

形態 多年生攀援草本，莖被柔毛，卷鬚不分叉。葉互生，5～7 深裂，小裂片具齒或再分裂，兩面微被毛，脈上毛較密。花單生，花冠黃色，5 裂；雄花雄蕊 3；雌花子房紡錘形，密生瘤狀凸起。果實紡錘形，有瘤狀凸起。

分佈 多栽培，中國各省有栽培。

採製 夏季採集，曬乾。

成分 果實含腺碱，羥基色氨 (hydroxytryptamine)；種子含苦瓜素 (momordicin)、括樓酸 (trichosanic acid)。

性能 苦，涼。清熱解毒。

應用 用於中暑發熱，牙痛，腸炎，痢疾，便血，外用於痱子，疔瘡癤腫。用量 60～90 g。外用適量。

文獻 《滙編》下，356。

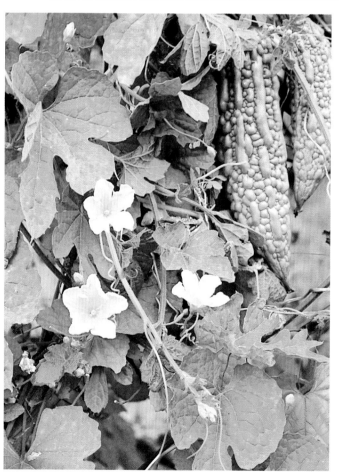

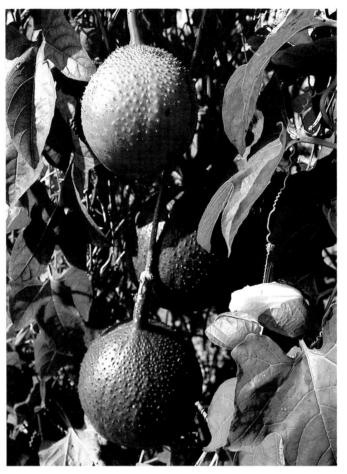

363 木鱉子

來源 葫蘆科植物木鱉 Momordica co-chinchinensis (Lour.) Spreng. 的種子、根、葉。

形態 草質藤本。卷鬚腋生，不分枝。葉卵形，3～5掌狀分裂，基部兩側各有1～2腺體。花淺黃色，單性同株或異株；花萼和花冠均5裂；雄蕊3。果卵形，有肉質刺。

分佈 生於山坡林緣。分佈於華南及江西、湖南、四川。

採製 秋季採果。夏秋採根、葉，曬乾或鮮用。

成分 含木鱉子酸 (momordicacid)、五環三萜皂甙 (pentacylic triterpene glycoside)、非洲防己苦素 (columbin) 等。

性能 苦、微甘，溫。有毒。散結消腫，祛毒。

應用 用於頸淋巴結結核，癰瘡。外用適量。

文獻 *Planta Med.* （1985：2），181；《中藥誌》三，221。

364 羅漢果

來源 葫蘆科植物羅漢果 Siraitia grosvenorii (Swingle) C. Jeffrey ex A.M. Lu et Z.Y. Zhang 的果實。

形態 多年生草質藤本。卷鬚生於葉腋。莖被柔毛和腺毛。葉卵形，兩面被柔毛，下面有黑色腺體。花淡黃色，單性異株；雄花為腋生總狀花序；雌花單生或2～5朵簇生；花萼和花冠均5裂；雄蕊3。果實圓形、卵形或倒卵形，被絨毛。

分佈 生於山地陰濕處。分佈於華南。

採製 秋季採，炭火烤乾。

成分 含羅漢果甙 (momordicoside) 等。

性能 甘，涼。清熱解毒，潤肺止咳。

應用 用於傷風感冒，咳嗽，喉痛，暑熱口渴。用量9～16 g。

文獻 《中藥誌》三，455。

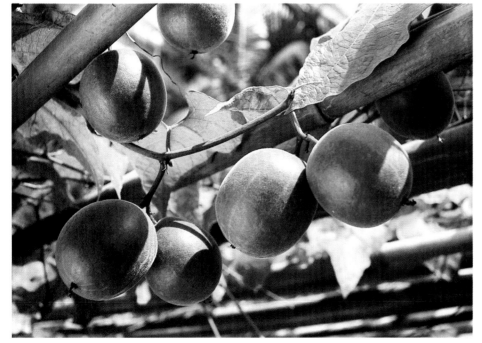

365 黨參

來源 桔梗科植物黨參 Codonopsis pilo-sula (Franch.) Nannf. 的根。

形態 多年生草質藤本。莖纏繞，多分枝。主莖及側枝上的葉互生，小枝上的葉近對生，卵形或窄卵形，基部心形，兩面被毛，花單生，與葉柄互生或近對生；花萼5裂；花冠鐘狀，黃綠色，內面有紫斑，先端5裂，裂片三角形；雄蕊5；子房半下位，花柱短，柱頭有刺毛，蒴果圓錐形。

分佈 生於山地灌叢中、林緣等。分佈於東北、華北、西北、西南各省區。

採製 秋季採挖，洗淨曬乾。

成分 含皂甙、生物碱等。

性能 甘，平。補氣，益血，生津。

應用 用於食少便溏，四肢倦怠，氣短喘咳，言語無力，血虛頭暈心慌，津虧舌乾口渴。用量9～15 g。

文獻 《中藥誌》二，164。

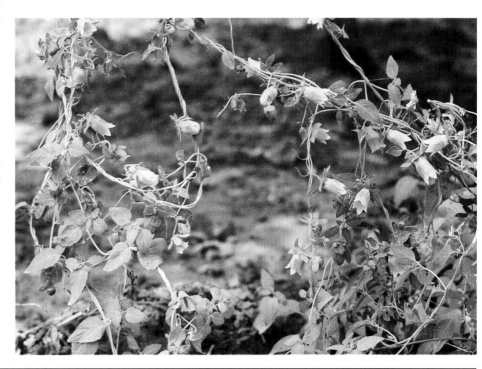

366 千葉蓍(蓍草)

來源 菊科植物千葉蓍 Achillea mille-folium L. 的全草。

形態 多年生草本，高30～100 cm，光滑或有蛛絲狀毛。葉互生，無柄，1～2回羽狀分裂。頭狀花序排成傘房狀，密集於莖頂；總苞細筒形；中央管狀花；雄蕊5，伸出花冠外；邊緣舌狀花，白色、淡紅或深紫紅色，先端3淺裂。瘦果扁平，橢圓形。

分佈 生於山坡濕地或栽培。分佈於東北、華北、西北。

採製 夏秋採。曬乾或鮮用。

成分 含蓍草碱 (achilleine)，花含倍通尼碱 (betonicine)、水蘇碱 (stachydrine)等。

性能 辛、苦，平。有小毒。解毒消腫，止血止痛。

應用 用於風濕痛，牙痛，胃痛，腸炎，痢疾，經閉腹痛。外用於跌打損傷，出血，蛇傷。用量1～3 g。外用適量。

文獻 《滙編》上，875。

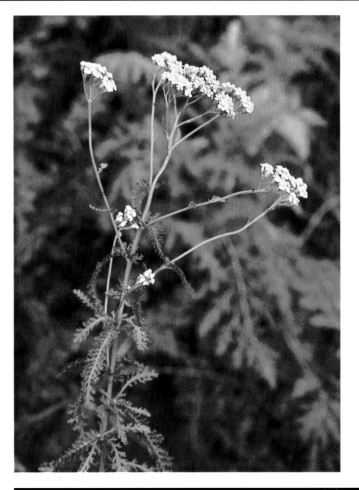

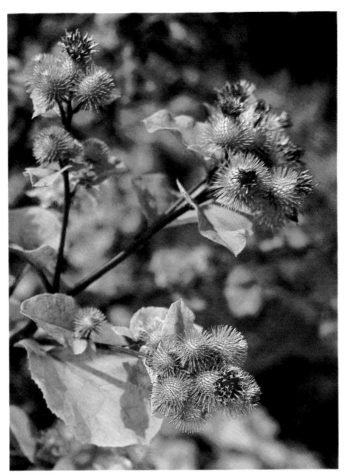

367 牛蒡子

來源 菊科植物牛蒡 Arctium lappa L. 的果實。

形態 二年生草本，高 50～100 cm。根肉質。莖粗壯，上部多分枝。基生葉叢生，莖葉互生，葉片寬卵形或心形。總苞片披針形，頂端鉤狀內彎；花全部筒狀，頂端 5 齒裂。瘦果倒卵形，冠毛呈短剛毛狀。

分佈 生於村落路旁、山坡草地，常有栽培。

採製 秋後採挖，去雜質曬乾。

成分 含牛蒡甙，葡萄糖，牛蒡甾醇，種子含拉帕酚 A、B。

性能 辛、苦，寒。疏散風熱，宣肺透疹，利咽化痰，解毒通便。

應用 用於風熱感冒，咽喉不利，咳痰不爽，咽喉腫痛，麻疹透發不暢，癰腫瘡毒，便秘。用量 5～15 g。

文獻 《大辭典》上，861、862；《長白山植物藥誌》，1110。

附註 本植物的根亦藥用。

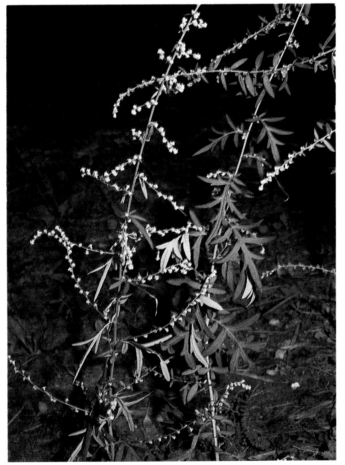

368 艾蒿(艾葉)

來源 菊科植物艾蒿 Artemisia argyi Levl. et Vant. 的葉。

形態 多年生草本。全株被絨毛。葉羽狀深裂或淺裂，裂片邊緣有粗齒，上面有腺點，下面灰白色。頭狀花序排成複總狀；總苞片被毛；花淡黃色，緣花雌性，盤花兩性，全為管狀花。瘦果長圓形，無冠毛。

分佈 生於荒野、路旁。中國大部分地區有分佈。

採製 末開花前採，曬乾。

成分 含桉油精 (cineole)、側柏醇 (thujyl alcohol)、倍半萜烯醇等。

性能 苦、辛，溫。溫經止血，散寒除濕。

應用 用於功能性子宮出血，先兆流產，痛經，閉經，月經不調，胎動不安，胃寒痛。外用於濕疹，皮膚瘙癢，淋巴結核。用量 3～6 g。外用適量。

文獻 《滙編》上，271。

369 蒼朮

來源 菊科植物北蒼朮 Atractylodes chinensis (DC.) Koidz. 的根莖。

形態 多年生草本，高 30～80 cm。莖直立。葉互生，葉片卵形，莖下部葉多呈羽狀 5 深裂。頭狀花序頂生；兩性花與單性花多異株，兩性花白色，細長管狀；雄蕊 5；單性花為雌花，具退化雄蕊 5。瘦果長圓形。

分佈 生於涼爽氣候及排水良好的土壤或灌木叢中。分佈於河北、山西、陝西。

採製 春秋季採挖，除去雜質，曬乾。

成分 含揮發油，其主要成分有蒼朮素 (atraclyloin)、蒼朮酮 (atractylon) 等。

性能 辛、苦，溫。燥濕健脾，祛風散寒，明目。

應用 用於脘腹脹滿，泄瀉，水腫，風濕痺痛，風寒感冒，雀盲等。用量 3～10 g。

文獻 《中藥誌》一，156。

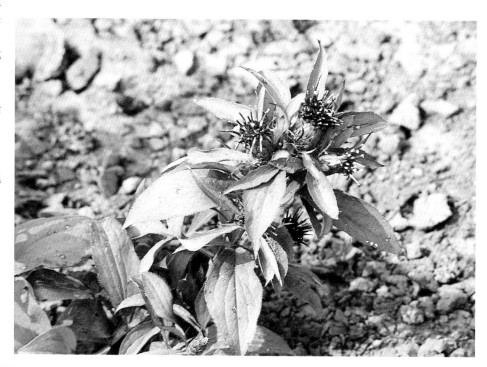

370 茅蒼朮(蒼朮)

來源 菊科植物茅蒼朮 Atractylodes lancea (Thunb.) DC. 的根莖。

形態 多年生草本，高 30～80 cm。葉互生，卵狀披針形或橢圓形，邊緣有不規則細鋸齒，上部葉多不分裂；下部葉不裂或 3 裂，中央裂片較大。頭狀花序頂生，下有羽裂的葉狀總苞一輪，苞片 6～8 層。兩性花與單性花多異株，兩性花有羽狀長冠毛，花冠白色，單性花一般均為雌蕊。瘦果被長羽狀冠毛。

分佈 生於山坡灌叢、草叢中。分佈於河南、江蘇、安徽。

採製 秋季採挖，除去鬚根，曬乾。

成分 含蒼朮素 (atractylodin)、茅朮醇 (hinesol)。

性能 辛、苦，溫。健脾燥濕，祛風辟穢。

應用 用於濕阻脾胃，食慾不振，胃腹脹滿，濕痰留飲，風寒濕痺。用量 3～10 g。

文獻 《中藥誌》一，156。

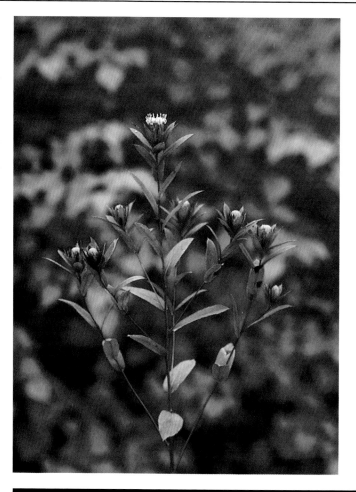

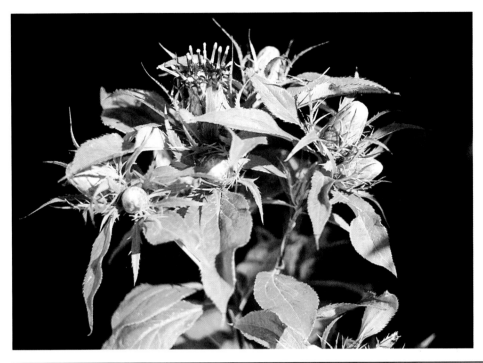

371 白朮

來源 菊科植物白朮Atractylodes ma-crocephale Koidz. 的根莖。

形態 多年生草本，高30～80 cm。單葉互生，莖下部葉有長柄，葉片3深裂，中間裂片較大，卵狀披針形；上部葉片不分裂，葉緣均有刺狀齒。頭狀花序頂生，總苞鐘狀，總苞片7～8列，覆瓦狀排列，基部葉狀苞1輪，羽狀深裂，包圍總苞；花多數，花冠管狀，下部淡黃色，上部紫色。瘦果長圓狀橢圓形，頂端有冠毛殘留的圓形痕跡。

分佈 生於丘陵地，現廣爲栽培。浙江·安徽等地栽培多。

採製 秋後採挖，曬乾或烘乾。

成分 含蒼朮醇(atractylol)、蒼朮酮(atractylon)。

性能 苦、甘，溫。補脾益肺，燥濕和中。

應用 用於脾胃虛弱，不思飲食，小便不利。用量5～10 g。

文獻 《大辭典》上，1376。

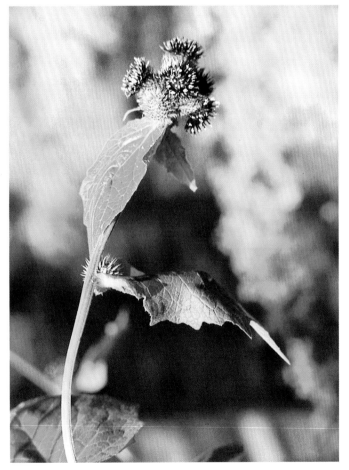

372 木香

來源 菊科植物木香Aucklandia lappa Dene. 的根。

形態 多年生高大草本。主根圓柱形，直徑達5 cm。基生葉大，有長柄，三角狀卵形或長三角形，邊緣淺裂或微波狀，疏生短刺，兩面被毛；莖生葉較小。頭狀花序，總苞片約10層；花全部管狀，暗紫色；花冠先端5裂；雄蕊5，聚藥；花柱伸出花冠外。瘦果線形，上有兩層羽狀冠毛。

分佈 生於高山地或涼爽平原和丘陵地。分佈於中南、西北、西南。

採製 霜降前採挖，去殘莖，鬚根，切段曬乾。

成分 含木香內酯(costuslactone)等，木香碱(saussurine)等。

性能 辛、苦，溫。行氣止痛，溫中和胃。

應用 用於胸腹脹痛，嘔吐，腹瀉，痢疾裏急後重等症。用量1.5～4.5 g。

文獻 《中藥誌》一，76。

373 豬肚子

來源 菊科植物羽裂蟹甲草 Cacalia tangutica (Maxim.) Hand.-Mazz. 的塊莖。

形態 多年生草本，高 80～150 cm。全株被毛。單葉互生，葉片掌狀、心形，2 回羽狀深裂，裂片淺裂，有鋸齒，中部葉大，長 10～16 cm，寬 10～15 cm。花黃色，頭狀花序多數，集成圓錐狀；花梗細，有 1～3 個剛毛狀小苞片，總苞圓柱狀，長約 8 mm，總苞片 5，寬線形；舌狀花 2～3；管狀花 4～7。瘦果圓柱形，有稜。冠毛白色。

分佈 生於高山深谷，溝邊草地及雜木林中。分佈於青海、甘肅、陝西、山西、河北、湖北、四川。

採製 秋末採挖，曬乾。

性能 辛，平。有小毒。祛風，化痰，平肝。

應用 用於頭痛眩暈，風濕疼痛，偏癱，咳嗽痰多。用量 10～15 g。

文獻 《滙編》下，578。

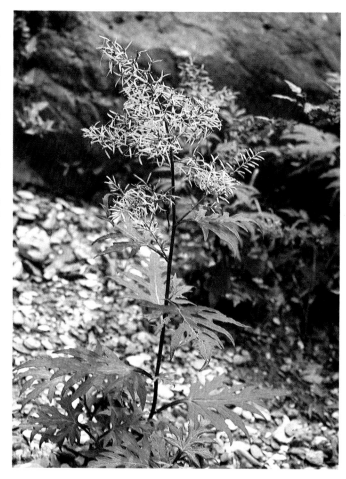

374 金盞菊

來源 菊科植物金盞菊 Calendula officinalis L. 的根和花。

形態 一年生草本，高 30～50 cm。單葉互生，長橢圓形，披針狀卵形或卵形，全緣或具不明顯鋸齒。頭狀花序較大，異性，放射狀；總苞片 1 列；緣花舌狀，常 2 列，橙色，結實；中央盤花管狀，兩性，不結實。瘦果兩端向內彎，無冠毛。

分佈 生於土質肥沃的庭園。分佈於河北、江蘇、福建等省，係栽培。

採製 夏季採花；秋季採根，鮮用或曬乾用。

成分 花含 lycopene，flavonexanthin 及 violaxanthin 等。

性能 淡，平。根活血散瘀，行氣利尿。花涼血止血。

應用 根用於癥瘕疝氣，胃寒疼痛。花用於腸風便血。用量 9～15 g。

文獻 《滙編》下，817。

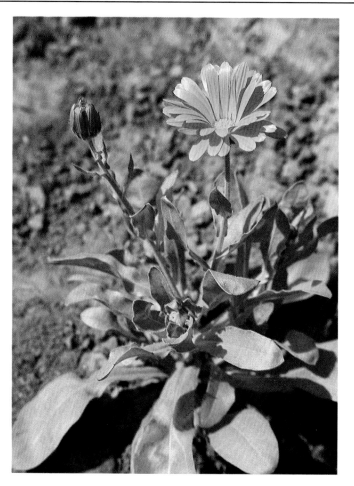

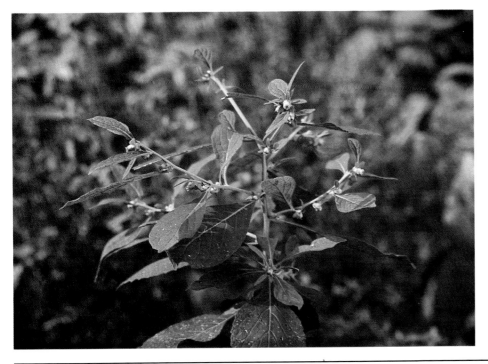

375 挖耳草

來源 菊科植物金挖耳 Carpesium cernum L. 的全草。

形態 二年生或多年生草本，高 50～100 cm，全株被短絨毛。莖直立，多分枝。基生葉廣橢圓形或長橢圓形，葉基部下延至柄成翅，花開時基葉脫落；莖生葉長橢圓形，向上漸小。頭狀花序單生腋枝頂端，花序基部有 3～5 苞葉；總苞片半圓形或卵圓形，外輪總苞片披針形；全爲管狀花，黃綠色。瘦果圓柱形，具多條縱稜，頂端被黏汁。

分佈 生於坡地，草叢，林邊。分佈於東北、華北及湖南、四川、雲南。

採製 夏秋採收，曬乾或鮮用。

性能 苦，辛，寒。有小毒。清熱解毒，消腫止痛。

應用 感冒發熱，咽喉腫痛，牙痛，尿路感染，淋巴結核，毒蛇咬傷。用量 10～25 g。外用適量。

文獻 《滙編》上，579。

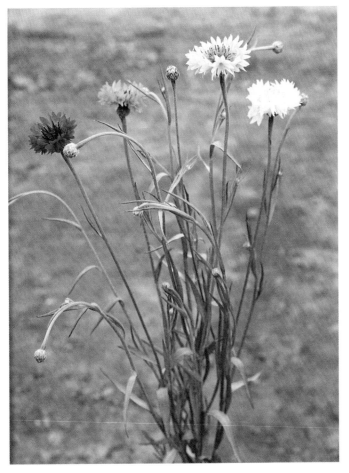

376 矢車菊

來源 菊科植物矢車菊 Centaurea cyanus L. 的花。

形態 一年生草本，高 30～60 (100)cm。單葉互生，上部葉無柄；葉片線形或線狀披針形，全緣。頭狀花序單獨頂生，異性；總苞卵形，總苞片通常 3 層，花序托有刺毛；花藍色，緣花不結實而延長，使花序成放射狀；中央花兩性，結實。瘦果具冠毛。

分佈 生於肥沃草地或種植於庭園。中國北部有栽培。

採製 夏季採花，鮮用或曬乾備用。

成分 花含氯化物 pelargonidin 及 centaurea 等。

性能 清熱解毒，利尿消腫，殺蟲。

應用 用於肺炎，小便不利，水腫，驅蟲等；外用於眼睛發炎。

文獻 《蘇聯藥用植物圖誌》，102。

377 菜薊

來源 菊科植物菜薊 Cynara scolymus L. 的葉。

形態 直立草本。葉羽狀分裂，裂片具尖刺。頭狀花序大，通常單生於莖頂，具同形兩性管狀花；總苞片多列，革質，基部寬，具刺或常變爲無刺；花序托肉質，肥厚，密被硬毛；花冠管細長，冠檐擴大，深5裂；聚藥基部箭形，具尾。瘦果粗，稍扁或具4稜，頂端截平；冠毛多，羽毛狀或無冠毛。

分佈 多爲栽培。陝西、江蘇、廣東有栽培。

採製 夏秋採，鮮用或曬乾。

成分 含朝薊素 (cynarin)。

性能 有保肝和抗脂肪肝作用。

應用 用於肝炎，黃疸。鮮用 50～100 g。

文獻 《新華本草綱要》。

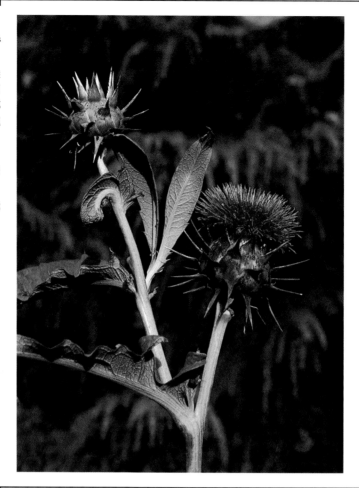

378 大麗菊

來源 菊科植物大麗菊 Dahlia pinnata Cav. 的塊根。

形態 草本，高達2m。莖直立，多分枝。葉1～2回羽狀分裂，對生，葉柄基部擴展，幾近相連，裂片邊緣具圓鈍鋸齒。頭狀花序着生於枝端，水平開展或下垂；總苞外片小葉狀，內片稍合生；舌狀花8或重瓣，有紅、紫、黃、粉紅或白等色，爲中性或雌性；盤花兩性，能育。瘦果長橢圓形或倒卵形。

分佈 多爲栽培，中國各地有栽培。

採製 夏秋採，曬乾或鮮用。

性能 消炎，止痛。

應用 用於牙痛，腮腺炎，無名腫毒等。

文獻 《廣西藥用植物名錄》，282。

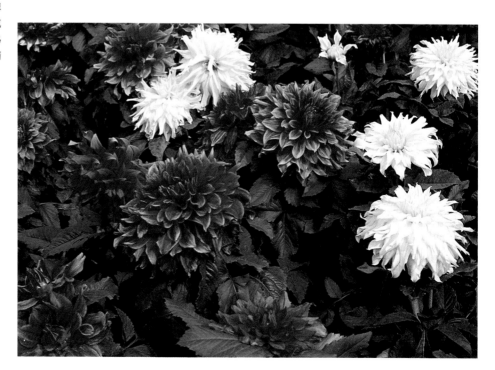

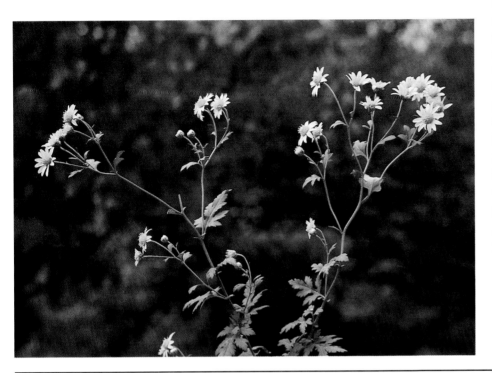

379 巖香菊（野菊）

來源 菊科植物巖香菊 Dendranthema lavandulifolia (Makino Ling et Shis的全草。

形態 多年生草本，高達 1.5 m。莖直立，多叉狀分枝，被微毛，葉長卵形，1～2 回羽狀深裂或掌狀深裂，裂片長橢圓狀卵形或披針形，有尖鋸齒，下面微具柔毛；假托葉不明顯。頭狀花序多數，直徑 8～12 mm，集成近聚傘狀；總苞半球形，苞片 3～4 列；舌狀花 1 列，與中央管狀花全為黃色。

分佈 生於石質山坡，路旁。分佈於東北、華北、西北、華東。

採製 夏秋間採收，去雜質，曬乾。

成分 含揮發油、蒙花甙 (linarin)、木犀草素 (luteolin) 等。

性能 苦、辛，寒。清熱解毒。

應用 用於癰腫，疔瘡，目赤，瘰癧等。用量 6～12 g。外用適量。

文獻 《大辭典》下，4358。

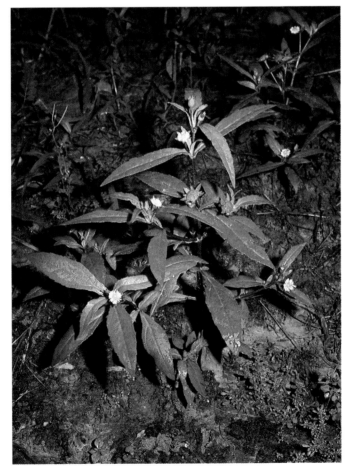

380 旱蓮草

來源 菊科植物鱧腸 Eclipta prostrata (L.) L. 的全株。

形態 一年生草本，高 10～60 cm，全株被白色粗毛。葉對生；葉片披針形，全緣或具細鋸齒，兩面密被白色粗毛。頭狀花序頂生或腋生；苞片 5～6；外圍舌狀花 2 層，中部為管狀花。瘦果長方橢圓形而扁。

分佈 生於溝邊草叢，田埂較陰濕處。分佈於華北、華東、中南、華南、西南及遼寧。

採製 夏秋割全株，鮮用或曬乾。

成分 含揮發油、鞣質、皂甙、懷德內脂 (wedolactone, $C_{16}H_{10}O_7$)、菸碱、鱧腸素 (ediptine) 等。

性能 甘，涼。涼血止血，滋補肝腎。

應用 吐血，衄血，尿血，便血，肝炎，腸炎，濕疹。用量 15～30 g。

文獻 《滙編》上，453。

381　紅升麻

來源　菊科植物異葉澤蘭 Eupatorium heterophyllum DC. 的全草。

形態　多年生草本，高達 2 m，全株被長毛。葉對生，上部葉有時互生，披針形或 3 深裂成 3 小葉，邊緣有鋸齒，兩面被短粗毛。頭狀花序呈傘房狀排列，小花密集，紫紅色；總苞半球形，苞片 2 列；管狀花數朵，花冠 5 齒裂；雄蕊 5。瘦果 5 稜形，有刺毛狀冠毛。

分佈　生於山坡草叢中或路旁。分佈於雲南。

採製　夏秋採，曬乾。

性能　甘、苦，微溫。活血去瘀，除濕止痛。

應用　用於閉經，癥瘕，產後惡露不行，產後小便淋漓，腹痛，面身浮腫，跌打損傷，氣血瘀滯。外用於跌打損傷，骨折，刀傷，睾丸炎。用量 10～15 g。外用適量。

文獻　《大辭典》上，2014。

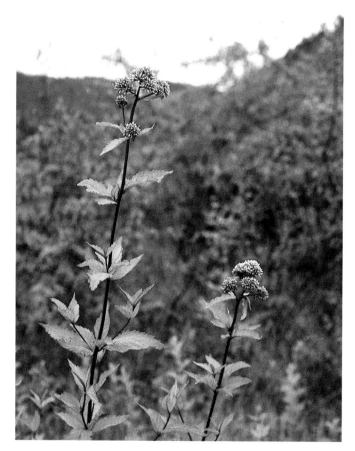

382　野馬追

來源　菊科植物白鼓釘 Eupatorium lindleyanum DC. 的根。

形態　多年生草本，高 35～80 cm。短根莖上叢生鬚狀根。莖通常單一。葉對生，葉片線狀披針形，邊緣具疏鋸齒，有時 3 深裂，兩面密被白色剛毛。頭狀花序排列成緊密的聚傘花序狀，頂生；總苞鐘狀，覆互狀排列；花托上着生管狀花 5～6 朵，兩性，帶紫色，頂端 5 裂；雄蕊 5，藥多少合生，藥上有附片。瘦果有 5 稜，冠毛單列，刺毛狀。

分佈　生於濕潤山坡、草地或溪旁。分佈於中國各地。

採製　秋季採收，曬乾。

成分　含香豆精 (coumarin)。

性能　苦，溫。清熱解毒，表寒退熱。

應用　用於感冒，瘧疾，腸寄生蟲病。

文獻　《大辭典》下，3851。

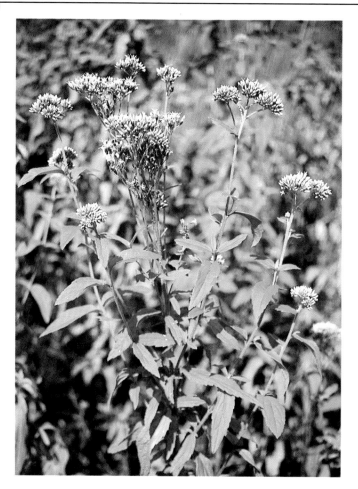

383 向日葵

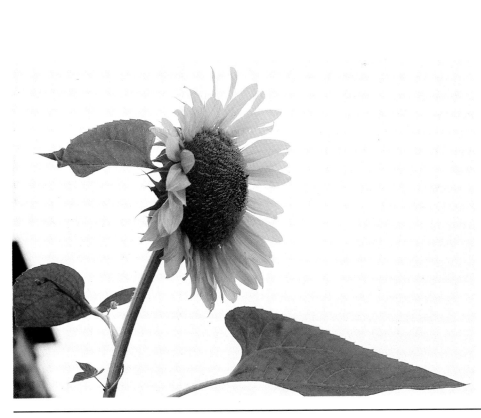

來源 菊科植物向日葵 Helianthus annuus L. 的花序托及種子。

形態 草本，高 2～4 m，全株被糙毛。莖直立。葉互生，邊緣有鋸齒，兩面均被白色刺狀毛。頭狀花序單生，圓盤狀；邊花為舌狀花，黃色；中央多為管狀花，紫棕色。瘦果。

分佈 為栽培植物。全中國皆有種植。

採製 果實成熟後連根拔起，分別採收，曬乾。

成分 種子含脂肪油，其中有亞油酸 (linolein acid)、β-穀甾醇 (β-sitosterol) 等。

性能 淡，平。花序托養肝補腎，降壓止痛。種子滋陰，止痢，透疹。

應用 花序托用於高血壓，頭痛目眩，腎虛耳鳴，牙、胃、腹等疼痛。種子用於食慾不振，血痢，麻疹不透。用量花序托 30～90 g。種子 15～30 g。

文獻 《滙編》下，263。

384 羊耳菊

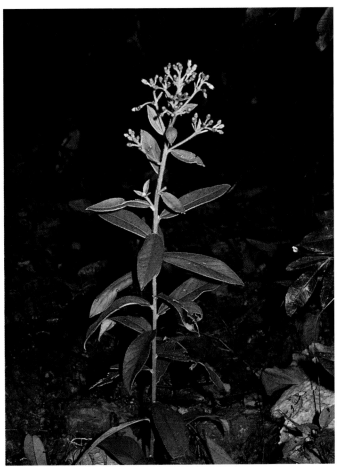

來源 菊科植物羊耳菊 Inula cappa DC. 的根或全草。

形態 半常綠或落葉亞灌木，高約 1 m。莖枝直立，被綿毛，有縱細溝。葉互生；長橢圓形，邊緣有小齒，上面綠色有腺點，被粗毛，下面被厚絹毛或白色綿毛。頭狀花序；苞片被密毛，花黃色；舌狀花冠先端 3 裂；雄蕊 5。瘦果，圓柱形，有稜。

分佈 生於向陽山坡或灌木叢中。分佈於江西、福建、廣東、廣西、四川、雲南。

採製 夏秋季採割全草或挖根，洗淨曬乾。

成分 含揮發油、油中含香芹酚及其異構體百里香酚等。

性能 辛、苦，溫。散寒解表，祛風消腫。

應用 感冒，咳嗽，神經性頭痛，跌打腫痛，月經不調等。用量 15～30 g。

文獻 《滙編》上，313。

385 仙人筆

來源 菊科植物仙人筆 Kleinia articulata Haw 的全株。

形態 多年生肉質草本，莖圓柱形，灰綠色，有綠色條紋。葉交互對生，葉片狹卵狀三角形，下部深裂至全裂，先端銳尖，基部箭形，葉柄與葉片近等長。頭狀花序聚傘狀，總苞片一層；管狀花白色；花藥紫褐色；柱頭於開花後伸出聯合的花藥及花冠管外。冠毛白色。

分佈 原產南非。中國有栽培。

採製 全年可採，鮮用。

性能 微酸、辛，涼。清熱解毒，消腫止痛。

應用 用於跌打，骨折，癰瘡腫毒，風濕關節痛。外用適量。

附註 調查資料。

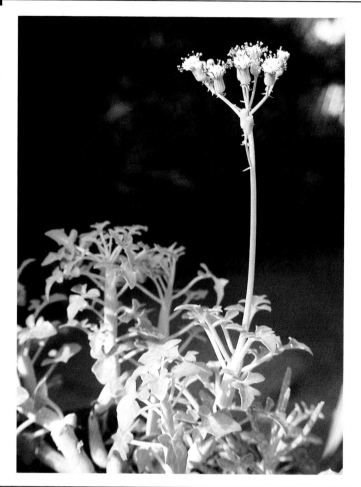

386 滑背草鞋根

來源 菊科植物無莖栓果菊 Launaea acaulis (Roxb.) Babc. 的全株。

形態 多年生草本，無地上莖，全株無毛，有黃色液汁。葉基生，倒卵狀橢圓形或披針形，邊緣波狀有疏齒和腺毛。頭狀花序排成疏鬆的總狀花序，花黃色，全部為兩性的舌狀花，舌片有5齒，總苞圓柱狀，苞片數層，花序托無毛。瘦果圓柱形，有縱稜4～5，無喙，冠毛白色。

分佈 生於向陽的山坡，路旁。分佈於華南及四川、雲南。

採製 夏秋季採，鮮用或曬乾。

性能 甘、苦，涼。清熱解毒。

應用 用於消化不良，尿路感染，結膜炎，闌尾炎。內服兼外用於乳腺炎，腮腺炎，癤腫。用量15～30 g。外用適量。

文獻 《滙編》下，820。

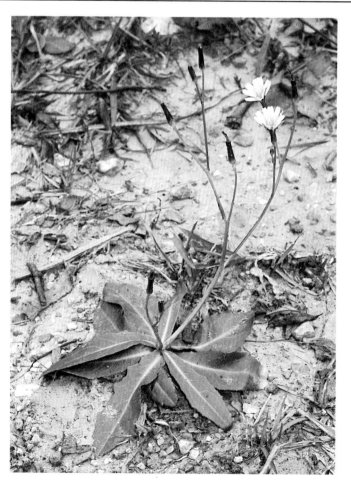

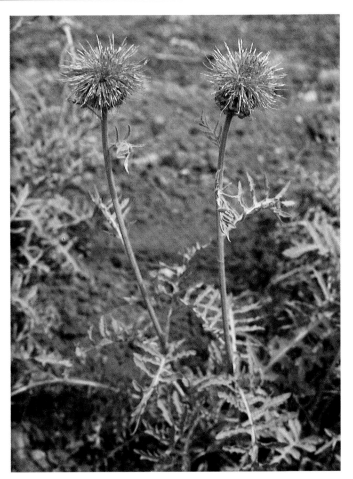

387 祁州漏蘆(漏蘆)

來源 菊科植物祁州漏蘆 Rhaponticum uniflorum (L.) DC. 的根。

形態 多年生草本，全株密被綿毛。葉互生，羽狀深裂，裂片 6～8 對，長橢圓形至披針形，邊緣淺裂，兩面有白色茸毛。頭狀花序單生，總苞片寬鐘狀，有乾膜質附片，外層附片卵形至寬倒卵形，常掌狀分裂；全為管狀花，淡紫色，先端 5 裂；雄蕊 5；柱頭 2 淺裂。瘦果倒卵狀，4 稜，冠毛多列。

分佈 生於丘陵乾燥地。分佈於東北、華北及河南、陝西、甘肅。

採製 春秋採挖，曬乾。

成分 含揮發油。

性能 鹹、苦，寒。清熱解毒，排膿通乳。

應用 用於乳房腫癰，乳汁不通，瘰疬，瘡瘍等症。用量 4.5～9 g。孕婦慎用。

文獻 《中藥誌》一，577。

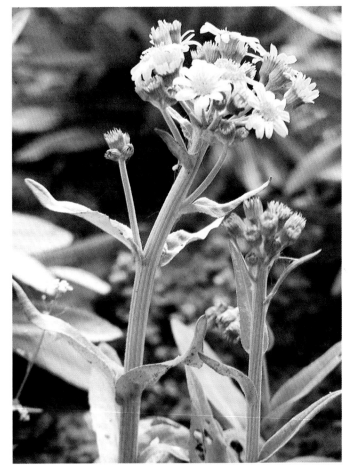

388 狗舌草

來源 菊科植物狗舌草 Senecio integrifolius (L.) Clairvill var. fauriei (Levl. et Vant.) Kitam. 的全草。

形態 多年生草本，全株被白色絨毛。莖單一，直立，高 20～60 cm。基部葉蓮座狀，兩面皆有白色絨毛，中部葉基部半抱莖，頂端葉基部抱莖。頭狀花序 3～9 成傘房狀或假傘形排列；邊緣舌狀花，黃色，雌性；中央管狀花，黃色，兩性，先端 5 齒裂。瘦果橢圓形。

分佈 生於塘邊、路邊濕地。分佈於中國各地。

採製 四、五月採後，曬乾。

性能 苦，寒。清熱，解毒，利水，活血消腫，殺蟲。

應用 用於肺膿瘍，腎炎水腫，癥腫，疥瘡。用量 9～15 g。外用適量。

文獻 《大辭典》上，2956。

389 金腰箭

來源 菊科植物金腰箭 Synedrella no-diflora (L.) Gaertn. 的全株。

形態 一年生草本。莖二歧分枝，無毛或被疏毛。葉卵狀披針形，邊緣有小齒。頭狀花序無柄，頂生或腋生，花黃色，緣花舌狀，雌性，2～3齒裂；盤花管狀，兩性，4齒裂，雄蕊5，花藥合生，花托有膜質托片。瘦果壓扁，有2翅或3稜形，頂端有2～3芒刺。

分佈 生於村旁或荒地上。分佈於華南及雲南。

採製 夏秋季採，鮮用或曬乾。

成分 葉含 N-烷烴(N-alkanes)、三萜類化合物 (triterpenoids) 等。

性能 微辛，涼。清熱解毒，散瘀消腫。

應用 用於感冒發熱。外用於疔瘡。用量15～30 g。外用適量。

文獻 《滙編》下，822；C.A.，103 (1985)，175457b。

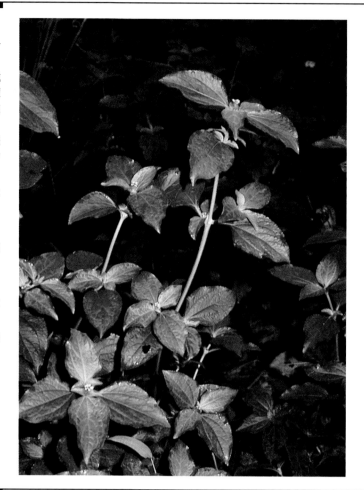

390 萬壽菊

來源 菊科植物萬壽菊 Tagetes erecta L. 的花和根。

形態 一年生草本，高60～100 cm。葉對生，羽狀深裂，裂片長橢圓形或披針形，長2.5～5 cm，邊緣齒端有時具軟芒，下面散生油腺體。頭狀花序單生；總苞片1列；舌狀花1列，雌性，黃色至橘黃色；管狀花兩性；聚藥雄蕊5；子房下位。瘦果具鱗片狀和芒狀冠毛。

分佈 各地庭園中有栽培。

採製 秋冬採花，鮮用或曬乾。

成分 根含揮發油，油中含 d-檸檬烯 (d-limonene) 及 ℓ-芳樟醇 (ℓ-linalool) 等。

性能 苦，涼。花清熱解毒，化痰止咳。根解毒消腫。

應用 花用於上呼吸道感染，百日咳，氣管炎，眼結膜炎，咽炎，口腔炎，牙痛。外用於腮腺炎，乳腺炎，癰瘡腫毒。用量9～15 g。外用適量。

文獻 《滙編》下，22。

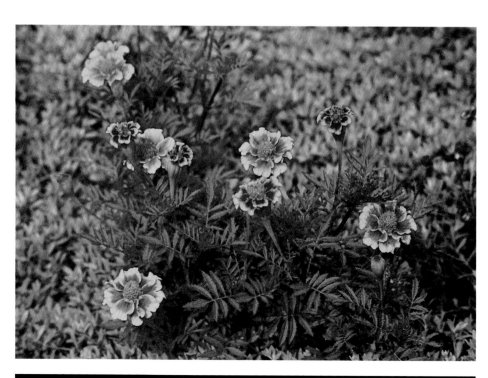

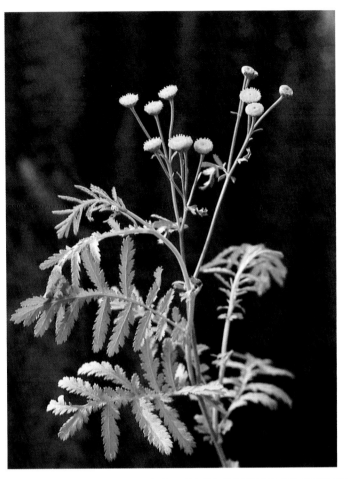

391 菊蒿

來源 菊科植物菊蒿 Tanacetum vulgare L. 的全草。

形態 多年生草本，高 30～150 cm。葉長圓形或長圓狀卵形，2 回羽狀分裂或深裂，葉裂片卵形至卵狀披針形，羽軸有櫛齒狀裂片，下部的葉有長柄。頭狀花序異形，多數在莖與分枝頂端排成複傘房狀；總苞片革質；邊花黃色，雌性，筒狀或舌狀；盤花黃色，兩性，筒狀。瘦果 5 稜，冠毛頂端齒裂。

分佈 生於山坡、山谷、林緣及河灘地。分佈於東北及內蒙古，新疆。

採製 夏季割取全草，曬乾。

性能 苦，寒。消腫拔毒。

應用 用於急性腸胃炎。外用於癰瘡，乳腺炎，黃水瘡。用量 25～50 g。外用適量。

附註 調查資料。

392 蟛蜞菊

來源 菊科植物蟛蜞菊 Wedelia chinensis (Osb.) Merr. 的全草。

形態 多年生草本，全株密被伏毛。莖伏地面而生，上部斜升。葉對生，橢圓狀披針形，長 3～7 cm，全緣或有疏鋸齒。頭狀花序單生枝頂或葉腋，黃色，總苞片 2 層；外圍舌狀花 1 層，雌性，舌片頂端 2～3 裂；中央管狀花兩性。瘦果倒卵形。

分佈 生於田邊、溝旁濕地。分佈於福建、台灣、廣東、廣西。

採製 夏秋季莖葉茂盛時採收，曬乾。

成分 含蟛蜞菊內酯 (wedelolatone)。

性能 甘、微酸，涼。清熱解毒，化痰止咳，涼血平肝。

應用 用於預防麻疹，感冒發熱，咽喉炎，扁桃體炎，肺炎等。外用於疔瘡癤腫。用量 15～30 g。外用適量。

文獻 《滙編》上，932。

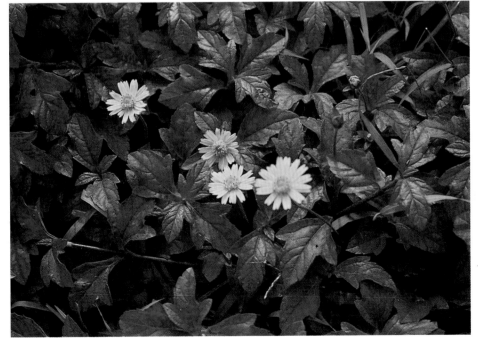

209

393 黃金間碧竹

來源 禾本科植物青絲金竹 Bambusa vulgaris Schrad. var. striata Gamble 的葉。

形態 喬木型，叢生，高6～15 m。稈直立，節間圓柱形，鮮黃間綠色縱條紋。籜片直立籜鞘草黃色，具細條紋，籜耳邊緣被波形縫毛，籜舌邊緣具細齒條裂。葉片披針形，頂端漸尖，基部近圓形，兩面無毛，脈間具不明顯小橫脈。

分佈 生於村邊、路旁，多栽培。分佈於廣東、雲南。

採製 全年可採，鮮用爲佳。

性能 甘，涼。消暑，除濕，利膽。

應用 用於濕熱黃疸，用量15～30 g。

文獻 《西雙版納植物名錄》，450；《原色中國本草圖鑑》第16分册(未出版)。

附註 本品爲傣族民間藥。

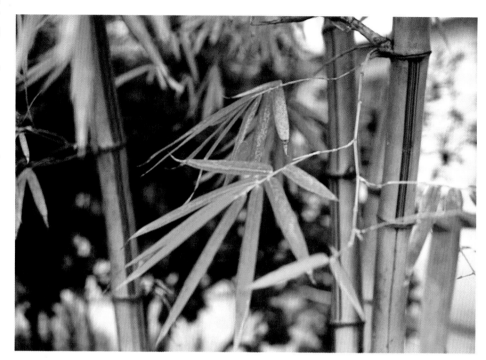

394 薏苡仁

來源 禾本科植物薏苡 Coix lachryma-jobi L. var. ma-yuen (Roman) Stapf 的種仁。

形態 一年或多年生草本，高1～1.5 m。稈直立，約有10節，基部節上生根。葉互生，2縱列排列，葉舌薄膜狀，葉片長披針形，基部鞘狀抱莖。總狀花序，小穗單性；雄小穗覆瓦狀排列，常2～3小穗生於一節；雌小穗生於花序下部，包藏於總苞中，只有1枚發育成熟。果熟時，總苞堅硬而光滑，質脆。橢圓形。

分佈 生於河邊、溪流邊陰濕山谷中。分佈幾遍全中國，多爲栽培。

採製 秋季採收，曬乾，除外殼。

成分 含薏苡仁酯 (coixenolide) 等。

性能 甘、淡，微寒。健脾利濕，清熱排膿。

應用 用於脾虛泄瀉，水腫脚氣，白帶，濕痹拘攣等。用量10～30 g。

文獻 《中藥誌》三，698。

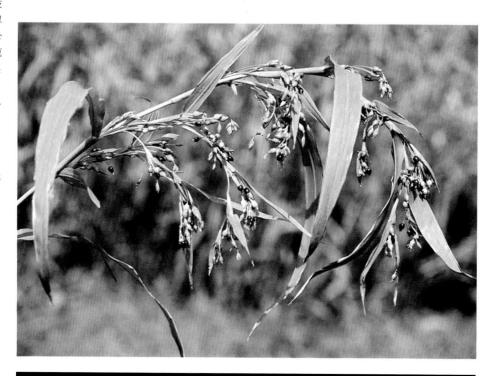

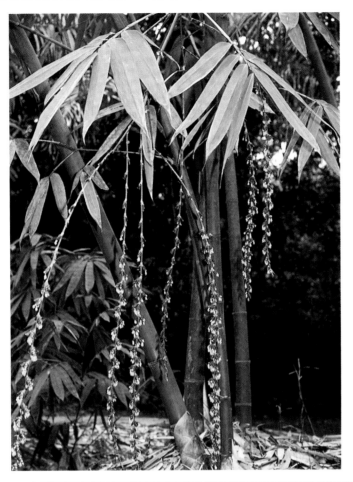

395 甜竹

來源 禾本科植物麻竹 Dendrocalamus latiflorus Munro 的竹針（未張開的嫩葉）、竹茹。

形態 單叢生，稈直立，高達 25 m，尾梢下垂。籜片卵形，外反，籜鞘背面無條紋，有時被毛。葉片橢圓狀披針形，上面無毛，下面嫩時被微毛，葉耳缺，葉舌截形。圓錐花序通常無葉，小穗卵形或倒卵形，有小花 6～8，穎片卵形，外稃邊緣全部被緣毛；雄蕊 6，頂端具羽毛狀尖頭。

分佈 栽培於村旁。分佈於華南、西南。

採製 夏季採竹針，鮮用或曬乾，夏秋採竹茹，將稈節間青皮除去，刮下中間層，曬乾。

性能 清熱，除煩，止嘔。

應用 竹針用於煩燥不眠。竹茹用於胃熱嘔吐。用量 3～9 g。

文獻 《廣西藥園名錄》，400。

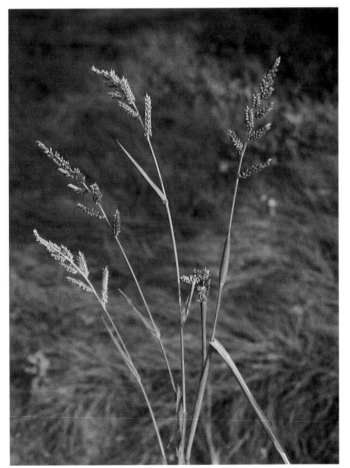

396 稗根苗

來源 禾本科植物稗 Echinochloa erusgalli (L.) Beauv. 的根和苗葉。

形態 一年生草本，高 50～130 cm。葉片扁平，線形，葉鞘禿淨，葉舌缺。圓錐花序呈不規則的尖塔形；分枝複生、覆疊、廣展或緊貼，最下的稍疏離，上部的漸尖而緊接，小穗長約 3 mm，被粗毛或乳突狀粗毛，有長芒；第一穎卵形，長約為小穗的 1/3；第二穎與不孕小花的外稃近等長，5 脈；不孕小花中性，具內稃，結實小花的外稃橢圓形。

分佈 生於沼澤地，為水稻田中雜草。中國各地有分佈。

採製 夏秋採，曬乾或鮮用。

性能 辛、甘、苦，微寒。益氣宜脾。

應用 外用於金瘡及損傷出血不已。外用適量。

文獻 《大辭典》下，5199。

397 浮小麥

來源 禾本科植物小麥 Triticum aestivum L. 的浮癟瘦果實。

形態 一年生草本，高 50～100 cm。稈直立，具 6～9 節。葉鞘光滑，較節間短；葉舌膜質，短小；葉片長披針形。穗狀花序直立，小穗在穗軸上平行排列，每小穗具花 3～9 朵，僅下部花結實。穎短，第一穎較第二穎寬，背面都具脊，有時延伸成芒。外稃與內稃等長或略短。穎果近卵形。

分佈 中國各地有栽培。

採製 夏至前後果熟時採收。

成分 含澱粉、蛋白質、脂肪油等。

性能 甘，涼。止虛汗，養心安神。

應用 用於體虛多汗，臟躁症。用量 9～15 g。生用或炒用。

文獻 《大辭典》上，474。

附註 本植物莖葉(小麥苗)除煩熱，療黃疸，解酒毒。種皮(小麥麩)調中去熱。祛濕止痛，止泄利。

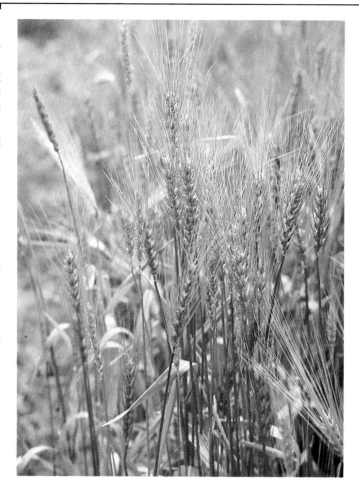

398 九龍吐珠

來源 莎草科植物風車草 Cyperus alternifolius L. subsp, flabelliformis (Rottb.) Kukenth. 的莖葉。

形態 多年生簇生草本。高 30～150 cm。根狀莖粗壯。稈近圓形，基部包以無葉的鞘。苞片 20，較花序長約 2 倍，寬 3～11 mm，平展。多次複出聚傘花序；小穗橢圓形或長圓狀披針形，長 3～8 mm，具花 6～26 朵，鱗片膜質，卵形，具 5 脈；雄蕊 3，花藥頂具剛毛狀附屬物；花柱短，柱頭 3。小堅果橢圓形，近三稜形。

分佈 生於森林，草原地區的河流旁或湖邊或栽培。中國各地多栽培。

採製 全年可採，鮮用或曬乾。

性能 酸、甘、微苦，涼。行氣活血，退癀解毒。

應用 用於瘀血作痛，蛇蟲咬傷。用量鮮品 60 g。乾品 30 g。外用適量。

文獻 《大辭典》上，83。

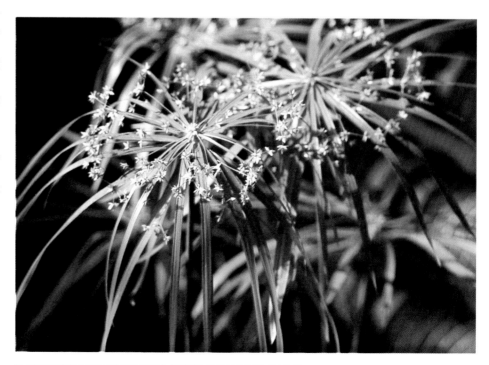

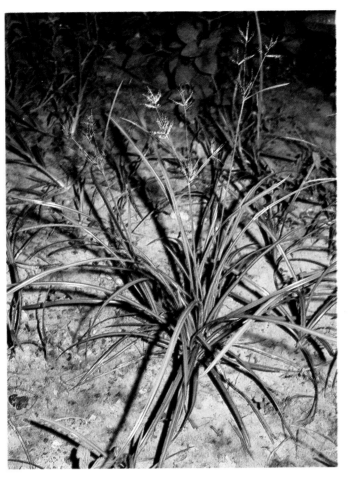

399　香附

來源　莎草科植物莎草 Cyperus rotund-us L. 的塊莖。

形態　多年生草本。莖三稜形。葉窄條形，基部抱莖，全緣，具縱向平行脈。小穗稍壓扁，茶褐色，排成傘形花序；花被缺；雄蕊 5。堅果三稜形。

分佈　生於耕地、空曠草地。分佈於中國各地。

採製　春秋季採，曬至鬚根乾後，用火燎去鬚根，曬至全乾。

成分　含 α-，β- 香附酮（α-，β-Cy-perone）、α-，β- 香附醇（α-，β-Cy-perol）、香附烯（cyperene）等。

性能　辛、微苦，平。理氣疏肝，調經止痛。

應用　用於胃寒痛，氣滯腹痛，兩脇疼痛，痛經，月經不調。外用於跌打腫痛。用量 6～12 g。外用適量。

文獻　《滙編》上，618；《廣西民族藥簡編》，329。

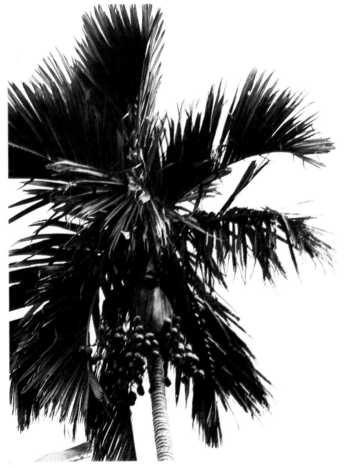

400　檳榔（附：大腹皮）

來源　棕櫚科植物檳榔 Areca catechu L. 的種子。

形態　喬木，高達 20 m。葉在莖頂端叢生；羽狀複葉，小葉披針狀線形或線形。肉穗花序生於最下一葉的鞘束下；佛焰苞狀大苞片長倒卵形。花單性，雌雄同株；雄花小而多；花被 6；雄蕊 6，花藥箭形，退化雌蕊 3；雌花大而少；花被 6；退化雄蕊 6；花柱 3。堅果卵圓形或長圓形，熟時橙黃色。

分佈　栽培於台灣、福建、廣東、海南、廣西、雲南。

採製　多春果熟時採摘，取種子曬乾。

成分　含檳榔鹼（arecoline）等。

性能　苦、辛，溫。消積驅蟲，降氣行水。

應用　用於食積腹痛，瀉痢後重，驅蛔、蟯蟲，水腫脹滿等。用量 3～9 g。

文獻　《中藥誌》三，661。

附註　果皮（大腹皮）辛，溫。下氣，寬中，行水。用於胸腹脹悶，水腫等。

401 廣東萬年青

來源 天南星科植物廣東萬年青 Agla-onema modestum Schott 的根莖及葉。

形態 多年生草本,高 1～2 m。地下莖橫走。單葉互生,卵形,全緣,葉柄基部有鞘抱莖。肉穗花序腋生,佛焰苞白色至淺黃色;花單性同株而秃裸;雄花在軸上部;雌花在下部;中間很少有中性花。

分佈 生於溪邊林下陰濕處。廣東、廣西有栽培。

採製 夏季採葉,秋季採根,曬乾。

性能 淡、微苦,寒。清熱涼血,消腫止痛。

應用 用於咽喉腫痛,疔瘡腫毒,蛇咬傷。用量 6～15 g。外用適量。

文獻 《大辭典》下,5008。

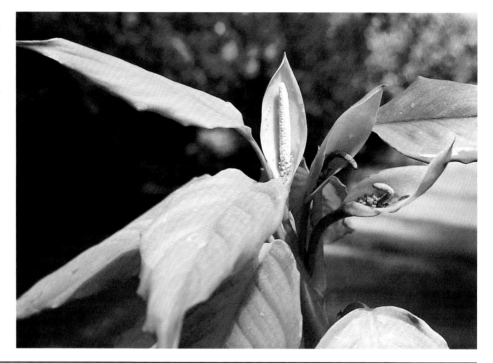

402 海芋

來源 天南星科植物海芋 Alocasia macrorrhiza (L.) Schott 的根狀莖。

形態 肉質高大草本,高 1～2 m,根狀莖肉質粗壯,圓柱形。葉大,葉柄粗壯,葉緣淺波狀。肉穗花序,外為粉綠色呈舟狀的佛焰苞所包圍;花單性,雌雄同株;無花被。漿果紅色,近球形。

分佈 生於山谷林下陰濕處及村旁路邊。分佈於福建、台灣、廣東、海南、廣西。

採製 全年可採,去外皮,鮮用或切片曬乾。

成分 含生物碱、甾醇類化合物、海芋素 (alocasin)。

性能 微辛、澀,寒,有毒。清熱解毒,消腫。

應用 用於肺結核,腸傷寒。外用於瘡瘍腫毒。用量 10～20 g,久煎後方能內服。外用適量。

文獻 《中藥誌》二,501。

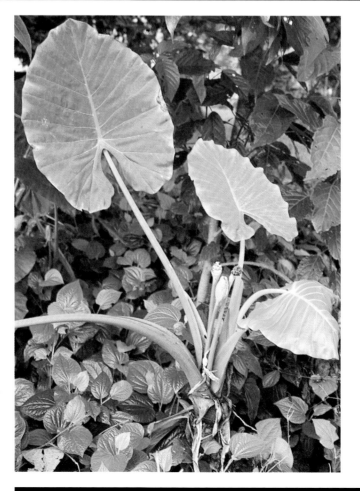

403 臭魔芋

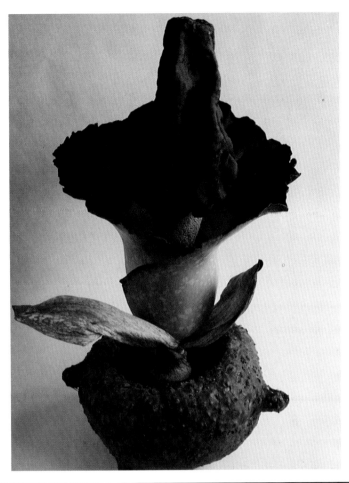

來源　天南星科植物疣柄魔芋Amorphophallus virosus N. B. Brown 的塊莖。

形態　多年生草本，先花後葉，花序開放時極臭。塊莖扁球形，直徑約 20 cm。葉 1枚，葉片 3 全裂，裂片 2 歧分裂或羽狀深裂；葉柄具疣凸。肉穗花序稍短於佛焰苞，附屬器長 7～12 cm；花柱比子房長 3～4 倍，柱頭 2 裂，近腎形，被柔毛及腺毛。漿果橢圓狀。

分佈　生於草坡或荒地。分佈於廣東、廣西、雲南。

採製　秋末採，切片曬乾。

成分　含澱粉。

性能　辛，溫。有毒。化痰散瘀，消腫止痛。

應用　用於肺結核，腎炎，中風痰涎，小兒驚風。外用於無名腫毒。用量 3～9 g。外用適量。

文獻　《廣西民族藥簡編》，310。

404 黑南星(天南星)

來源　天南星科植物象南星 Arisaema elephas Buchet 的塊莖。

形態　多年生草本。葉單生，葉柄長，具短乳頭狀突起，小葉 3，無柄或有短柄，側生小葉兩邊不對稱，中央小葉倒卵形，先端凹，花序梗比葉短，佛焰苞長圓狀橢圓形；雄性肉穗花散生，花藥新月形開裂，附屬體較短；雌性附屬體具短柄，先端長鞭狀，彎曲或反折。漿果近圓形。

分佈　生於山坡林下陰濕地。分佈於陝西、甘肅，四川、雲南。

採製　秋季採挖，切片曬乾。

成分　含 β-穀甾醇等。

性能　苦、辛，溫。祛風定驚，化痰，散結。

應用　用於中風，口眼歪斜，半身不遂，癲癇，破傷風，一般炮製後用。外用於腫。用量 3～9 g。外用適量。

文獻　《中藥誌》二，33。

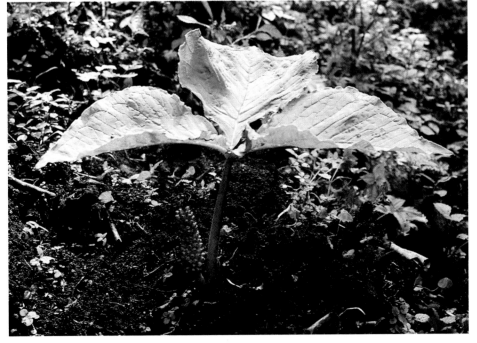

405 千年健

來源 天南星科植物千年健 Homalo-mena occulta (Lour.) Schott 的根莖。

形態 多年生草本。根莖肉質。葉互生，具長柄，柄長 18～25 cm，肉質，平滑無毛，莖部擴大葉成鞘，包着根莖，葉片卵狀箭形。肉穗花序，佛焰苞長圓狀紡錘形；花單性，無花被。漿果長圓形，褐色。

分佈 生於林中水溝旁陰濕地。分佈於廣東、廣西、雲南。

採製 全年可挖，揀淨雜質，切片曬乾。

成分 含 α- 及 β- 蒎烯 (pinene)、芳樟醇 (linalool)。

性能 苦、辛，寒。祛風濕，健筋骨。

應用 用於風寒濕痹，肢節酸痛，筋骨無力，胃痛。外用於癰疽瘡腫。用量 5～10 g。外用適量。

文獻 《中藥誌》二，253。

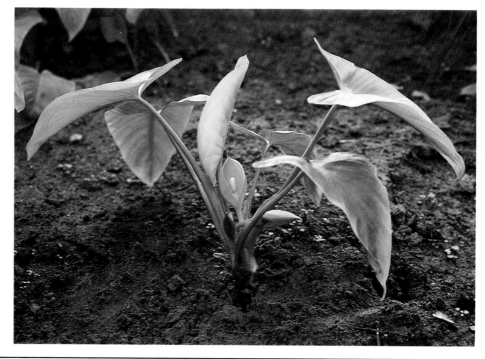

406 簕慈姑

來源 天南星科植物刺芋 Lasia spinosa (L.) Thw. 的根莖。

形態 有刺草本。根莖圓柱形，有結節及硬刺。葉革質，幼時戟形或箭狀卵形，老時常寬甚於長，羽狀深裂。佛焰苞長，血紅色，旋扭狀，基部張開；肉穗花序結果時長 5～10 cm；花兩性，由上及下開放。漿果倒圓錐形。

分佈 生於陰濕山谷、澤地、池塘。分佈於廣東、廣西。

採製 夏秋採收，洗淨，曬乾或切片曬乾。

成分 根莖含黃酮甙、酚類、氨基酸、有機酸等。

性能 甘，平。清熱，利尿，解毒。

應用 用於熱病口渴，肺熱咳嗽，小便黃赤，皮膚熱毒。用量 9～15 g。外用適量。

文獻 《大辭典》上，2832。

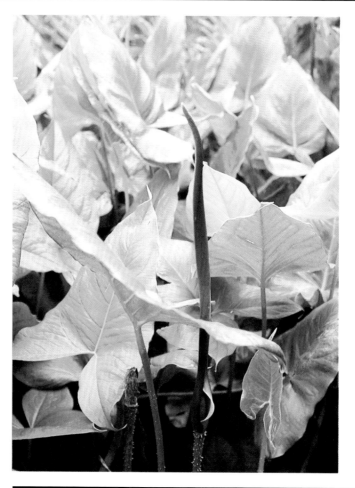

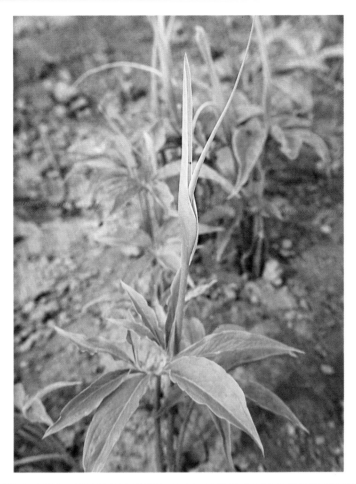

407 掌葉半夏

來源 天南星科植物掌葉半夏 Pinellia pedatisecta Schott 的塊莖。

形態 多年生草本。塊莖近球形。葉掌狀分裂，小葉 9～11。肉穗花序，花序柄與葉柄等長或稍長；佛焰苞淡綠色，披針形，下部筒狀，長圓形；花單性，雌雄同株；雄花着生於花序上端，雄蕊密集；雌花着生於花序下部，貼生於苞片上；花序先端附屬物線形，稍彎曲。漿果卵圓形。

分佈 生於山坡、田野陰濕地。分佈於河北及西南和長江以南各地。

採製 夏秋採挖，放入筐內，浸於水中，搓去外皮，曬乾或再用硫黃熏。

性能 辛，平。有毒。化痰散結，祛風定驚。

應用 外用於蛇傷，無名腫毒。亦作天南星使用。外用適量。

文獻 《大辭典》下，4926。

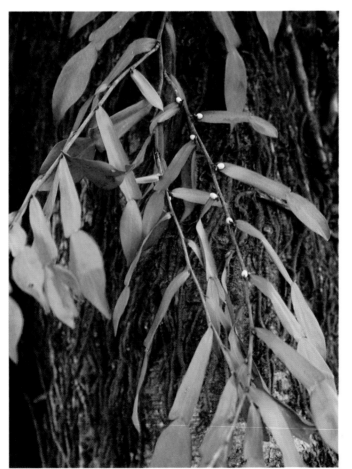

408 石柑子

來源 天南星科植物石柑子 Pothos chinensis (Raf.) Merr. 的全草。

形態 附生藤本，長 0.4～6 m。莖近圓柱形，具縱條紋，節上束生氣生根；分枝下部有線形鱗葉 1 枚。葉倒披針狀卵形至長圓形，長 6～13 cm，寬 1.5～3.5 cm，有芒狀尖頭；葉柄扁平，葉狀，長圓形或長楔形，長約為葉片的 1/6。肉穗花序近球形；卵狀佛焰苞綠色；花被 6；雄蕊 6；子房 3 室。漿果紅色。

分佈 附生於陰濕密林中的巖石或樹幹上。分佈於中國南方及西南。

採製 春秋採收，曬乾。

成分 含琥珀酸和香莢蘭酸。

性能 苦、辛，微溫。理氣止痛，祛風，消食，清熱解毒。

應用 用於心、胃氣痛，疝氣，腳氣，風濕骨痛，小兒食滯。用量 50～100 g。

文獻 《大辭典》上，1240。

409 鳳梨

來源 鳳梨科植物鳳梨 Ananas comosus (L.) Merr. 的果皮。

形態 多年生草本，莖短。葉多數，旋疊狀簇生，劍狀長線形，邊緣常有銳齒，上部葉極退化而常紅色。球果狀的穗狀花序頂生，結果時增大，花稠密，紫紅色，生於苞腋內；苞片三角狀卵形，淡紅色，外輪花被片 3，萼片狀，肉質；內輪 3，花瓣狀，青紫色；雄蕊 6；子房下位，藏於肉質的中軸內。球果狀的聚合果。

分佈 中國東南部和南部均有栽培。

採製 秋季或夏末採收。

性能 甘、澀，微溫。澀腸止痢。

應用 用於痢疾，腸瀉。用量 3～9 g。

附註 調查資料。

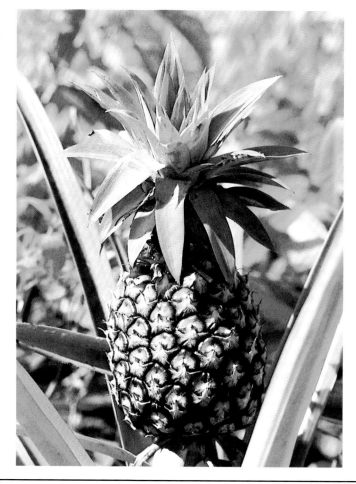

410 水塔花

來源 鳳梨科植物水塔花 Billbergia pyramidalis Lindl. 的葉。

形態 草本，幾無莖。葉濶披針形，旋疊狀，直立或稍外彎，先端鈍而有小銳尖，邊緣至少上半部有小刺，下面粉綠色，葉基部常保持相當量水分。穗狀花序直立，略長於葉；苞片粉紅色，花鮮紅色；花被片 6，外面 3 片萼狀，暗紅色，內面 3 片花瓣狀；雄蕊 6。漿果。

分佈 栽培。廣東、廣西、海南有栽培。

採製 夏秋季採，鮮用或曬乾。

性能 消腫，排膿。

應用 外用於癰瘡腫毒。外用適量。

文獻 《廣西藥園名錄》，352。

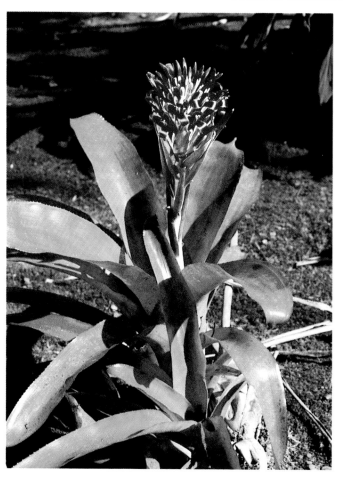

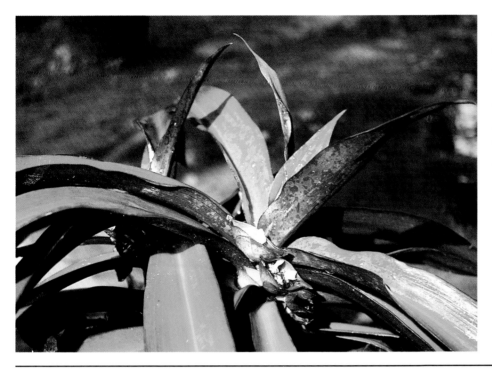

411 蚌花

來源 鴨跖草科植物紫萬年青Rhoeo discolor (L'Her) Hance 的花葉。

形態 多年生草本，稍肉質，高達 50 cm。莖粗短，節密生，不分枝。葉基生，密集，舌狀披針形，基部成鞘狀抱莖，上面綠色，下面紫色。聚傘花序，腋生於葉基部，大部藏於葉內；佛焰苞 2，蚌殼狀，淡紫色，包圍花序，花序具多花；花瓣 3，與萼近似，卵圓形；雄蕊 6，花絲被毛。蒴果 2～3 裂。

分佈 栽培於庭園。多數省區有栽培。

採製 全年可採，曬乾或鮮用。

成分 葉含黏液質；花含維生素 C。

性能 甘、淡，涼。清熱化痰，涼血止痢。

應用 肺燥咳嗽，咯血，百日咳，淋巴結結核，痢疾，便血。用量鮮葉 30～60 g 或乾花 20～30 朵。

文獻 《滙編》下， 502。

412 紫鴨跖草

來源 鴨跖草科植物紫露草 Tradescantia virginiana L. 的全草。

形態 一年生草本，高 20～50 cm。莖肉質，多分枝。葉互生，披針形，全緣，基部抱莖而成鞘。鞘口有白色長睫毛。花密生 2 叉狀的花序柄上，下有線狀披針形苞片；萼片 3，卵圓形，宿存；花瓣 3，藍紫色，寬卵形；雄蕊 6，發育 2，退化 3，另 1 雄蕊花絲短而細，無花藥；雌蕊 1。果橢圓形。

分佈 多栽培於庭園。全中國多有栽培。

採製 夏秋採。曬乾或鮮用。

性能 淡、甘，涼。有毒。活血消腫，利水散結，解毒。

應用 用於癰疽腫毒，瘰癧結核，淋病，風濕，跌打，毒蛇咬傷。用量 10～15 g。外用適量。

文獻 《大辭典》下， 4918。

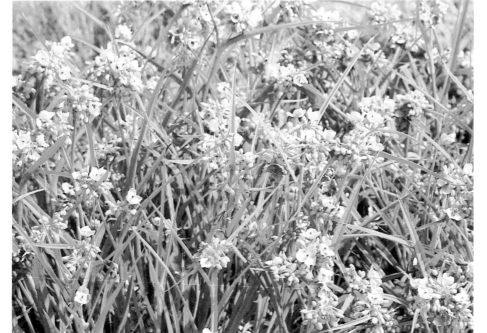

413 鐵樹葉

來源 百合科植物朱蕉 Cordyline fruticosa (L.) A. Cheval. 的葉或花。

形態 灌木，高 100～300 cm。葉聚生於莖頂；披針狀橢圓形至長圓形，多脈，基部抱莖。圓錐花序長約 30 cm；花長約 1 cm；花被管狀，6 裂；雄蕊 6；子房 3 室。漿果。

分佈 栽培於庭園。中國各地均有栽培。

採製 全年可採，曬乾。

成分 含酚類、氨基酸、糖。

性能 甘、淡，涼。清熱，止血，散瘀。

應用 用於痢疾，吐血，便血，胃痛，月經過多，跌打腫痛。用量 15～30 g。

文獻 《大辭典》下，3823。

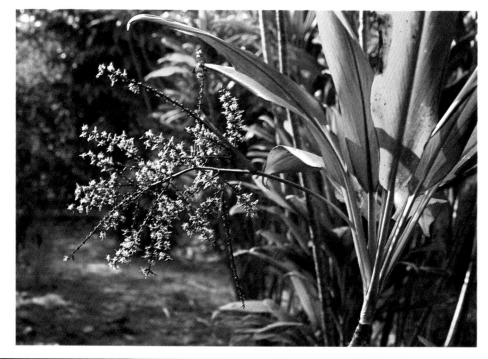

414 竹根七

來源 百合科植物竹根七 Disporopsis fuscopicta Hance 的根狀莖。

形態 多年生草本，高 25～50 cm。根狀莖連珠狀。葉互生，卵形，橢圓形或長圓狀披針形。花 1～2 朵，腋生，白色，內帶紫色，稍俯垂；花被鐘形，長 15～22 mm，口部不縊縮，裂片近長圓形；副花冠裂片膜質，與花被裂片互生，卵狀披針形，先端通常 2～3 淺裂；花藥長約 2 mm，花絲短，着生於副花冠 2 裂片間的凹缺處；雌蕊長約 9 mm。漿果近球形。

分佈 生於林下或山谷中。分佈於江西、福建、湖南、廣東、廣西、貴州、四川、雲南。

採製 秋冬採挖，蒸後曬乾。

性能 甘，平。清熱潤肺，祛痰止咳。

應用 用於咳嗽，風濕疼痛，跌打損傷。用量 15～30 g。

文獻 《廣西藥用植物名錄》，539。

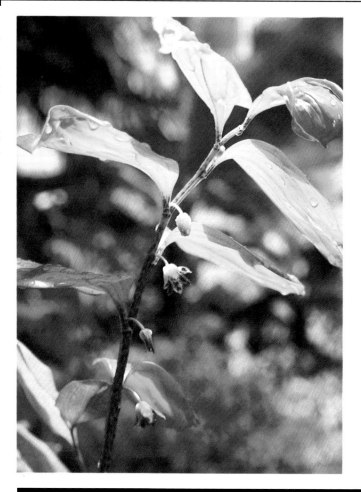

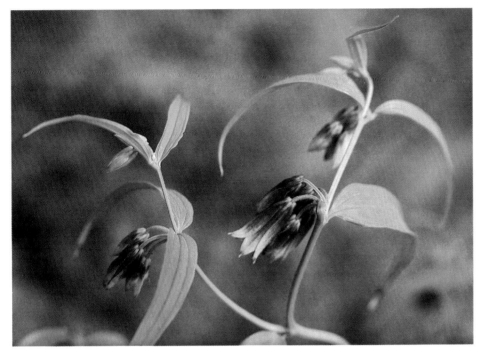

415 狗尾巴參

來源 百合科植物距花寶鐸草 Disporum calcaratum D. Don. 的根莖。

形態 多年生草本。根肉質，有黏液。莖直立，高約 50 cm，上部多分枝。葉卵形至卵狀披針形，先端漸尖，基部下延成柄，抱莖。傘形花序腋生，花柄下彎，花被鐘形，裂片 6；雄蕊 6，花藥外向；子房 3 室。漿果熟時黑色。

分佈 生於山溝、林下草叢中。分佈於廣西、雲南。

採製 秋季採收，切片曬乾。

性能 甘，平。養陰潤肺，生津益氣。

應用 用於肺熱咳嗽，骨蒸癆熱，腰膝酸軟，盜汗，濕濁白帶。用量 10～15 g。

文獻 《大辭典》上，2967。

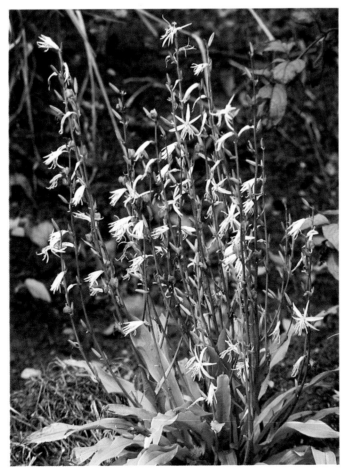

416 鷺鷥蘭

來源 百合科植物鷺鷥蘭 Diuranthera major Hemsl. 的根。

形態 多年生草本；葉少數，近肉質，下部葉顯著下彎，邊緣具細鋸齒。花莖直立高 30～80 cm，總狀花序具稀疏少花，少數近為圓錐花序；花白色，花被片 6；雄蕊 6；子房 3 室，蒴果具 3 翅。

分佈 生於高山草坡、松林下或路旁。分佈於雲南、貴州。

採製 採挖後洗淨，切片曬乾，研粉或鮮用。

性能 甘，平。消炎，止血。

應用 用於外傷出血。外用適量。

文獻 《滙編》下，845。

417 麗江山慈菇

來源 百合科植物麗江山慈菇 Iphigenia indica Kunth 的鱗莖。

形態 多年生草本，高約 20 cm。地下鱗莖小，圓球形，外皮赤褐色。莖單一，入土部分白色，地上部帶紫色。葉線形至線狀披針形，先端漸尖，基部成鞘狀抱莖。總狀花序頂生，總苞片葉狀，線形，先端彎鈎狀；花被片 6，紫色。蒴果倒卵，有稜。

分佈 生於山坡草地或松林下。分佈於雲南、四川、西藏。

採製 夏秋季採挖，洗淨，曬乾，研粉。

成分 含多種生物鹼。莖、葉、種子及鱗莖均含秋水仙鹼 (colchicine) 等。

性能 苦，溫。有毒。止咳，平喘，鎮痛，抗癌。

應用 用於支氣管炎，哮喘，乳癌等。用量 1～2 g。

文獻 《滙編》上，402。

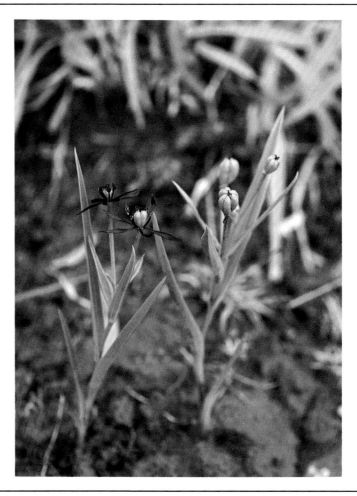

418 百合

來源 百合科植物百合 Lilium brownii F.E. Brown var. viridulum Baker 的鱗莖。

形態 多年生草本。鱗莖球形。白色。莖高 0.7～1.5 m，有紫色斑點。葉互生，倒披針形，3～5 脈，無柄。花大，香，單生於莖頂，少有 1 朵以上者；花被漏斗狀，白色而背帶褐色，裂片 6，向外張開或反卷，長 13～20 cm；雄蕊 6；柱頭 3 裂。蒴果。種子多數。

分佈 生於山坡草地、林邊及濕潤肥沃土壤上。產於東北、西北及山東、河北等地。

採製 2 年後秋季採收鱗片，用開水燙或蒸 5～10 分鐘，至邊緣柔軟時迅速撈出，洗去黏液，曬乾。

成分 含蛋白質、澱粉、脂肪及微量秋水仙鹼。

性能 甘，平。潤肺止咳，寧心安神。

應用 用於肺結核咳嗽，痰中帶血，神經衰弱，心煩不安。用量 10～25 g。

文獻 《滙編》上，323。

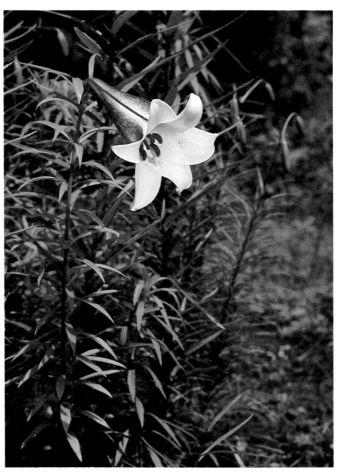

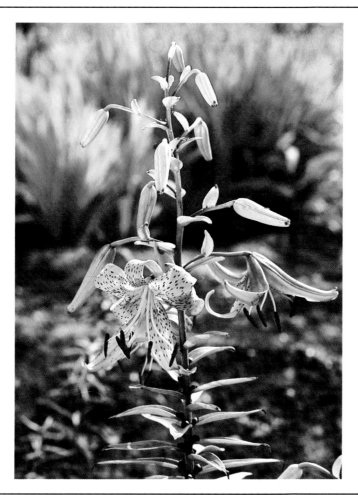

419 卷丹(百合)

來源 百合科植物卷丹Lilium lanci-folium Thunb. 的鱗莖。

形態 多年生草本，高達1.5 m。鱗莖卵圓扁球形。莖被白色綿毛。葉互生，披針形或線狀披針形，長5～20 cm，寬0.5～2 cm，向上漸小成苞片狀，上部葉腋內有紫黑色珠芽。花3～6朵或更多，下垂，橘紅色；花被片6，向外反卷，內面密生紫黑色斑點；雄蕊6；柱頭3裂。蒴果長圓形至倒卵形。種子多數。

分佈 生於林緣路旁及山坡草地。分佈於河北、河南、陝西、甘肅及華東、中南、西南。也有栽培。

採製 秋季挖。放沸水中燙後，曬乾或烘乾。

成分 含脂肪、蛋白質等。

性能 微苦，平。養陰潤肺，清心安神。

應用 用於陰虛久咳，痰中帶血，虛煩驚悸，失眠多夢。用量4.5～9 g。

文獻 《中藥誌》二，348。

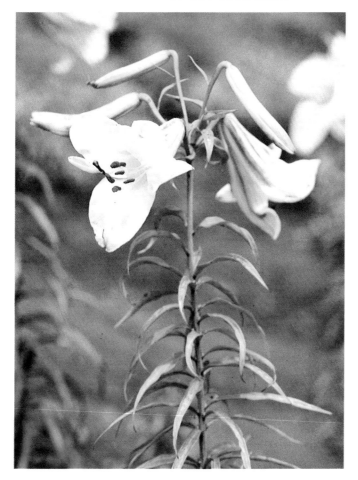

420 巖百合(百合)

來源 百合科植物麝香百合Lilium longi-florum Thunb. 的鱗莖。

形態 多年生草本，高50～100 cm。莖直立，基部淡紅色。葉披針形或狹長橢圓形，長10～15 cm，先端漸尖或銳尖。花頂生，2～3朵，平生或稍下彎，喇叭狀，白色，基部帶綠色；花被6片，倒卵形，上方稍反曲；雄蕊6；雌蕊1。蒴果上長橢圓形。

分佈 生於林邊或草叢中。分佈於廣東、貴州等地。野生或栽培。

採製 秋冬採挖，剝取鱗片，用沸水撈過，曬乾。

成分 鱗莖及葉含麝香百合甙 A(liliosi-de A)、麝香百合甙 B (lilioside B)。

性能 甘、微苦，平。潤肺止咳，清心安神。

應用 用於肺癆久嗽，虛煩驚悸。用量10～30 g。

文獻 《大辭典》上，1728。

421　囊絲黃精（黃精）

來源　百合科植物囊絲黃精 Polygonatum cyrtonema Hua 的根狀莖。

形態　多年生草本。根狀莖橫生增厚，稍呈串珠狀。莖具條紋或紫色斑點。葉互生，兩列狀，無柄，多爲橢圓形，長、寬變化較大，長達 25 cm。花 2 至多朵成傘形花序或爲單花；花被筒狀，裂片 6；雄蕊 6，花絲先端囊狀或距狀；花柱長。漿果熟時藍綠色。

分佈　生於山地林中。分佈於陝西、河南、湖北、四川、貴州及華東、華南。

採製　春秋探挖，除去鬚根，蒸 10～20 分鐘後，邊曬邊揉至全乾。

成分　含強心甙。

性能　甘，平。補脾潤肺，養陰生津。

應用　用於肺結核乾咳無痰，久病津虧口乾，倦怠乏力，糖尿病，高血壓病。流浸膏外用於脚癬。用量 9～18 g。外用適量。

文獻　《滙編》上，775。

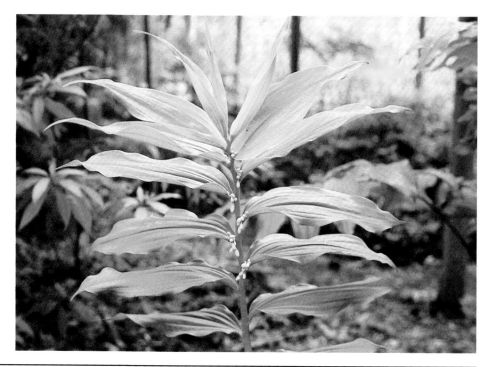

422　玉竹

來源　百合科植物玉竹 Polygonatum odoratum (Mill.) Druce 的根莖。

形態　多年生草本。根莖橫走。莖單一，高 20～60 cm，生長時向一邊傾斜，葉互生，無柄，葉片橢圓形至卵狀長圓形。花腋生，常 1～3 朵簇生，花被筒狀，白色，先端 6 裂，常帶綠色；雄蕊 6。漿果球形，熟時藍黑色。

分佈　生於林下或山野陰坡上，分佈於東北、華北、華南及甘肅、青海。

採製　春秋探挖後，沸水中稍煮，晾半乾後，搓揉至軟且透明時，曬乾。

成分　根莖含一種黏多糖——玉竹黏多糖 (odoratan)，並含有 4 種玉竹果聚糖。

性能　甘，平。養陰潤燥，生津止渴。

應用　用於乾咳少痰，口燥咽乾及糖尿病。用量 9～15 g。

文獻　《中藥誌》二，49。

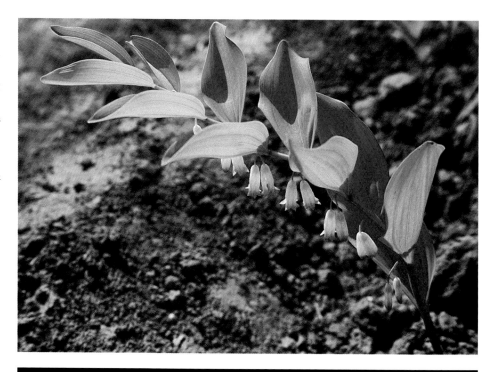

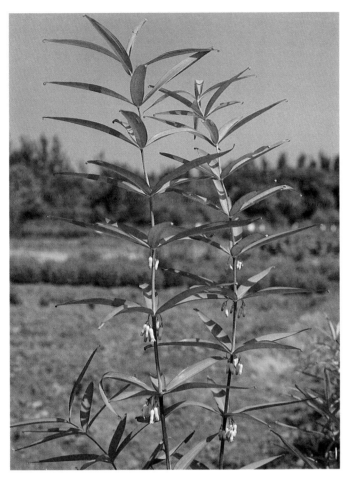

423 黃精

來源 百合科植物黃精 Polygonatum sibiricum Delar. ex Redoute 的根莖。

形態 多年生草本。根莖橫走，結節膨大。高 50～90 cm。葉輪生，無柄，每輪 4～6 葉，線狀披針形，先端漸尖並拳卷。花腋生，下垂，2～4 朵集成傘形花叢；花被筒狀，白色至淡黃色，裂片 6，披針形；雄蕊着生在花被筒½以上處。漿果球形，熟時紫黑色。

分佈 生於山地林下灌叢或山坡半陰處，分佈於東北、華北、華東。

採製 秋季挖取，曬至稍乾，反覆搓揉至綿軟無硬心後曬乾。

成分 含黃精多糖甲、乙、丙和黃精低聚糖甲、乙、丙。

性能 甘，平。補脾潤肺，益氣養陰。

應用 用於體虛乏力，心悸氣短，肺燥乾咳。用量 9～12 g。

文獻 《中藥誌》二，57。

424 吉祥草

來源 百合科植物吉祥草 Reineckea carnea Kunth. 的帶根全草。

形態 常綠多年生草本。根莖橫走，綠色或紫白色。葉叢生於根莖頂端或節部，卵狀披針形，全緣，無柄。圓錐狀花序生於葉腋；花無柄，着生於苞腋，苞片卵形；花被 6 片，下端呈筒狀，外面紫紅色；雄蕊 6，花粉囊 2 室，淡藍色，背面着生於花絲頂端。漿果圓形，紅色。

分佈 生於山溝陰處、林邊、草坡及疏林下。分佈於長江以南。以西南地區最為常見。

採製 全年可採，去泥土，曬乾。

成分 含奇梯皂甙元 (kitigenin)、薯蕷皂甙元 (diosgenin) 等。

性能 甘，涼。清肺止咳，理血，解毒。

應用 用於肺熱咳嗽，吐血，衄血，跌打損傷，瘡毒，疳積。用量 10～15 g。

文獻 《大辭典》上，1685。

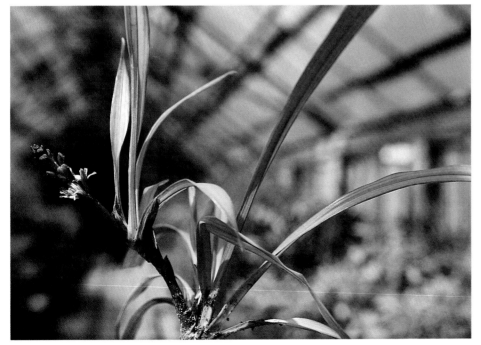

425 仙茅

來源 石蒜科植物仙茅 Curculigo orchi-oides Gaertn. 的根狀莖。

形態 多年生草本。葉基生，披針形，兩面均被毛。花黃色，隱藏於葉內，雜性花，上部為雄花；下部為兩性花，花被裂片6；雄蕊6。蒴果橢圓形。

分佈 生於向陽的草地或荒坡。分佈於華中、華東、華南、西南。

採製 秋冬季採，除去鬚根，曬乾。

成分 含仙茅甙 (curculigoside)、石蒜碱 (lycorine)、脂肪族羥基甲酮 (aliphatic hydroxy ketones)、黏液質等。

性能 辛，溫。有小毒。補腎陽，祛寒濕。

應用 用於腰膝冷痛，四肢麻痺，陽痿，遺精。用量 3～9 g。

文獻 《中草藥》(1986：6)，8；《中藥誌》二，317。

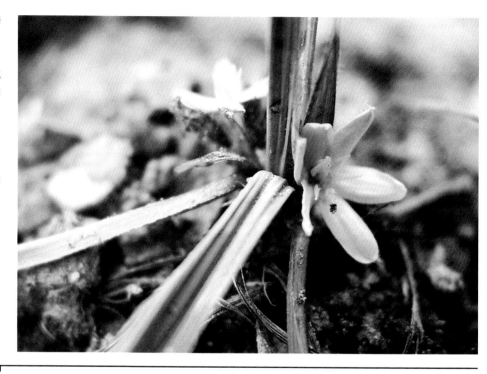

426 肝風草

來源 石蒜科植物葱蓮 Zephyranthes candida Herb. 的全草。

形態 多年生草本。鱗莖灰黃色。有明顯的頸。葉基生，線形，光滑，葉面有槽。花單生於花莖頂，白色，外面常帶淡紅色暈；花被直立，漏斗狀，近喉部有微小鱗片；雄蕊6，比花被短，3長3短；子房下位，花柱線形，柱頭微3裂。蒴果球形，3室裂。

分佈 多為栽培。分佈於福建、廣東、海南、廣西等。

採製 全年可採，多鮮用。

成分 含石蒜碱 (lycorine)、多花水仙碱 (tazettin) 等。

性能 甘，平。平肝熄風。

應用 用於小兒驚風，羊癇風。用量 10～15 g。

文獻 《大辭典》上，2339。

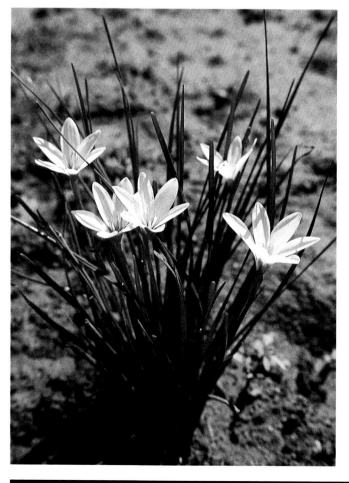

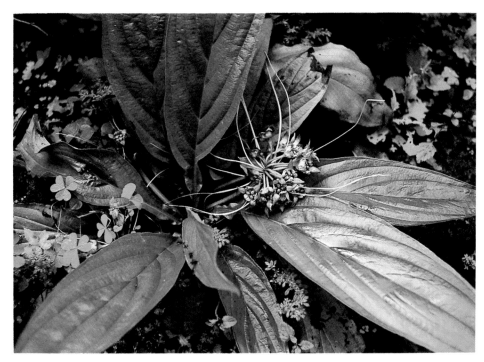

427 水田七

來源 蒟蒻薯科植物裂果薯 Schizocapsa plantaginea Hance 的根狀莖。

形態 多年生草本。葉基生，橢圓狀披針形。花葶從葉叢中抽出，花淡紫色，排成傘形花序狀；外苞片卵形，長達 3 cm，內苞片線形，長達 7 cm；花被 6 裂；雄蕊 6。蒴果 3 裂至基部，頂端無宿存花被片。

分佈 生於水溝邊及田埂草地上。分佈於華南及湖南、江西、貴州、雲南。

採製 全年可採，曬乾。

成分 含亞莫皂甙 (yamogenin)、c_{27} 甾體皂甙元、生物鹼等。

性能 苦，寒。有毒。清熱解毒，散瘀止痛。

應用 用於肺結核，胃潰瘍。外用於瘡瘍，外傷出血。用量 3～9 g。外用適量。

文獻 《滙編》下，125；《植物學報》(1983：6)，568。

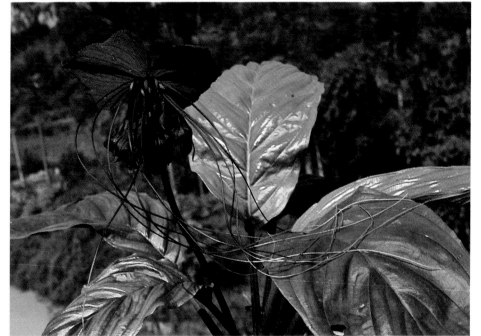

428 老虎鬚

來源 蒟蒻薯科植物長鬚果 Tacca chantrieri Andre 的根狀莖。

形態 多年生草本。葉基生，長橢圓形。花葶從葉叢中抽出，花紫褐色，排成傘形花序狀；外苞片卵形，長達 5 cm，內苞片線形，長達 15 cm；花被 6 裂；雄蕊 6。漿果卵形，具 6 稜，頂端具宿存花被片。

分佈 生於山地陰濕處。分佈於華南及雲南。

採製 全年可採，切片曬乾。

成分 含薯蕷皂甙元 (diosgenin)、豆甾醇 (stigmasterol) 等。

性能 苦、辛，涼。有毒。清熱解毒，理氣止痛。

應用 用於腸炎，痢疾，肝炎，扁桃體炎，胃潰瘍。外用於癰瘡腫毒。用量 9～15 g。外用適量。

文獻 《滙編》下，229；《植物學報》(1983：6)，568。

429 穿山龍

來源 薯蕷科植物穿龍薯蕷 Dioscorea nipponica Makino 的根狀莖。

形態 纏繞草質藤本。根狀莖橫走，外皮常成片狀剝離。莖左旋。葉互生，掌狀心形，葉緣常爲三角狀淺裂、中裂或深裂。雌雄異株，穗狀花序，花序基部常 2～4 花簇生；雄花無梗，花被碟形，6 裂；雄蕊 6，花藥內向；雌花單生，花被 6 裂。蒴果具 3 翅，翅長方形，長 2 倍於寬。種子基生。

分佈 生於山坡、林緣或灌木叢中。分佈於東北、華北、西北。

採製 秋季採挖，去外皮曬乾。

成分 含薯蕷皂甙 (dioscin)、水解後爲薯蕷皂甙元 (diosgenin)。

性能 苦，溫。活血舒筋，祛風止痛，止咳平喘，祛痰。

應用 用於腰腿疼痛，筋骨麻木，跌打損傷，咳嗽喘息。用量 9～15 g。

文獻 《中藥誌》一，289。

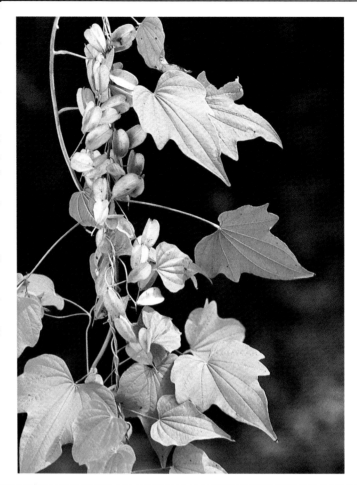

430 山藥

來源 薯蕷科植物薯蕷 Dioscorea opposita Thunb. 的塊狀莖。

形態 多年生纏繞草本。根莖短，根直生，肉質，圓柱形。葉對生或輪生，葉腋生珠芽名"零餘子"。葉片三角狀卵形，常 3 裂。花雌雄異株，乳白色；穗狀花序，蒴果 3 稜。

分佈 生於山坡向陽地。分佈於中國各地，主產河南、山西、河北、陝西。

採製 秋季採挖，除去地上部分和鬚根，刮去外皮，烤乾，或切片曬乾。

成分 含皂甙、黏液質、尿囊素 (allantoin)、膽鹼 (choline)、精氨酸等。

性能 甘，平。健脾止瀉，補肺益腎。

應用 用於脾虛久瀉，慢性腸炎，肺虛喘咳，慢性腎炎，糖尿病，遺精，遺尿，白帶等。用量 9～18 g。

文獻 《滙編》上，109。

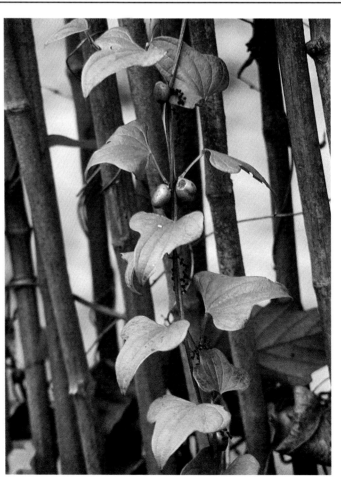

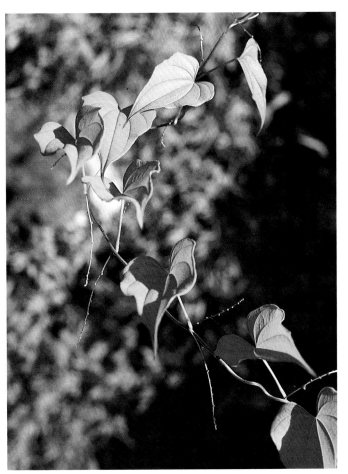

431 黃山藥

來源 薯蕷科植物黃山藥Dioscorea panthica Prain et Burk. 的根狀莖。

形態 纏繞草質藤本。根狀莖橫走。莖左旋。葉互生，三角狀心形，全緣或微波狀。花單性異株；雄花無梗，黃綠色，單生或2～3朵簇生集成穗狀花序；苞片舟形；花被碟形，先端6裂；雄蕊6，花藥背着；雌花序和雄花序相似；雌花花被6裂；退化雄蕊6。蒴果三稜形，每稜羽狀，半月形。種子着生於中軸中部。

分佈 生於山坡灌木叢中或林緣。分佈於湖北、湖南及西南。

採製 秋季採挖，曬乾。

成分 含薯蕷皂甙，水解後得薯蕷皂甙元(diosgenin)。

性能 甘、微辛，平。解毒消腫，止痛。

應用 用於胃痛，跌打損傷。外用於淋巴結結核。用量15～30 g。外用適量。

文獻 《滙編》下，542。

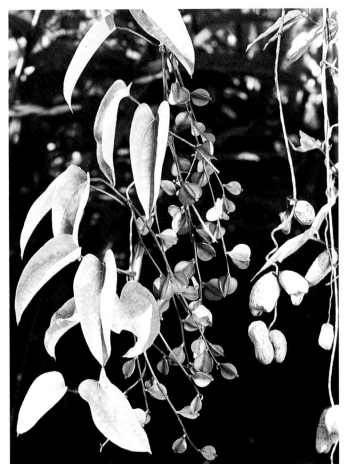

432 褐苞薯蕷

來源 薯蕷科植物褐苞薯蕷Dioscorea persimilis Prain et Burk. 的塊莖。

形態 纏繞藤本。塊莖圓柱形，斷面鮮時白色，有黏性。葉三角狀戟形或三角狀卵形，互生，中部以上葉對生。花黃綠色，雌雄異株；雄花序腋生，狹圓錐狀，花被片6；雄蕊6；雌花序穗狀。蒴果具3翅。

分佈 生於山地灌叢中或栽培。分佈於廣東、海南、廣西、雲南。

採製 冬末春初採，刮去外皮和根鬚，用硫磺熏至斷面全白無黃心，曬乾。

成分 含澱粉、黏液質、皂甙等。

性能 甘，平。健脾益氣。

應用 用於脾胃虛弱，小兒痘發不起，腎虛腰痛，遺精，白帶，盜汗。用量9～30 g。

文獻 《廣西民族藥簡編》，321。

433. 香蕉

來源 芭蕉科植物香蕉 Musa nana Lour. 的全株。

形態 假莖粗壯，高 1.5～2.5 m。葉片長橢圓形，頂端鈍圓，下面被白粉，葉翼顯著。穗狀花序下垂，序軸被褐色茸毛；苞片外面紫紅，被白粉，內面深紅，有光澤；雄花苞片不脫落，每苞片有花 2 列，花乳白或稍帶淺紫；合生花被片 5 裂，中央裂片兩側為小裂片。果序大，圓柱狀。

分佈 栽培於台灣、福建、廣東、海南、廣西及雲南。

採製 四季可採，鮮用。

成分 含 2，4，6-三硝基苯二酚的 2-(3，4-二羥基苯) 及果糖，蔗糖等。

性能 甘、澀，寒。清熱解毒，利尿消腫，安胎。

應用 全株用於流行性乙型腦炎，白帶，胎動不安。外用於丹毒，中耳炎等。果潤腸通便。用量 30～60 g。

文獻 《滙編》下，467。

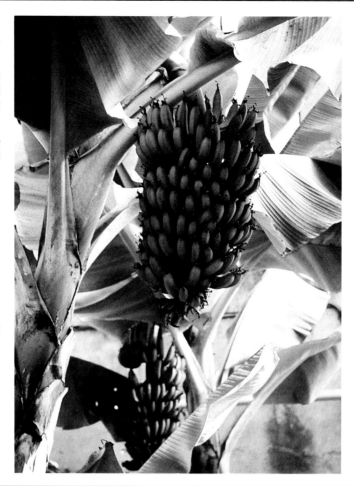

434 鶴望蘭

來源 芭蕉科植物鶴望蘭 Strelitzia reginae Aiton 的根。

形態 多年生草本，無莖。葉片長圓狀披針形，頂端急尖，基部圓形或楔形，葉柄長。花數朵生於一總花梗上；佛燄苞舟狀，長達 20 cm，綠色，邊紫紅；萼片披針形，橙黃色，箭頭狀花瓣基部具耳狀裂片，與萼近等長，暗藍色。雄蕊與花瓣等長，花藥狹線形，花柱突出，柱頭 3。蒴果。

分佈 原產非洲南部，中國有引種。

採製 全年可採，鮮用。

應用 用於下肢潰瘍。外用適量。

附註 調查資料。

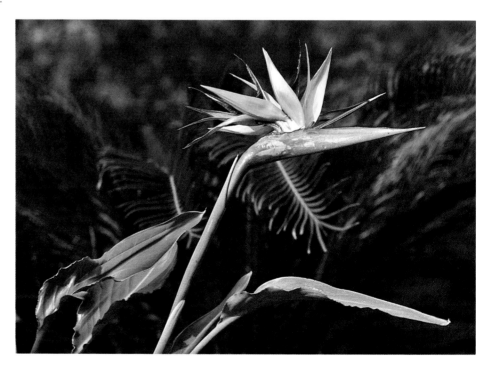

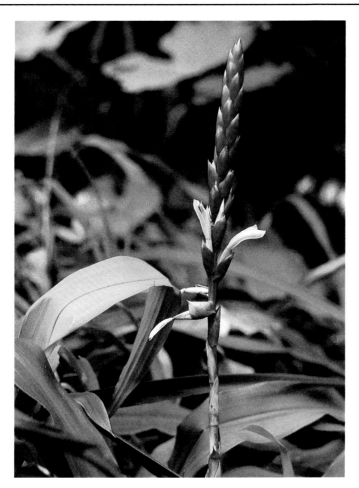

435 竹葉山薑

來源 薑科植物竹葉山薑 Alpinia bambusifolia C.F. Liang. 的根狀莖。

形態 莖叢生，高 0.5～1.5 m。根狀莖短。葉片狹長披針形，頂端尾狀，基部楔形；葉舌長達 3 mm；葉鞘被微柔毛。穗狀花序直立。總苞片卵形至披針形，頂端急尖，芒狀；花萼淡紫色至紫紅色；花冠淡黃色，兜狀，唇瓣白色具紫紅色條紋。蒴果橢圓形至卵形。

分佈 生於山坡林下。分佈於廣東、廣西、貴州。

採製 秋冬採挖，洗淨，曬乾。

性能 辛，溫。祛風通絡，理氣止痛。

應用 用於風濕痹痛，跌打損傷。用量 3～9 g。

附註 調查資料。

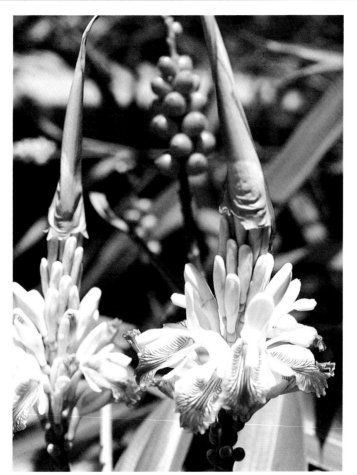

436 距花山薑

來源 薑科植物距花山薑 Alpinia calcarata Rosc. 的根狀莖。

形態 多年生草本，高約 1 m。葉狹披針形，無柄，兩面均無毛；葉舌長 8～15 mm，鈍，無毛。圓錐花序頂生，長不超過 10 cm，花序軸被絨毛，花梗長約 3 mm，無苞片。小苞片呈殼狀包裹花蕾，花開後脫落；側生退化雄蕊鑽形，貼生於唇瓣基部；唇瓣倒卵形，長 2.7～3.5 cm，雜以玫瑰紅色斑塊。蒴果球形，被毛。

分佈 生於林下濕潤地。分佈於廣東、海南，廣西。

採製 全年可採，曬乾。

性能 辛，溫。溫中散寒，行氣止痛。

應用 用於胃寒嘔吐，脘腹冷痛。用量 9～15 g。

文獻 《廣西藥用植物名錄》，525。

437 益智

來源　薑科植物益智 Alpinia oxyphylla Miq. 的果實。

形態　多年生草本，高 1～3 m。根狀莖密結延生。莖直立，叢生。葉 2 列互生；葉片窄披針形，長 25～35 cm，寬 3～6 cm，先端尾尖，基部濶楔形，邊緣具細鋸齒；葉舌膜質，2 裂，有毛。圓錐花序頂生；花冠粉白色帶紅色脈紋。蒴果橢圓形。

分佈　生於陰濕的密林或疏林下，分佈於廣東、海南。

採製　果實成熟時採收，曬乾。

成分　含揮發油約 0.7%，桉油精 (cineole) 佔 55%。

性能　辛，溫。溫脾，固腎，止瀉，攝唾液，縮小便。

應用　用於腹痛，泄瀉，遺精，遺尿，尿頻。用量 3～9 g。

文獻　《滙編》上，656。

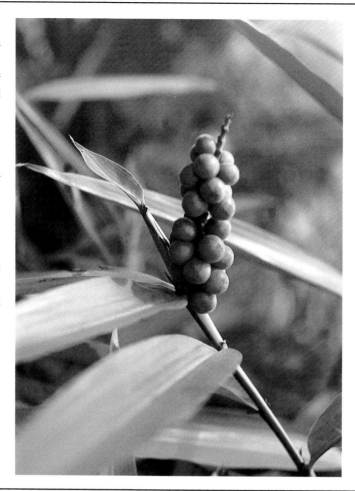

438 爪哇白豆蔻（白豆蔻）

來源　薑科植物爪哇白豆蔻 Amomum compactum Soland. ex Maton. 的果實。

形態　多年生草本，高 1～1.5 m。根莖粗壯。葉 2 列，披針形，邊緣近波狀，無柄，葉舌短，暗紅色，邊緣疏被緣毛，葉鞘口無毛。穗狀花序從根莖抽生；苞片長 2～2.5 cm；花冠黃色，唇瓣中央質厚色黃；雄蕊 1；子房 3 室。蒴果近球形，熟時淡黃色。

分佈　生於溝谷或林下陰濕處。產印尼。雲南南部和海南有栽培。

採製　採成熟果實，去果柄，曬乾。

成分　含桉葉油素 (1, 8-cineole)、α-、β- 蒎稀 (α-, β-pinene)、檸檬烯 (limonene)。

性能　辛，溫。理氣寬中，暖胃消食，化濕止嘔。

應用　用於胃痛，腹脹，吐逆，反胃，消化不良。用量 3～10 g。

文獻　《中藥誌》三，1。

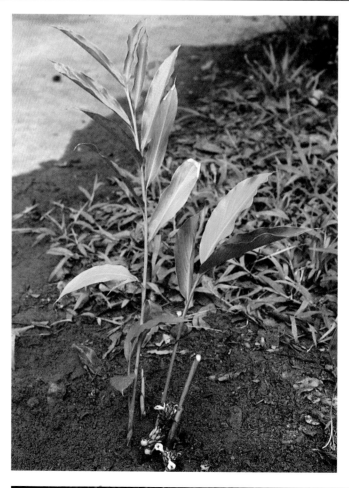

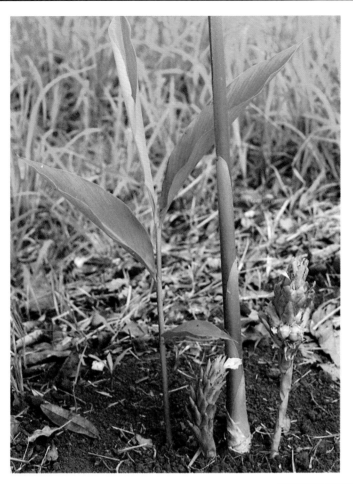

439 白豆蔻

來源 薑科植物泰國白豆蔻 Amomum kravanh Pierre ex Gagnep. 的果實。

形態 多年生草本，高 2～2.5 m，根莖粗壯。葉 2 列，披針形，無柄；葉舌淺黃色，葉舌及葉鞘口密被長粗毛。穗狀花序從根莖抽出，苞片長 3.5～4 cm；花冠黃色，唇瓣中央淡黃色；雄蕊 1；子房 3 室。蒴果近球形，熟時淡黃色，被粗毛。

分佈 原產於柬埔寨和泰國。海南、廣西、雲南有栽培。

採製 採成熟果實，去果柄，曬乾。

成分 含桉葉油素 (1，8-cineole)、α-、β- 蒎烯 (α-、β-pinene)、檸檬烯 (limonene)。

性能 辛，溫。理氣寬中，暖胃消食，化濕止嘔。

應用 用於胃痛，腹脹，吐逆，反胃，消化不良。用量 3～10 g。

文獻 《中藥誌》三，1。

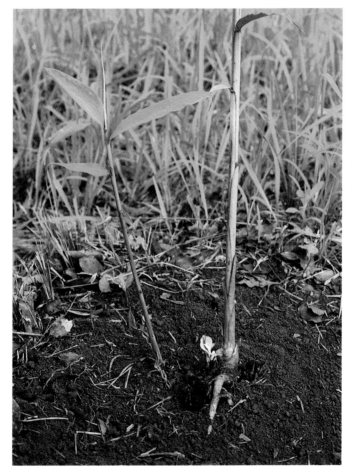

440 海南砂仁（砂仁）

來源 薑科植物海南砂仁 Amomum longiligulare T.L. Wu 的果實。

形態 多年生草本，具匍匐根莖，株高 1～1.5 m。葉排為 2 列，葉片線形或線狀披針形，頂端具尾狀細尖；葉舌長 2～4.5 cm。花葶 1～3 cm；萼管白色，3 齒裂；花冠管略長，唇瓣圓匙形，白色，中脈隆起，紫色；雄蕊 1，藥隔附屬體 3 裂；子房下位。蒴果近球形，三稜。

分佈 生於山谷密林中或栽培。分佈於廣東、海南、雲南。

採製 採成熟果實，烘至半乾，趁熱用冷水噴淋一次，再烘乾。

成分 果實中含揮發油。

性能 辛，溫。行氣寬中，健胃消食，燥濕散寒。

應用 用於胃腹脹痛，脘腹冷痛，反胃嘔吐，痰飲等症。用量 1～3 g。

文獻 《雲南民間草藥》，145。

441 黑心薑

來源 薑科植物藍薑 Curcuma phaeocaulis Valeton 的根狀莖。

形態 多年生草本，高達 1 m。根狀莖塊狀，有環紋，斷面黑綠色。葉橢圓狀長圓形，上面中部葉脈兩側具紫紅色暈，下面被柔毛。穗狀花序從根狀莖上抽出；苞片頂端淡紅色；花冠管長約 2 cm，唇瓣近圓形。

分佈 生於溝谷溪旁向陽處或培栽。分佈於廣東、海南、廣西、雲南。

採製 秋季探，切片曬乾或沸水煮片刻取出曬乾。

性能 苦、辛，溫。祛風除濕，消腫止痛。

應用 用於風濕痛，胸脇痛，腹脹痛，黃疸型肝炎，急性腎炎。外用於跌打瘀血腫痛。用量 9～15 g。外用適量。

文獻 《滙編》下，617；《廣西民族藥簡編》，294。

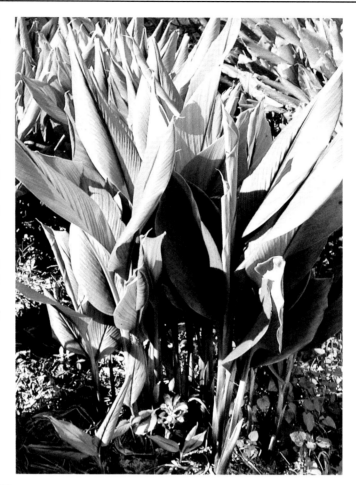

442 舞花薑

來源 薑科植物舞花薑 Globba racemosa Smith 的根。

形態 多年生草本，高 0.5～1 m。葉長圓形或卵狀披針形，頂端尾尖，基部急尖，兩面脈上疏被柔毛；葉舌及葉鞘口具緣毛。圓錐花序，苞片早落，無珠芽；花黃色，有腺點；花萼管漏斗形，具 3 齒；花冠裂片反折；側生退化雄蕊披針形，與花冠裂片等長；唇瓣倒楔形，頂端 2 裂，花藥兩側無翅狀附屬體。蒴果橢圓形，無疣狀凸起。

分佈 生於林下陰濕處。分佈於南部及西南部。

採製 秋冬探挖，曬乾。

性能 辛，溫。活血，消炎。

應用 用於急慢性腎炎，崩漏等。用量 5～10 g。

文獻 《廣西藥用植物名錄》，532。

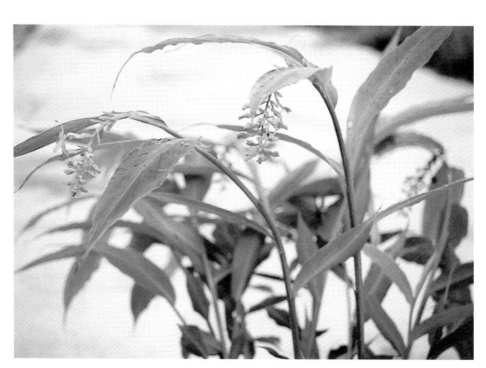

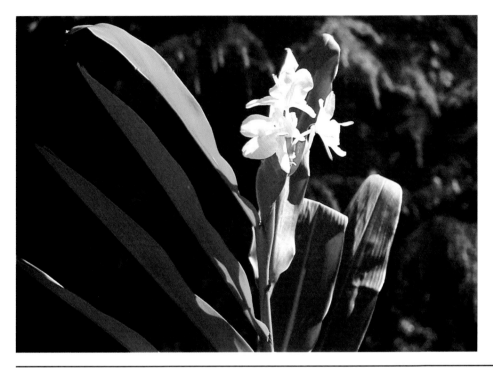

443 山薑活

來源 薑科植物薑花 Hedychium coronarium Koen. 的根莖。

形態 多年生草本，高 1～2 m。葉無柄、長圓狀披針形至披針形，無毛或背面被疏長毛，葉舌長 1～3 cm。穗狀花序，苞片綠色，卵形或倒卵形，長 4～5 cm，內有花 2～3 朵，白色；萼管狀，長約 4 cm，先端一邊開裂；花冠管長約 8 cm，裂片線狀披針形，唇瓣倒卵形；發育雄蕊 1，長於花冠，退化雄蕊長圓形；花柱單生，3 室。蒴果球形。

分佈 生於山區溝谷或低地。分佈於台灣、廣東、海南、廣西、四川、雲南。

採製 冬季採挖、去莖葉、曬乾。

成分 含揮發油。

性能 辛，溫。祛風散寒，解表發汗。

應用 用於頭痛，身痛，風濕筋骨疼痛及跌打損傷。用量 10～15 g。

文獻 《大辭典》上，160。

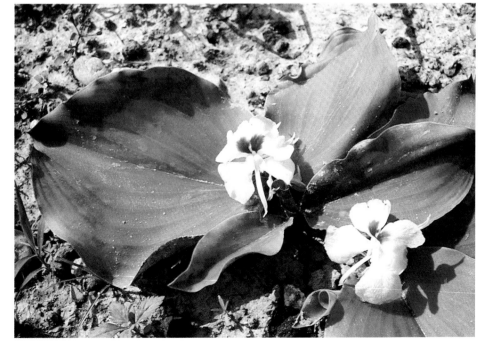

444 山柰

來源 薑科植物山柰 Kaempferia galanga L. 的根狀莖。

形態 多年生矮草本，無明顯地上莖。葉近圓形，貼地生長，近無柄，嫩時被毛，後變無毛或於下面被疏長柔毛；葉鞘長 2～3 cm。穗狀花序從葉鞘中抽出；花白色，唇瓣深 2 裂至中部；藥隔附屬體正方形，2 裂。蒴果。

分佈 多為栽培。分佈於福建、台灣、廣東、廣西、海南、雲南。

採製 冬季採，剪去鬚根，切片曬乾。

成分 含揮發油、黃酮、香豆素、蛋白質、澱粉、黏液質等。

性能 辛，溫。溫中散寒，祛濕辟穢。

應用 用於心腹冷痛，寒濕吐瀉，牙痛。用量 6～9 g。

文獻 《中藥誌》一，313。

445 大花美人蕉

來源 美人蕉科植物大花美人蕉 Canna generalis Bailey 的根莖。

形態 多年生草本，高 1.5 m。莖、葉和花序均被白粉。葉橢圓形，葉緣、葉鞘紫色。總狀花序頂生；花大，排列較密集，黃、紅、白等顏色；萼片披針形；花冠裂片披針形；外輪退化雄蕊 3，倒卵狀匙形，寬 2～5 cm；唇瓣倒卵狀匙形；發育雄蕊披針形；子房球形，花柱帶形。

分佈 分佈於中國各地。

採製 秋季採挖、鮮用或曬乾。

性能 苦、澀，寒。有小毒。止血。收斂。

應用 外用於瘡癤癰腫。外用適量。

文獻 《大辭典》下，3557。

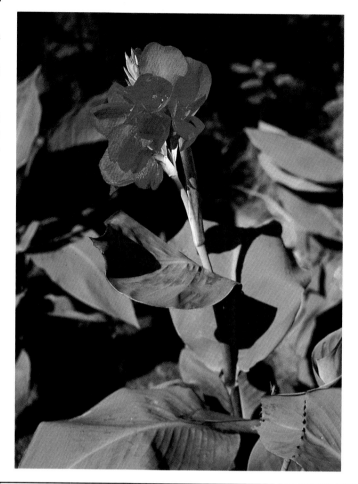

446 花葉竹芋

來源 竹芋科植物花葉竹芋 Maranta bicolor Ker 的根狀莖。

形態 多年生草本。根狀莖塊狀。葉基生或莖生，卵狀長圓形，上面綠色，中脈兩側有暗紫色斑塊，下面淡紫色，葉柄基部鞘狀。總狀花序，花白色；萼片 3；花冠管圓柱狀，裂片 3；發育雄蕊和外面 2 枚退化雄蕊均為花瓣狀。堅果，不開裂。

分佈 栽培，廣東、海南、廣西有栽培。

採製 全年可採，曬乾。

性能 微苦、辛，寒。有小毒。清熱消腫。

應用 用於各種腫痛，消腫化膿。

文獻 《滙編》下，844。

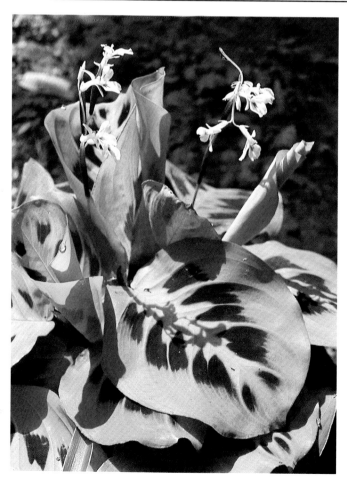

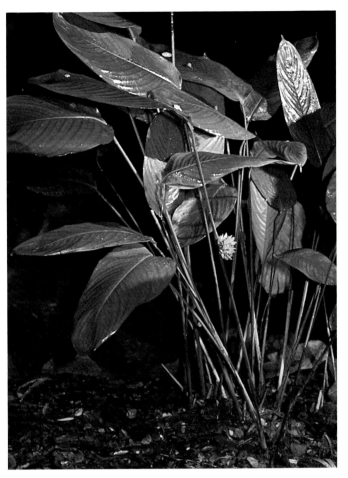

447 柊葉

來源 竹芋科植物柊葉 Phrynium capi-
tatum Willd. 的全株。

形態 叢生草本。葉根生,長橢圓形,無
毛,下面有時被白粉,邊緣全緣。穗狀花
序呈頭狀,從葉柄側面抽出,花生於苞片
內;萼片3;花冠裂片3;退化雄蕊花瓣
狀,發育雄蕊花瓣狀,邊緣有1個1室的
花藥。果球形。

分佈 生於陰濕山溝或栽培。分佈於華南
及雲南。

採製 全年可採,曬乾。

性能 甘、淡,微寒。清熱解毒,涼血止
血,利尿。

應用 根狀莖用於感冒高熱,痢疾,酒精
中毒,風濕骨痛,吐血,衄血,血崩。葉
柄用於酒醉,口腔潰爛。葉用於小便不利,
音啞。花用於月經過多,失音。用量10〜
15 g。

文獻 《滙編》下,844;《廣西民族藥簡
編》,296。

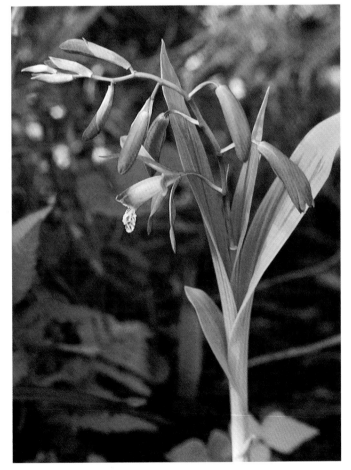

448 白芨

來源 蘭科植物白芨 Bletilla striata
(Thunb.) Reichb. f. 的塊莖。

形態 多年生草本,高30〜60 cm。塊莖扁
圓形或不規則菱狀。葉3〜6,披針形或廣
披針形,基部鞘狀抱莖。總狀花序,有花
3〜8朵;苞片長圓狀披針形;花淡紫紅
色,其中有1較大者形如唇狀,倒卵長圓
形,3淺裂,中裂片有皺紋,中央有褶片
5條。蒴果紡錘狀,有6條縱稜。

分佈 生於山坡草叢中及疏林下,也有栽
培。分佈於華東、華南、西南及陝西。

採製 冬季採挖,放開水中煮至透心,去
外皮曬乾或烘乾。

成分 含白及膠質黏液等。

性能 苦、甘,涼。補肺止血,消腫生肌。

應用 用於肺結核咳血,支氣管擴張咯
血,胃潰瘍吐血,尿血,便血。外用於外
傷出血等。用量6〜15 g。

文獻 《滙編》上,279。

449 雞腎參

來源 蘭科植物雞腎參 Habenaria de-lavayi Finet. 的塊根。

形態 多年生草本，高 15～25 cm。葉基生，3～4 片平鋪地上，稍肉質，橢圓形或卵圓形，先端尖，基部抱莖，主脈 5～7，平行。總狀花序，花密集，綠白色，有長距，距末端棒狀；花萼 3 裂；花冠 3 裂，側瓣倒披針形，唇瓣 3 深裂，中裂片線形，側裂片稍寬於中裂片，基部具肉質較寬的裂片；子房與距等長或稍短，弓彎。蒴果。

分佈 生於林下濕地或山林曬野地。分佈於四川、貴州、雲南、西藏。

採製 秋季採，洗淨曬乾或鮮用。

性能 甘、苦，溫。補腎益氣。

應用 用於腎虛腰痛，腎炎，疝氣，神經官能症。

文獻 《滙編》下，325。

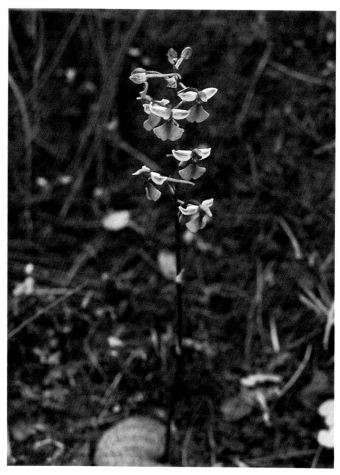

450 青天葵

來源 蘭科植物毛唇芋蘭 Nervilia fordii (Hance) Schltr. 的地上部分。

形態 多年生草本，高 10～20 cm，主根下有白色球形塊莖。葉單一，寬卵形，在花後出現，兩面均無毛，主脈 22 條，呈弧形，其中 11 條具膜翅狀突起。總狀花序頂生；萼片和花瓣等長，花淡綠色，唇瓣白色，無距，3 裂，頂端密被長柔毛。

分佈 生於石灰巖山地疏林下或田邊草地上。分佈於廣東、廣西、四川、雲南。

採製 夏季採，曬至軟身後用手輕搓，邊曬邊搓，曬至足乾。

性能 苦、甘，平。清肺止咳，健脾消積。

應用 用於肺結核咳嗽，支氣管炎，小兒疳積。用量 3～6 g。

文獻 《滙編》下，348。

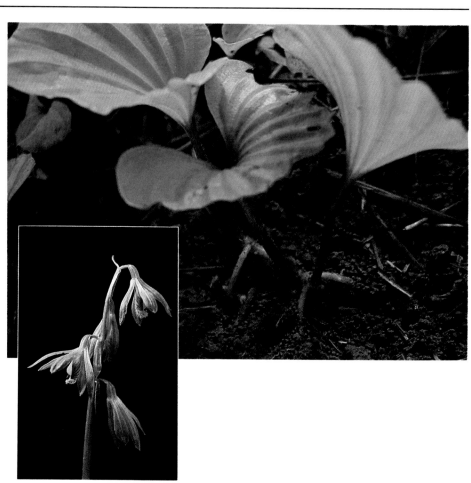

451　黃海葵（海葵）

來源　海葵科動物黃海葵 Anthopleura xanthogrammica (Berkly) 的全體。

形態　體呈圓筒形，底部基盤略擴展，沿體壁有疣狀吸盤，至身體上端有游離口盤。口呈裂縫狀，位於口盤中央，口盤周緣環生 5 列觸手，總數爲 96 根，觸手長度略等。個體常黃褐色，觸手深褐色。

分佈　生長在潮線以上，營埋棲生活。分佈於渤海、黃海、東海。

採製　四季採挖，洗淨，鮮用。

成分　含黃海葵強心肽 A、B、C (anthopleurin A、B、C)。

性能　辛，溫。收斂固澀，燥濕殺蟲。

應用　用於痔瘡脫肛，白帶過多，蟯蟲等。用量 1 個。

文獻　《藥用動物誌》二，7。

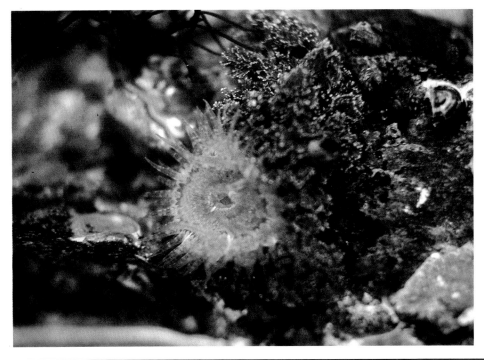

452　巢沙蠶（沙蠶）

來源　磯沙蠶科動物巢沙蠶 Diopatra neapolitara Rette Chiaje 的全體。

形態　體延長呈蟲形，背腹扁平，易斷。口前葉有 2 條小卵形觸角和 5 條細長觸角。圍口節有觸鬚 1 對。身體由同律性體節組成。體節總數可多達 300 個，每個體節兩側有 1 對疣足。自第四或第五體節始，疣足上有呈羽狀分枝的鰓；至第七十個體節左右消失。鰓棕紅色，極鮮艷。身長可達 33 cm。背面棕紅褐色，腹面淡紅色。

分佈　生活於海濱泥沙岸中，以膜質管爲穴，管外被有沙、介殼、海藻等。分佈於黃海、渤海。

採製　春至秋採挖，鮮用或曬乾。

性能　甘、淡，平。補脾益胃，利水消腫。

應用　用於脾虛泄瀉、水腫、貧血。用量 5～10 條。

附註　調查資料。

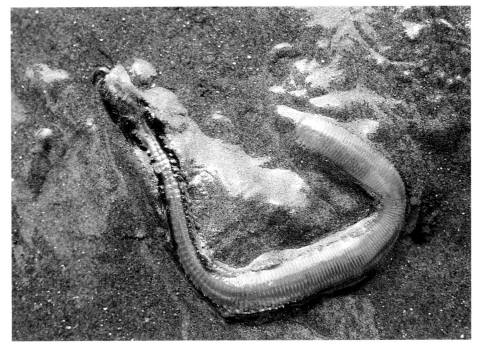

453　紅條毛膚石鱉（海石鱉）

來源　隱板石鱉科動物紅條毛膚石鱉 Acanthochiton rubrolineatus (Lischke) 的乾燥全體。

形態　體呈卵圓形，背面有呈覆瓦狀排列的 8 塊石灰質殼片，殼片暗綠色，其中部有 3 條紅色色帶。頭板半圓形，表面有粒狀突起，中間板的寬度與長度相近，峰部具縱肋，翼部有顆粒，尾板小，前緣凹，後緣呈弧形。環帶深綠色，上有 18 叢棘束。

分佈　生活於潮間帶的巖石上。廣佈於中國沿海各地。

採製　退潮時在巖石上或石縫中捕捉，捕後洗淨曬乾。用時焙乾研粉。

成分　主要含氨基酸、蛋白質、油脂等。

性能　鹹。軟堅散結。

應用　用於淋巴結結核。用量 3～5 g。

文獻　《中國動物藥》，12。

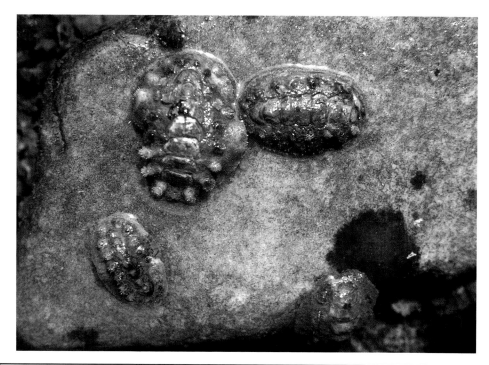

454　虎斑寶貝（紫貝齒）

來源　寶貝科動物虎斑寶貝 Cypraea tigris Linnaeus 的乾燥貝殼。

形態　貝殼中等大，長卵形，質堅，完全被琺瑯質所遮蓋。殼表面光滑，背部呈饅頭狀隆起，沿殼頂至前溝有一條淡棕褐色線紋，背隆起上有較密集的紫褐色斑點，至殼周緣斑點稀疏。殼的前端呈紫褐色，腹面周緣白色。殼口狹長，內外唇均具白齒，內唇 21 個左右，外唇 27 個左右。貝殼一般長 80 mm，寬約 45 mm，高約 35 mm。

分佈　生活在低潮線以下數米深的珊瑚礁或礁間的沙灘上。分佈於海南島南部和西沙羣島。

採製、性能、應用　見阿紋綬貝。

文獻　《中國藥用動物名錄》，8。

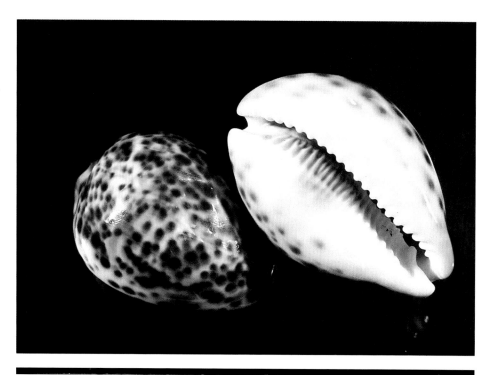

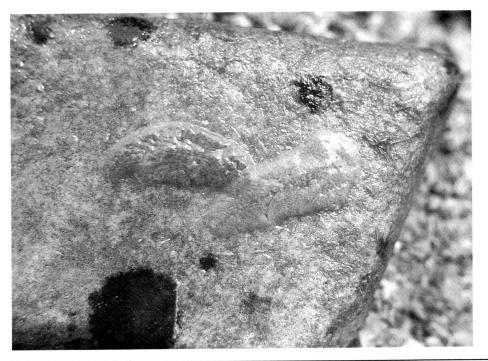

455　石磺海牛

來源　石磺海牛科動物石磺海牛 Homo-iodoris japonica Bergh. 的全體。

形態　身體長橢圓形，柔軟，灰黃色或黃褐色。背面呈隆起狀，表面分佈有多數大小不等的疣突，近前端有 1 對指狀觸角，近後端中線處是肛門，肛門周圍有 6 個分歧狀羽狀的皮鰓圍繞着，皮鰓也能像觸角那樣縮入體內。身體扁平形，腹足很大。口在體腹面前方，位於一吻狀的突起上。

分佈　生活於潮間帶巖石或礫石間。分佈於中國南北沿海。

採製　退潮後於巖石上採取，鮮用或晾乾。

性能　益腎固精，興陽。

應用　用於腎陽虛而引起的陽痿，遺精。用量 10～15 條。

文獻　《中國藥用動物名錄》，9。

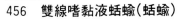

456　雙線嗜黏液蛞蝓（蛞蝓）

來源　嗜黏液蛞蝓科雙線嗜黏液蛞蝓 Philomycus bilineatus (Benson) 的全體。

形態　身體柔軟，無外殼，外套膜覆蓋全身。呈不規則圓柱形。體為灰色或褐色，背部中央有 1 條由黑色斑點組成的縱帶，體兩側也各有 1 條縱帶。觸角兩對。呼吸孔圓形，在體右側距頭部 5 mm 處。體展處有一脊狀突起。動物伸展時體長 35～37 mm，寬 6～7 mm。

分佈　喜棲於多腐植質的陰暗潮濕處。分佈於東北、華東、華南等地。

採製　四季捕捉，鮮用。

性能　鹹，寒。消腫止痛，平喘固脫，破瘀通經。

應用　用於中風，驚癇，喘息，癰腫，丹毒，經閉，癥瘕。用量 5～10 條。

文獻　《大辭典》下，4929。

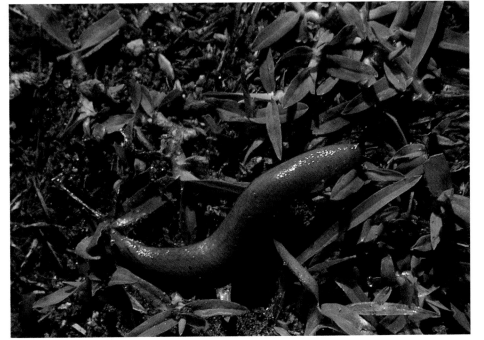

457 魁蚶(瓦楞子)*

來源 蚶科動物魁蚶 Scapharca brough-tonii Sch. 的乾燥貝殼。

形態 貝殼大，極堅厚，斜卵圓形，兩殼相等，殼頂突出，向內彎曲，稍超過韌帶面，至前端的距離約爲長的⅓。韌帶梭形，具黑色角質厚皮。殼表面具放射肋44條左右，放射肋祇在殼邊緣呈結節狀。殼表面被棕褐色殼皮。殼內面白色。鉸合部直，鉸合齒60枚左右。

分佈 生活在潮下帶幾10m的淺海泥底中。分佈於遼寧至廣東沿海。

採製 四季採收，用沸水煮熟，去肉，取殼洗淨，曬乾，生用或煅用。

成分 主含碳酸鈣、磷酸鈣、硅酸鹽等。

性能、應用、文獻 見毛蚶。

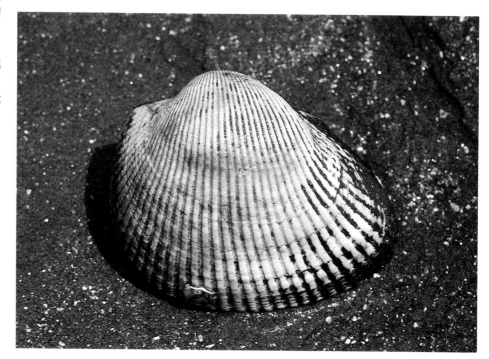

458 毛蚶(瓦楞子)*

來源 蚶科動物毛蚶 Scapharca sub-crenata (Lischke) 的乾燥貝殼。

形態 貝殼短而寬，卵圓形。殼質堅厚，右殼稍大。殼表面放射肋34條左右，肋上具結節。並有棕褐色絨毛狀皮。殼內面白色。鉸合部稍彎曲，鉸合齒櫛狀50枚左右。閉殼肌痕前小後大，前者爲菱形，後者爲卵形。

分佈 生活在低潮線以下4～20 m深的泥沙質淺海。大量分佈於渤海、黃海、東海和南海。

採製 四季採收，沸水煮熟，去肉，曬乾。生用或煅用。

成分 主含碳酸鈣、磷酸鈣、硅酸鹽等。

性能 鹹，平。活血去瘀，制酸止痛，消痰散結。

應用 用於胃痛，胃酸過多，癥瘕。用量15～50 g。

文獻 《藥典》，45。

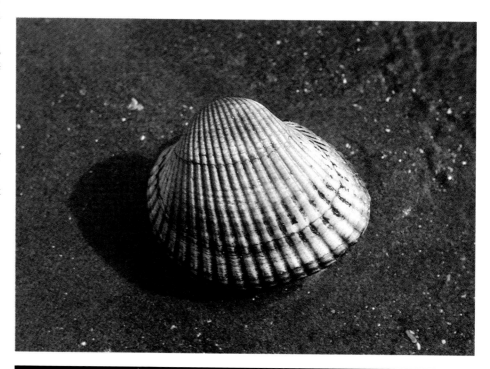

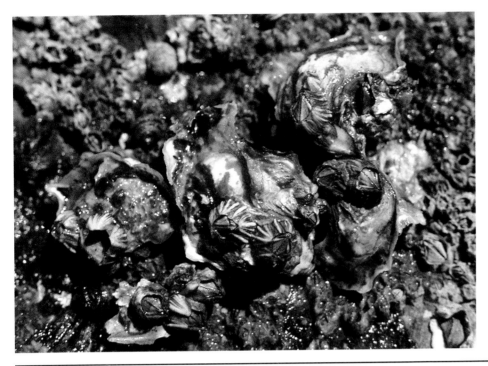

459 白脊紋藤壺

來源 藤壺科動物白脊紋藤壺 Balanus amphitrite alkicostatus Pilsbry 的全體。

形態 體略呈不規則的圓錐狀，體包被有6枚石灰質堅硬的殼板，壺口略作菱形。6枚壺板上有較顯著的白色隆起的縱脊，脊間有粗細不等的暗紫紅色縱行紋理。楯板有生長線，背板狹長，短而粗，末端圓。龍骨板末端微向外彎曲。由體頭部向下，腹部向上，固着於壺中。6對雙橈式蔓狀胸足能從殼口伸出，擊動海水。

分佈 喜生活在海浪不激烈處，常在潮間中、上區營固着生活。分佈於渤海、黃海。

採製 四季可採，巖岸上常成羣棲息。採後洗淨曬乾。

性能 生肌止痛。

應用 用於燒燙傷。外用適量。

文獻 《中國藥用動物名錄》，16。

460 平甲蟲（鼠婦）

來源 平甲蟲科動物平甲蟲 Armadil-lidium vulgare (Latreille) 的乾燥全體。

形態 體長約 10 mm，呈長橢圓形。胸節7，腹節5，胸肢7對，腹肢5對。雄性第一腹肢的外肢如鰓蓋狀，內肢較細長，末端呈微鈎狀。

分佈 喜棲息在山坡石塊下，觸之即卷縮成球形。分佈於遼寧、河北、山東、江蘇等。

採製 夏秋季捕捉，沸水燙死，曬乾或鮮用。

成分 含還原糖與糖原，其粗多糖含硫酸軟骨素 A 或 C(Chondroitin sulfuric acid A or C) 還含有膽甾醇和蟻酸。

性能 酸，涼。平喘，通經，利尿，解毒。

應用 用於哮喘，血淋，小便不利，瘡腫，癥瘕，經閉。用量 1～3 g。

文獻 《大辭典》下，5212。

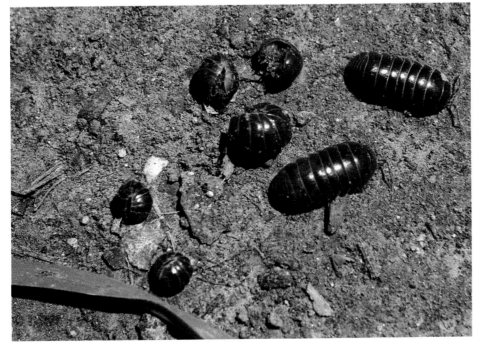

461 海岸水蝨

來源 海岸水蝨科動物海岸水蝨 Ligia exotica (Roux) 的全體。

形態 身體為長橢圓形。頭部較小,有 1 對黑色大型的座眼。第一對觸角極小,只有 2 節,有的退縮、消失。第二對觸角頗長,幾與身體等長,其末端分成許多節的長鞭。胸節 7,胸足 7 對,約等長。腹部狹於胸,尾節末緣中央突出,兩側呈小刺狀。尾足極長,約為體長的 ⅔ 以上,每個尾足末端均有 2 條等長分枝。

分佈 生活在高潮線巖石上,爬行迅速,常入石縫中。分佈於遼寧、山東、浙江。

採製 春至秋捕捉,捕後捏死,曬乾。

性能 活血解毒。

應用 用於小兒疳積,跌打損傷,癰疽等。適量。

文獻 《中國藥用動物名錄》,17。

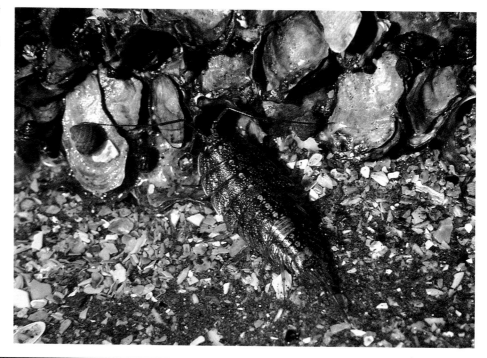

462 日本美人蝦

來源 美人蝦科動物日本美人蝦 Calliarassa petalura Stimpson 的全體。

形態 頭胸部圓形,略側扁,腹部扁平,額角寬三角形。柄眼很小。第一與第二觸角柄長相等。第一對步足鉗狀,左右不對稱,雌雄異形。雄性大螯極寬大,可動指內緣基部稍凸,但不具寬大突起。掌部短於腕節,約為腕節長的 ⅔。雌性較小,掌部與腕節長度約相等。第三顎足座節與長節均寬,呈蓋狀。腹部各節光滑,體無色,半透明。甲殼稍厚處白色。

分佈 生活於沙底或泥沙底的淺海。分佈於遼寧、河北、山東、江蘇沿海。

採製 春至秋捕捉,洗淨曬乾。

性能 甘,溫。透疹。

應用 用於小兒麻疹不能透出。內服適量。

附註 調查資料。

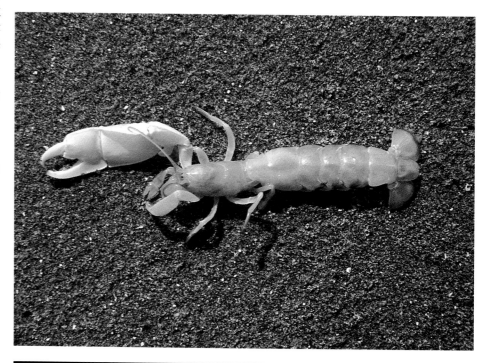

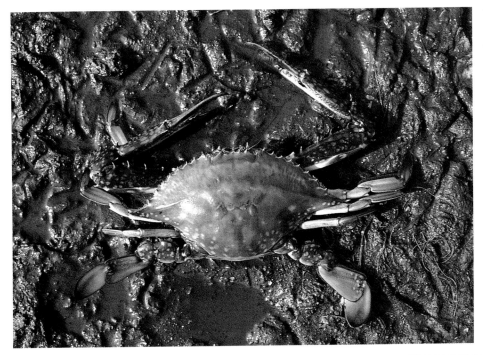

463 三疣梭子蟹(蟹殼)

來源 梭子蟹科動物三疣梭子蟹 Portanus trituberculatus (Miers) 的乾燥殼。

形態 頭胸部呈梭形,稍隆起,表面有分散顆粒,在鰓區的較粗而集中,疣狀突起共3個,胃區1個,心區2個。螯足發達,長節呈稜柱形,第四對步足呈槳狀,腕節寬而短,前節扁平,各節邊緣長有短毛。雄性藍綠色,雌性深紫色。

分佈 生活在10～30 m深的泥沙海底。分佈於遼寧、山東、福建、廣東等沿海。

採製 春秋季捕捉,取殼洗淨,曬乾。

成分 含甲殼素 (chitia),約佔25%,其餘大部分爲鈣鹽。

性能 鹹,寒。活血散瘀,止痛消腫,清熱解毒。

應用 用於無名腫毒,跌打損傷,乳腺炎,凍瘡。用量5～25 g。

文獻 《中國動物藥》,90。

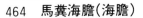

464 馬糞海膽(海膽)

來源 球海膽科動物馬糞海膽 Hemicentrorus pulcherrimus (A. Agassiz) 的石灰質骨殼。

形態 體呈矮圓錐形,直徑30～50 mm。口面平坦,有5枚鈣質齒,口周圍觸角5對。反口極中間是肛門,周圍有數塊骨板,一部分是節板1塊,生殖板4塊,眼板5塊。另一部分是相間排列的5個步帶和5個間步帶。棘短5～6 mm。管足和球形叉棘內有C形骨片。體色變化大。

分佈 棲息在潮間帶到水深4 m的巖礁底。分佈於遼寧、河北、山東沿海。

採製 5～7月間捕撈,去肉及棘刺,曬乾。

成分 含兩種海膽色素 (Spinochrome AK2 及 Spinochrome B)。

性能、應用 同光棘球海膽。

文獻 《滙編》下,482。

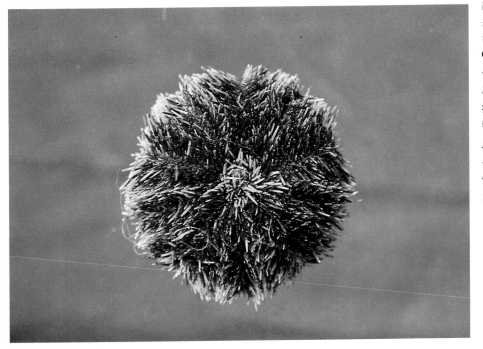

465　光棘球海膽(海膽)

來源　球海膽科動物光棘球海膽 Strongylocentrotus nudus (A. Agassiz) 的石灰質骨殼。

形態　體呈扁球形，直徑 80〜100 mm。常為紫色或淡色，殼薄而脆。口面平坦，反口面隆起。步帶較窄，約為間步帶的⅔，但到圍口邊緣却等於或僅比間步帶略寬，步帶板上面 6〜7 管足排成斜弧形。有大疣一個，中疣 2〜4 個和多數小疣。赤道部各間步帶板上有 1 個大疣，15〜22 個中疣和小疣。棘大小不等，大棘粗壯，長可達 30 mm。

分佈　生活在潮間帶水深 180 m 的巖礁底，以藻類為食。分佈於渤海、黃海。

性能　鹹、平。軟堅散結，化痰消腫。

應用　用於淋巴結結核，積痰不化，胸肋脹痛。用量 3〜6 g。

文獻　《藥用動物誌》一，122。

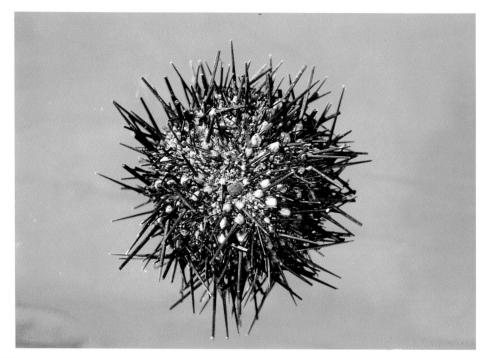

466　中華大蟾蜍(蟾酥)*

來源　蟾蜍科動物中華大蟾蜍 Bufo bufo gargarizans Cantor 耳後腺所分泌的白色漿液加工而成。

形態　體長約 10 cm，體粗壯，頭寬、吻圓、鼻孔近吻端，眼間距大。前肢長而粗壯，後肢短，左右跟部不相遇。皮膚極粗糙，頭頂兩側有長大的耳後腺。體背滿佈大小不等的瘰疣，腹面有棕色的細花紋。

分佈　多穴居在土中或石下。以蝸牛、蛞蝓等為食。廣佈於中國大部分地區。

採製　4〜8 月捕捉。捕後刮漿，過濾，置玻璃板上曬乾。

成分　主含華蟾毒 (cinobufozin)、華蟾毒素 (cinobufotalin)、華蟾毒精 (cinobufogin) 等。

性能　辛，溫。有毒。解毒，止痛，開竅。

應用　用於癰疽，咽喉腫痛，心力衰竭等。用量 0.015〜0.03 g。

文獻　《藥典》，344。

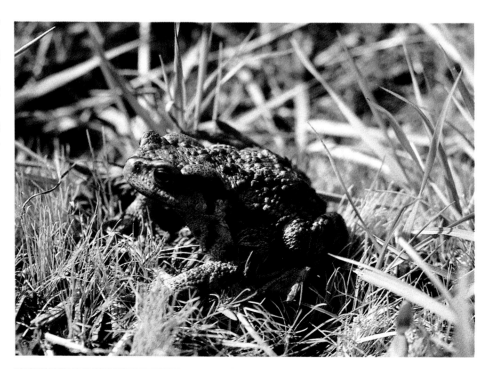

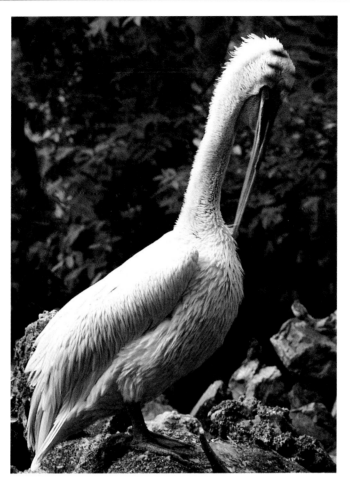

467 斑嘴鵜鶘（淘鵝油）

來源 鵜鶘科動物斑嘴鵜鶘 Pelecanus roseus Gmelin 的脂肪油。

形態 大型鳥類。頭和頸白色，枕有粉紅色羽冠，後頸有一條長的粉紅色翎領。背及肩均淡黃褐色，下背和腰白而沾些淡紅色，尾羽銀灰色，胸、腹白色，嘴淡紅黃色。上嘴邊緣有大的藍黑色斑點，腳棕黑色，爪角黃色。

分佈 棲息於江河湖泊及沿海。飛行力強，視力敏銳。以魚爲食。分佈於河北、山東、江蘇、浙江、福建、雲南、廣東、廣西。

採製 秋、冬季捕捉，去嘴、羽毛及內臟，置鍋內煮熟，取油，待涼即得。

性能 苦、涼。清熱解毒，祛風通絡。

應用 用於癰瘡腫毒，風濕痹痛。用量 3～5 g。

文獻 《中國動物藥》，333。

468 草串兒

來源 鷺科動物栗葦鳽 Ixobrychus cinnamomeus (Gmelin) 的去內臟的全體。

形態 小型鳽類。上體大都栗色，兩翼與尾色較淡，頦、喉白色，中央有一道棕黃與黑色相雜的縱紋，胸腹均棕黃色，稍雜以黑色縱紋，肛周和尾下覆羽白色。

分佈 多見於沼澤地塔頭甸子和林間草地，在草間穿行，活動敏捷，遇驚突然起飛，短距離即落。以水生昆蟲和小魚爲食。分佈於東北。

採製 四季捕捉，除去羽毛及內臟，鮮用或焙乾。

性能 鹹，平。益氣利水，滋補肝腎。

應用 用於肺虛喘促，胸膈滿脹，四肢浮腫，小便不利，周身乏力等。用量 30～50 g。

文獻 《吉林省中藥資源名錄》，176。

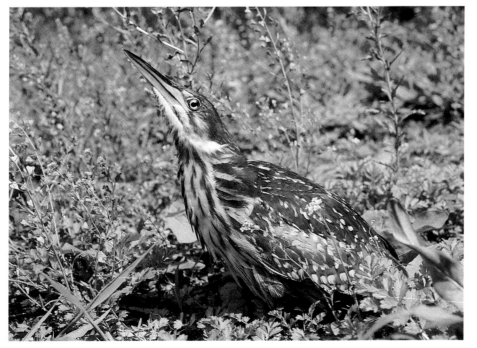

469 鸛骨

來源 鸛科動物白鸛 Ciconia ciconia (Linnaeus) 的骨。

形態 全體大部分為白色，僅肩羽、翼上覆羽、初級和次級飛羽為輝黑色。嘴長而直，角黑色。眼周及頦囊的裸出部朱紅。腳長，暗紅色，脛下部裸出，趾4個，向前的3趾基部有蹼相連，爪短而鈍。

分佈 生活於開濶的沼澤和潮濕草地上，夜宿高樹，常集羣活動，繁殖於北方各省，多時遷至長江以南一帶。廣佈於中國大部分地區。

採製 捕後殺死，去內臟及羽毛，將骨、肉分開，骨放陰涼通風處備用。肉亦藥用。

性能 甘，寒。清熱解毒，止痛。

應用 用於癆瘵，胸腹痛，喉痹，蟲蛇咬傷等。用量5～10 g。

文獻 《大辭典》下，5758。

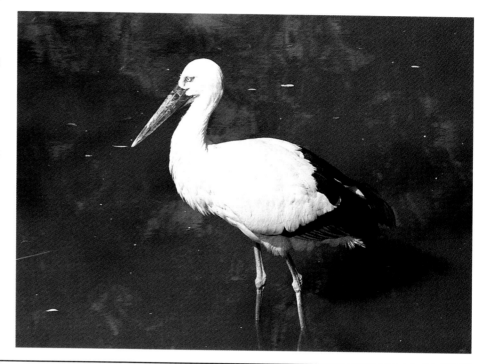

470 鴨血

來源 鴨科動物家鴨 Anas domestica Linnaeus 的血。

形態 家鴨是由綠頭鴨馴養而成。在家養條件下，培育出許多品種。在形態上雄鴨體長背寬，脖粗，胸豐滿，尾部有卷毛。雌鴨脖稍短，腿短而粗。嘴、腳、蹼為橘黃色。毛色麻褐色帶黑斑紋，故稱麻鴨。

分佈 羣棲，喜游泳，行走慢，性怯易驚。以植物的莖、葉、秕穀等為食。也吃昆蟲蚯蚓等。中國各地均有飼養。

採製 隨時殺鴨取血，鮮用。

性能 鹹，涼。清熱。

應用 用於中風。用量5～10 g。

文獻 《藥用動物誌》一，217。

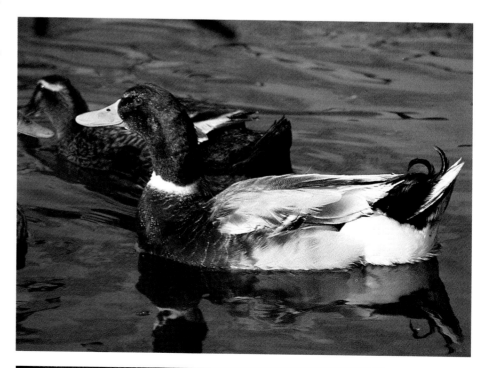

471 天鵝膽

來源 鴨科動物疣鼻天鵝 Cygnus olor (Gmelin) 的膽汁。

形態 體型較大而肥胖，頭較大，頸細長，全身羽毛潔白。在水中游泳時頸部彎曲呈"S"形。雄鳥嘴基部有明顯黑色的球塊。雌鳥則不發達。嘴橙黃色，脚、趾和蹼灰黑色。

分佈 棲湖泊、池沼。以水生植物爲食。在蘆葦叢中營巢。繁殖於新疆、青海、甘肅、內蒙古、四川。遼寧、河北、山東爲旅鳥，偶見於江蘇和台灣。

採製 捕後剖腹，取出膽囊，紮緊膽囊口，掛通風處陰乾。

成分 血漿含皮質甾類 (corticosteroid)。

性能 苦，寒。清熱解毒，消腫止痛。

應用 外塗癰瘡腫毒，燙火傷。適量。

文獻 《藥用動物誌》二，352。

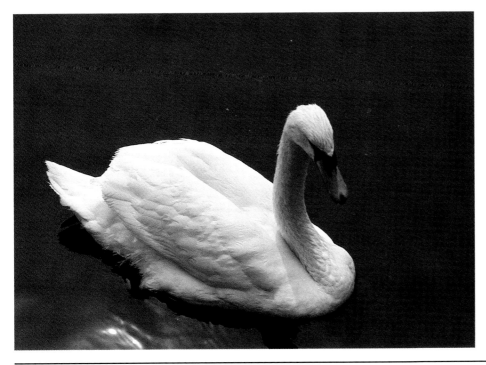

472 尖嘴鴨骨

來源 鴨科動物普通秋沙鴨 Mergus mergsnser (Linnaeus) 的骨。

形態 雄鳥頭、頸黑色，而具綠色金屬光澤。其餘除肩背黑色、尾灰色外，大部純白。雌鳥頭頸棕栗色，背部板灰色，下體白色。

分佈 冬季結成大羣活動於湖泊、水庫、池塘等水面。善游泳和潛水。繁殖於東北、青海、新疆等地，遷徙時經河北、山東、內蒙古、甘肅至四川、雲南。

採製 捕後殺死，取骨骼烘乾。

成分 骨含骨膠原。全體含脫氧核糖核酸的鳥嘌呤胞嘧啶 (Quanine-cystosine)。

性能 微苦，平。清熱解毒，利水消腫。

應用 用於全身性水腫，藥物及食物中毒等症。用量 5～15 g。

文獻 《藥用動物誌》二，356。

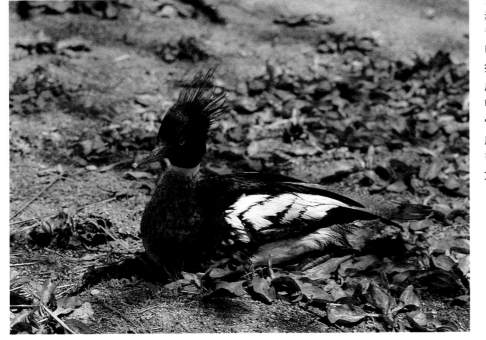

473 鵪鶉

來源 雉科動物鵪鶉 Coturnix coturnix (Linnaeus) 的肉。

形態 形似雞雛,頭小尾短。全體爲栗色、淡磚紅色、橄欖灰色、黑色等諸種顏色的細斑縱紋所覆蓋。嘴短小,黑褐色,脚短,淡黃褐色。

分佈 棲息於近山的平原,潛伏在雜草或灌叢中,食穀類、雜草籽或小蟲。廣佈於中國大部分地區。

採製 四季捕捉、殺死,除去羽毛及內臟,備用。

成分 含蛋白質、肽類、多種氨基酸、多種微量元素。

性能 甘,平。補五臟,益中氣,壯筋骨,止瀉痢。

應用 用於久病氣虛,身體衰弱,赤白帶下,崩漏下血,疳積,濕痹等。用量30～50 g。

文獻 《大辭典》下,5147。

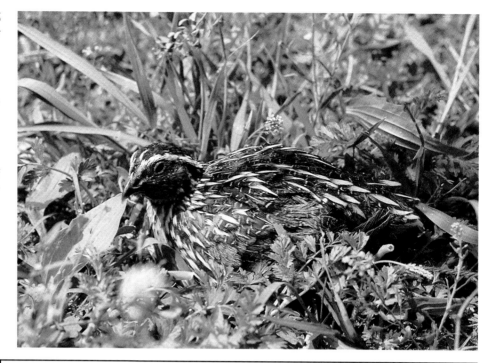

474 茶花雞

來源 雉科動物原雞 Gallus gallus (Linnaeus) 的肉。

形態 形似家雞,體略小。雄雞上體多紅色,下體黑褐色,尾羽長而下垂,呈鐮刀狀。雌雞上體大都黑褐色,上背黃而有黑紋,胸部棕色。上嘴黑色,下嘴角黃色。跗蹠及趾鉛褐色。

分佈 生活於次生竹林、竹闊混交林或灌叢間。食性雜。分佈於雲南、廣西及海南島。

採製 四季捕捉,去羽毛和內臟,取肉鮮用。

成分 肉含蛋白質、肽類、氨基酸,維生素 A、C、E,膽甾醇,鈣、磷、鉀、鈉、鐵、鎂等。

性能 甘,涼。補肝腎,益氣血,清虛熱。

應用 用於遺精,早泄,久瀉,消渴,帶下,骨蒸癆熱等症。用量50～100 g。

文獻 《藥用動物誌》二,368。

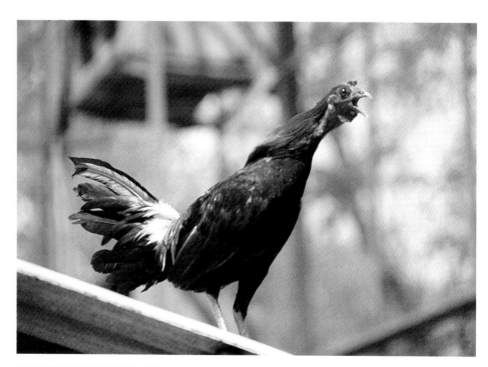

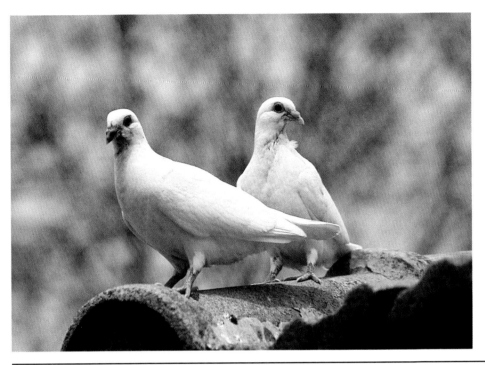

475 鴿肉

來源 鳩鴿科動物家鴿 Columba livia domestica Gmelin 的肉。

形態 家鴿由原鴿馴養而來，基本保持了原鴿暗灰褐色及頸部、前胸的金屬綠和紫色的閃光。長期馴養，形成許多品種，有扇尾、球胸、瘤鼻、眼鏡及傳書鴿等。毛色複雜，除上述灰褐色外，尚有純白、絳紫、茶褐、黑白混雜等。

分佈 飛行迅速而沿直線，離地不很高，以穀類爲食。中國大部分地區均有飼養。

採製 四季均可捕捉，去羽毛及內臟，鮮用。

成分 鴿肉含水分 75.1%、粗蛋白質 22.14%、粗脂肪 1.0%、灰分 1.0%。

性能 鹹，平。滋腎益氣，祛風解毒。

應用 用於虛羸，消渴，久瘧，婦女血虛經閉，惡瘡疥癬等。用量 30～50 g。

文獻 《大辭典》下，4535。

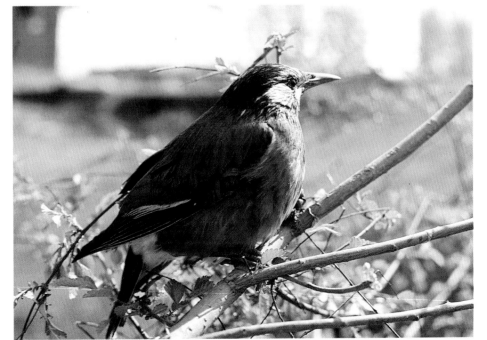

476 灰札子

來源 椋鳥科動物灰椋鳥 Sturnus cineraceus Temminck 的全體。

形態 全體灰褐色，頭部灰黑而兩側白，尾也具白色，嘴和脚均爲棕紅色。雄鳥頭部黑色重，頭側白色雜以黑紋，頭頂具銅綠色反光，並有 1～2 白紋。尾上覆羽有一道白斑，除中央尾羽外，其餘尾羽尖端均具白斑。雌鳥與雄鳥相似。

分佈 性喜羣居，常見於開闊的林緣及山野荒地。營巢於樹洞中，以昆蟲及雜草種子爲食。幾乎遍佈全中國。

採製 全年可捕，捕後去內臟及羽毛，黑燒備用。

性能 酸，寒。收斂固澀，益氣養陰。

應用 用於婦女赤白帶下，男子早泄，陽痿，遺精，虛痨發熱。用量 5～10 g。

文獻 《吉林省中草藥資源名錄》，193。

477　紅毛雞

來源　杜鵑科動物褐翅鴉鵑 Centropus sinensis (Stephens) 除去內臟和羽毛的乾燥體或鮮體。

形態　形似雞類，又似鴉類。除兩翅、肩部爲栗褐色外，通體概爲黑色。頭、頸及胸部沾紫藍色光澤。嘴、脚均爲黑色，後爪特形延長而直。

分佈　棲息於丘陵和平原近水的灌叢或茅草中。覓食於水邊、耕地等處。分佈於浙江、福建、廣東、廣西、貴州和雲南。

採製　四季捕捉，剖腹去內臟和羽毛供藥用。

性能　苦，平。滋腎養陰，通經下乳，祛風除濕。

應用　用於婦女產後頭風痛，手足麻痺，乳汁缺少，跌打損傷等症。用量酒劑 20 ml。

文獻　《廣西藥用動物》，213。

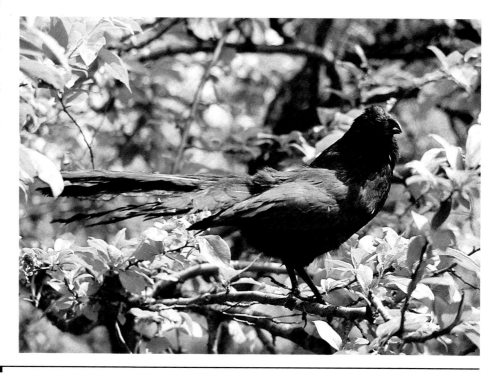

478　白丁香

來源　文雀科動物麻雀 Passer montanus (Linnaeus) 的乾燥糞便。

形態　上體砂褐色，兩肩密佈黑色粗紋，並雜以棕褐色。額、後頸栗褐色。眼下、眼先、頦和喉的中部均黑色，耳羽、頸側白色。胸、腹淡灰近白，兩脇轉爲淡黃色。脚、趾均爲黃褐色，嘴黑色。

分佈　棲於有人類活動地方，食性雜。遍佈全中國各地。

採製　全年均可採收，去淨泥土雜質，曬乾備用。

成分　含灰分 33.7%，總氮量 5.66%，氨 0.22%。

性能　苦，溫。清熱解毒，明目退翳，消積散聚。

應用　用於積聚，疝氣，癰疽，凍瘡。用量 5～10 g，外用適量。

文獻　《大辭典》上，1396。

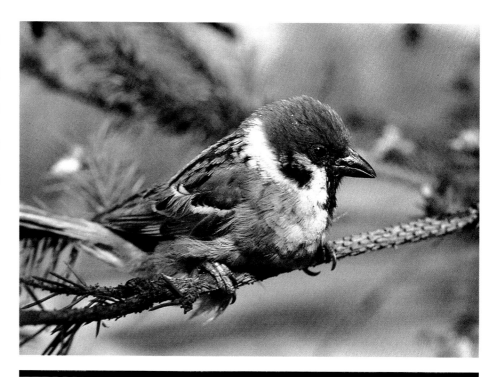

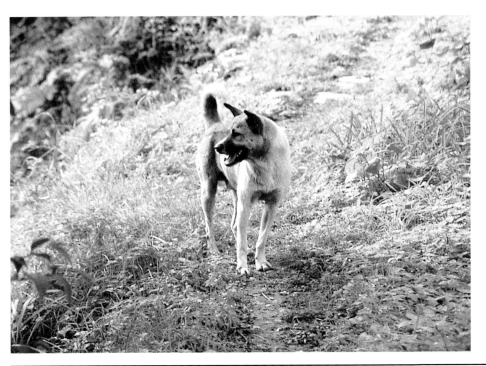

479 狗骨

來源 犬科動物狗 Canis familiaris L. 的骨骼。

形態 小型家畜，體形大小和毛色隨品種而異。通常顏面部向前突出成口吻。口有深裂，齒常外露，舌長而薄，耳短，直立或稍下垂。四肢矯健，前肢5趾，后肢4趾，具爪，爪不能伸縮。趾行性。雌性有乳頭4～5對。尾大多向上卷曲。

分佈 中國各地均有飼養。

採製 將狗殺死后，剝皮，剖腹取出內臟，剔去骨骼上的筋肉，掛於當風處晾乾。

成分 含骨膠原、脂肪、無機物等。

性能 辛、鹹，溫。祛風濕，強筋骨，健脾和絡，活血生肌。

應用 用於風濕性關節痛，腰腿酸軟，四肢麻木，久痢，瘡瘺，凍瘡等。用量散劑6～9 g。酒劑30～60 g。

文獻 《滙編》下，408。

480 貉肉

來源 犬科動物貉 Nyctercutes procynoides Gray 的肉。

形態 體形似狐，但比狐小而粗，四肢比尾巴短，吻及耳均短。兩頰部有蓬鬆的淡色長毛，頰兩側有明顯的八字形黑紋，吻部灰棕色，背部灰棕色，略帶橘黃色，腹毛色淡，四肢淺黑或咖啡色。

分佈 喜棲於河谷及靠近湖邊的樹叢中。性怯，夜間覓食，食性雜。貉是犬科中唯一進行冬眠的種類。廣佈於中國大部分地區。近年多有飼養。

採製 全年均可捕捉，獵取後宰殺剝皮，取肉用。

性能 甘，溫。滋養補虛。

應用 用於婦女虛癆，小兒疳積。適量。

文獻 《大辭典》下，5222。

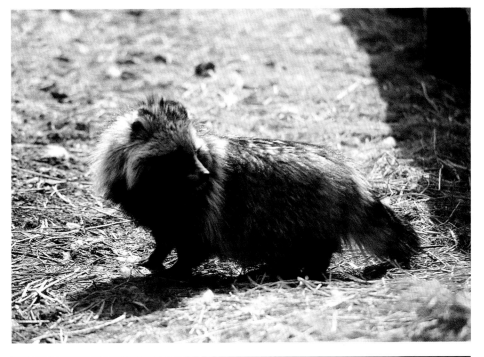

481 東北虎（虎骨）

來源 貓科動物東北虎 Panthera tigris L. 的骨骼。

形態 體形似貓而大，身長可達 2.9 m，尾長約 1 m。頭圓，頸短，眼大，耳小。口旁列生長鬚。犬齒大而銳利。四肢粗壯有力，身軀雄偉。毛色棕黃，有許多黑色棕紋。眼上方有一白色區。

分佈 棲於森林，喜獨居。晨昏活躍，行動敏捷，性兇猛。以其他獸類為食。分佈於東北。

採製 獵捕後取骨骼，剔淨筋肉，陰乾用。

成分 含磷酸鈣及蛋白質等。

性能 辛，溫。祛風定痛，鎮驚，健骨。

應用 用於筋骨疼痛，腰膝軟弱無力，驚悸，癲癇等。用量 15～25 g。

文獻 《大辭典》上，2747。

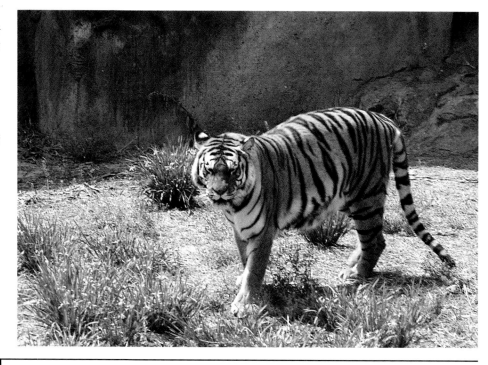

482 野驢（阿膠）

來源 馬科動物野驢 Equus hemionus Pallas 的皮經加工而成。

形態 體形似驢、馬雜交的騾。頭較短而寬。吻部稍鈍圓，頸部鬃毛短而直立。前肢內側均有圓形胼胝體，俗稱“夜眼”。尾較粗，其端生有長毛。唇呈乳白色，上體淡棕色，腹毛黃白色，四肢毛色較背部略淺。尾棕褐色。

分佈 棲息於荒漠草原，有集羣習性，剽悍敏捷，奔跑迅速。分佈於內蒙古、甘肅、青海、新疆、西藏。

採製 將其皮浸軟，去淨毛及污物，切成小塊，煮液濃縮，凝固成膠。

性能 甘，溫。補肺潤燥，止血安胎。

應用 用於陰虛嗽，咯血，胎動下血等症。用量 10～25 g。

文獻 《藥用動物誌》一，284。

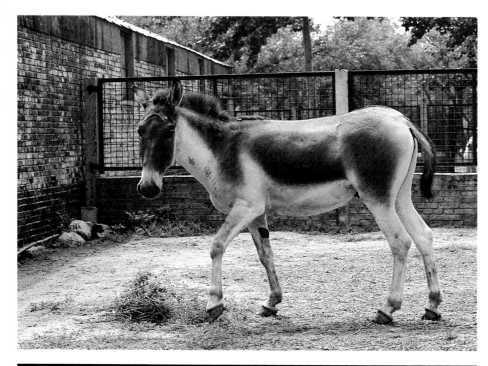

483 綿羊

來源 牛科動物綿羊 Ovis aries L. 的肝臟。

形態 身長 1～1.2 m，體軀豐滿而寬闊。雄者角大，彎曲呈螺旋狀，母羊無角或細小。頭長，頸短，耳大，吻狹長，唇薄而靈活。四肢強健，尾型不一，有瘦長尾、肥尾之分。全體被毛綿密，毛柔軟而卷曲，多為白色。

分佈 為飼養家畜，幾遍全國，以西北和北部為多。

採製 羊宰殺後，剖腹取出肝臟。

成分 含多種營養物質如維生素 A、B$_{12}$ 等。

性能 甘、苦，涼。滋補，強壯，明目。

應用 用於夜盲症，貧血及虛弱消瘦等。用量 3～6 g。

文獻 《滙編》下，885。

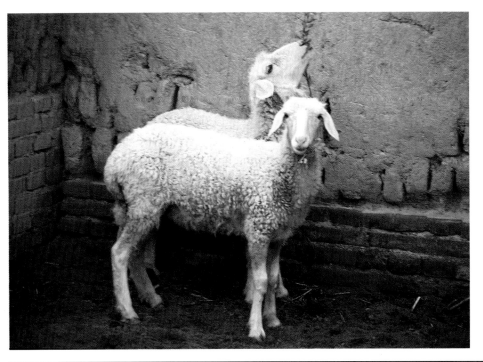

484 巖羊角

來源 牛科動物巖羊 Pseudois nayaur Hodgson 的角。

形態 身體大小似綿羊。全身顏色趨向青灰。頭部灰白色與灰色相混，上下唇、耳內側、頷及臉側呈灰白色。四肢內面均具一道直達蹄部的明顯黑紋。尾基白色，尾尖黑色。雌雄均有角。雄獸角粗大，雌獸角小得多，角形細直。

分佈 棲於裸巖高山與開闊山谷間。喜羣居，善攀登亂石，行動敏捷。以樹葉為食。分佈於內蒙古、陝西、甘肅、寧夏、四川及青海。

採製 獵後取角燒炭，研末用。

性能 苦，涼。解熱消腫。

應用 用於胃腸炎，胃腸膿腫，發熱等。用量 15 g。

文獻 《藥用動物誌》二，469。

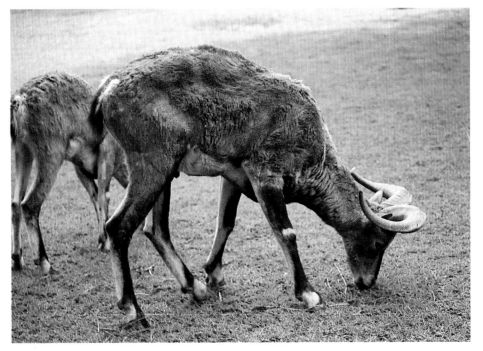

485 小海浮石(海浮石)

來源 海水沉積形成的 Calcium carbonate 礦石。

形態 呈不規則類圓球形,直徑 1～2 cm。表面灰至淺灰色,不平坦,具多數小孔隙。體較重,質較硬,斷面似海綿而呈層狀,常以碎貝殼為核心。略有腥氣,味微鹹。

分佈 為海水沉積的碳酸鈣附着於碎貝殼的周圍。主產於山東煙臺地區。

採製 從海裏撈出,揀盡雜質,曬乾。

成分 含量順序為鈣、鎂、鋅、鐵、硅、鋁、錳、銅、錫等。

性能 鹹、寒。清熱化痰,軟堅。

應用 用於肺熱咳嗽,老痰積塊,氣管炎,淋病,疝氣,瘡腫。用量 7～10 g。

文獻 《中藥誌》四,263。

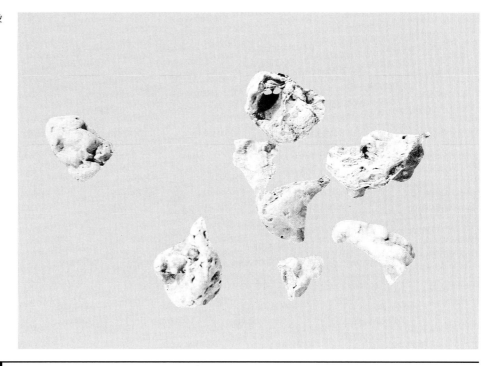

486 石燕

來源 腕足類石燕子科動物中華弓石燕 Cyr tiospirifer sinensis (Graban) 及近緣動物的化石。

形態 略呈腎臟形而扁,長 2～3 cm,青灰至土棕色,中央隆起,具放射狀紋理,其中一面在隆起的中部有一縱溝向下彎曲作鳥喙狀。質堅如石。

分佈 為碳酸鈣質及少量黏土的沉積物。主產於遼寧、河北、湖北、湖南、山西、廣西、江西等地。

採製 採後除去雜石。

成分 含量順序為鈣、硅、鎂、鋁、五氧化二磷、鎳、鋅、錳、鈦等。

性能 甘,涼。清熱涼血,利濕。

應用 用於淋病,尿血,小便不利,濕熱帶下。用量 3～5 g。

文獻 《中藥誌》四,225。

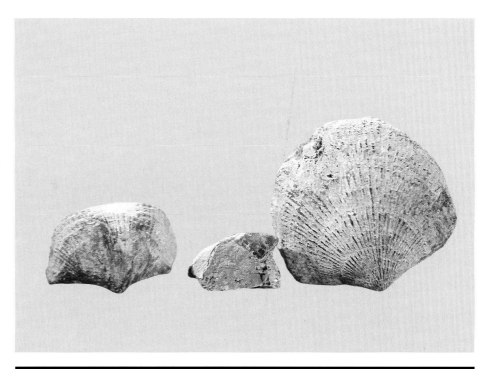

487 禹餘糧

來源 氧化物類礦物褐鐵礦 Limonite 的一種礦石。

形態 呈不規則塊狀,表面常有似刀削的整齊面或呈結核狀,紅褐色常不均勻。質重,較堅硬。斷面呈色澤不均勻層狀。氣無,味微苦澀。

分佈 主要由含鐵礦物經氧化分解後,再經水解沉積而成。主產於山東、河南、山西、浙江、四川等地。

採製 挖後去淨雜石即可。

成分 含量順序為鐵、硅、鉀、鋁、鈣、鎂、五氧化二磷、錳、硫、砷等。

性能 甘,寒。澀腸止血,止咳逆。

應用 用於久瀉,久痢,崩漏,帶下,痔漏。用量 10～15 g。外用適量。

文獻 《大辭典》下,3483。

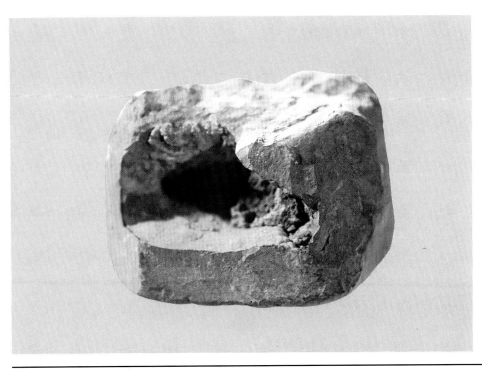

488 桃色珊瑚(珊瑚)

來源 磯花科動物桃色珊瑚蟲 Corallium japonicum kishinouye 分泌的石灰質骨骼。

形態 羣體呈樹枝狀,分枝擴散,直徑 2～8 mm,表面生有多數水螅體,稱珊瑚蟲。蟲體分泌的石灰質而形成骨骼,即通常所稱的"珊瑚"。骨骼紅色,瑩潤,質較硬。

分佈 着生於海底的巖礁上,以觸手捕食微生物。主產於廣東、福建、台灣及西沙羣島。

採製 用網垂入海底採收。

成分 主含碳酸鈣,微量成分順序為硅、鐵、鎂、鋁、鋅、銅、錳、鈦、鎳等。

性能 甘、平。安神鎮驚,袪翳明目。

應用 用於驚癇抽搐,吐血衄血。用量 0.5～1 g。外用適量。

文獻 《大辭典》下,3095。

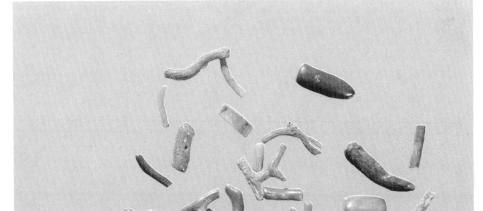

489 麥飯石

來源 爲火山巖花崗巖 Igneous rock 巖石。

形態 呈不規則塊狀，具稜角，由黃、紅、白、灰、黑等不同色澤礦物顆粒組成，顆粒大小和色澤分佈很像一團麥飯。體重質堅硬，斷面色澤同表面。

分佈 多爲次火山巖形成的斑狀巖石。中國大部省份均有此資源。

採製 挖出後除去雜石，洗淨曬乾。

成分 含量順序爲硅、鈉、鈣、鉀、鎂、五氧化二磷、鈦、錳、釩、鐵、鋁、鋅等。

性能 甘，溫。消癭腫，解毒消炎。

應用 用於癰疽惡瘡，潰瘍久不收口。用量 5～10 g。

文獻 《本草綱目》，618。

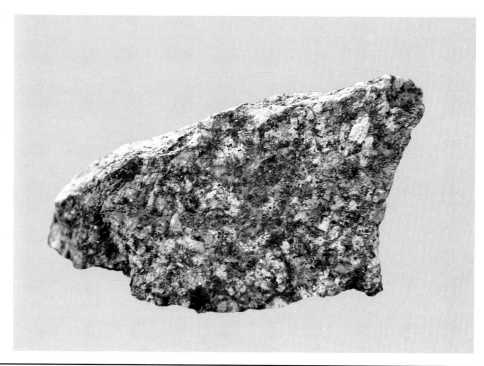

490 蛇含石

來源 黃鐵礦 Pyrite nodule 的結核。

形態 等軸晶系。隱晶質或爲顯晶質，呈類圓球形，直徑 0.7～3 cm。表面黃褐至黃紅色。具密集的立方體稜角。質重較硬，斷面不平坦，中間常有銅黃色放射狀花紋。燒之微有硫黃氣。

分佈 爲煤層中沉積的硫鐵礦結核。主產於浙江、廣東等地。

採製 採得後除去雜石及泥土。

成分 含量順序爲鐵、鈣、鋁、鎂、錳、鎳、釩、錫等。

性能 甘、寒。安神鎮驚，止血定痛。

應用 用於心悸驚癇，腸風血痢，胃痛，骨節酸痛。用量 5～10 g。

文獻 《大辭典》下，4344。

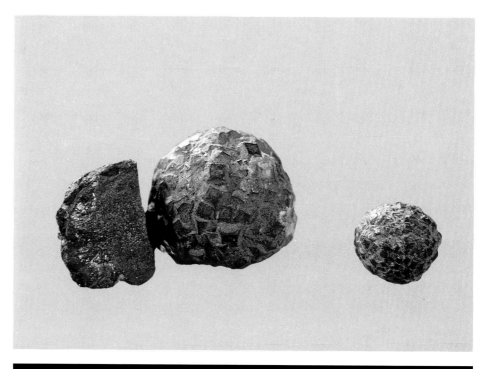

491 硫黃

來源 自然硫或含硫礦物煉製成的硫黃
Sulphur。

形態 斜方晶系。呈模內凝固的塊形，具
明顯結晶或顆粒，黃色而均勻。質重性脆，
易燃燒。

分佈 爲煉製品。主產於山東、江蘇、湖
北、湖南、四川、雲南、台灣等地。

採製 將自然硫熔化，取上層潔淨熔液於
模內；或溶於二硫化碳中，蒸餾之。

成分 含量順序爲硫、鈣、鐵、鎂、鋁、
鈦、錳、銅、硅、砷等。

性能 酸，熱。壯陽散寒，殺蟲通便。

應用 用於陽痿，老人寒結便秘及虛喘，
疥癬，濕疹。用量2～8 g，外用適量。

文獻 《大辭典》上，1260。

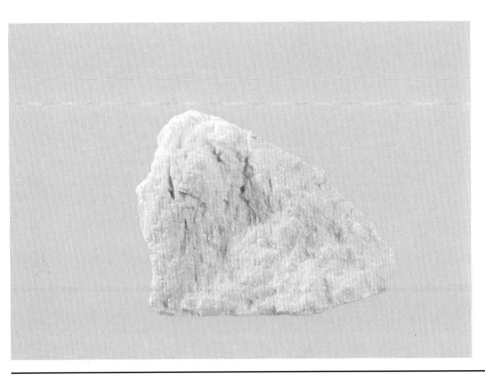

492 瑪瑙

來源 爲石英的隱晶質變種瑪瑙Agate。

形態 三方晶系。呈不規則塊狀，紅、淺
紅或深灰色，常具有條帶或雲霧狀彩色。
半透明至透明，質硬。迅速摩擦不易熱。

分佈 火山作用後期，熱水溶液在火山巖
裂隙中沉積出膠體二氧化硅脫水而成。主
產於遼寧、河南、江蘇、湖北、陝西、四
川、台灣等地。

採製 挖出敲去附着物。

成分 含量順序爲硅、鐵、鋁、鎂、錳、
鈦、鋅、鉬、銅、鎳等。

性能 辛，寒。清熱明目。

應用 用於目生障翳，腫痛流淚。外用適
量。

文獻 《大辭典》上，2077。

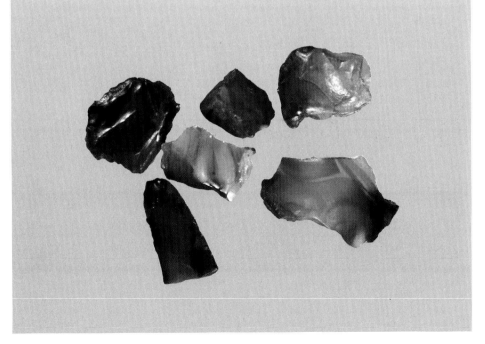

493 爐甘石*

來源 碳酸鹽類礦物菱鋅礦Smithsonite
的集合體。

形態 三方晶系。呈不規則塊狀，表面白
或淺紅色顯粉性，具多數小孔洞。體輕而
質鬆，性稍酥脆，斷面多呈淺紅色。味微
澀。

分佈 主要形成於鋅礦區的風化帶。主產
於湖南、四川、廣西、雲南。

採製 採挖後除去雜石泥土，揀去雜質。

成分 含量順序為鋅、鎂、鋁、鐵、鈦、
錳、鎳、銅、鉛等。

性能 甘、溫。去翳，燥濕斂瘡。

應用 用於目赤障翳，爛弦風眼，皮膚濕
瘡，潰瘍久不收口。外用適量。

文獻 《大辭典》上，3013。

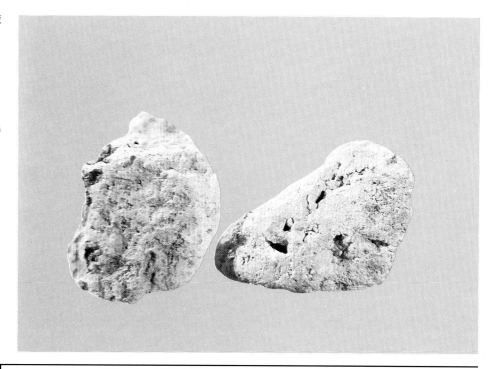

494 朱砂

來源 為天然的辰砂礦礦石Cinnabar。

形態 呈大小不等的顆粒和部分粗粉末。
有一部分顆粒微透明並具較強光澤，鮮紅
色，一部分色稍暗。質較重性脆，易研細，
開研易飛揚，氣無味淡。

分佈 系熱液作用產物。主要在灰巖，白
雲巖中與方解石或白雲石聯生。

採製 將辰砂礦打碎，用浮選法選出朱
砂。

成分 主含硫化汞，微量成分為鋅、鎂、
鈣、砷、錳、鐵、鋁、硅等。

性能 甘，涼。安神，定驚，明目，解毒。

應用 用於癲狂，驚悸，心煩、失眠，眩
暈，瘡瘍。用量 0.5～1.5 g。外用適量。

文獻 《礦物藥》，109。

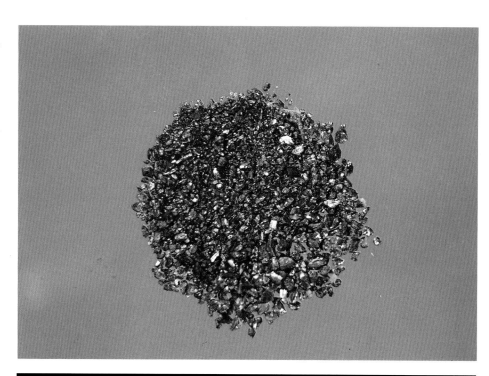

495 雄黃

來源 為硫化物類礦物雄黃 Realgar。

形態 呈不規則塊狀，全體深紅或橙紅色，表面常附有粉末染指，質較酥脆，輕砸可碎，斷面色澤更鮮艷有閃耀的亮星。有特異臭氣，味淡。

分佈 多產於低溫熱液礦脈中。

採製 採得後，用刀削去泥土雜質。

成分 含量順序為硫、砷、鋁、硅、鈣、鐵、鎂、錫、鈦、錳等。

性能 苦，溫。燥濕，袪風，解毒。

應用 用於疥癬，驚癇，喉痹，痔瘻，哮喘，腋臭。用量 0.5～2 g。外用適量。

文獻 《大辭典》下，2338。

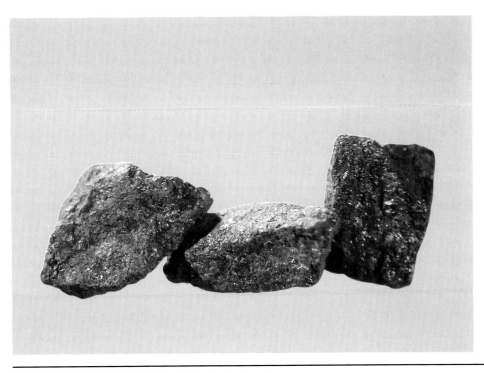

496 白礬

來源 為礦物明礬石，經加工提煉而成的結晶 alumen。

形態 呈不規則的結晶體，大小不一。無色透明，表面多不平滑，常具稜角，玻璃樣光澤。質硬性脆易打碎。易溶於水，味微甜而澀。

分佈 為人工製品。

採製 採得後，打碎，用水溶解，收集溶液，蒸發濃縮，放冷後即析出結晶。

成分 主含硫酸鋁鉀，微量成分為鈉、鈣、鐵、鎂、硅、銅等。

性能 酸，寒。消痰，燥濕，止血，解毒。

應用 用於喉痹，肝炎，黃疸，瀉痢，衄血，子宮脫垂，白帶。用量 1～4 g。外用適量。

文獻 《大辭典》上，1383。

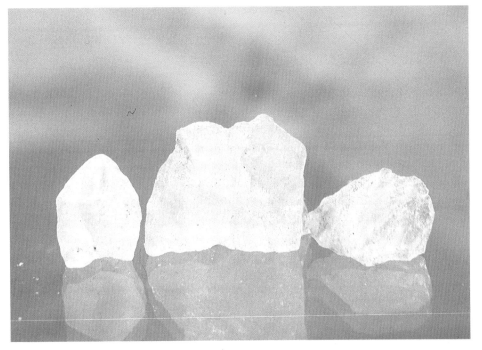

497 鉛粉

來源 爲用鉛加工製成的碱式碳酸鉛 lead carbonate。

形態 呈白色的細末，常因吸潮凝結成大小不等的塊。捻之成粉有細膩光滑感。質重，不透明。氣、味皆重。

分佈 爲人工製品。

採製 將鉛置於盛稀醋酸的磁鍋上，先成碱式醋酸鉛，再逢無水碳酸，而成碱式碳酸鉛，即爲鉛粉。

成分 主含碱式碳酸鉛，微量成分爲鋁、鈣、鎂、鈉、鐵、銅、硅等。

性能 甘、辛，寒。消積，解毒，生肌。

應用 用於疳積，潰瘍，疥癬，癥瘕，燙傷。用量 1～2 g。外用適量。

文獻 《大辭典》下，3847。

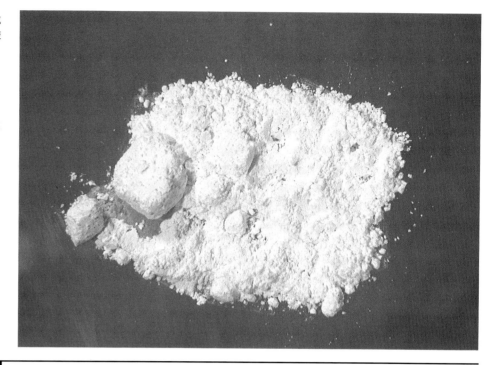

498 銅綠

來源 爲銅器表面經二氧化碳或醋酸作用生成的綠色鏽衣 Copper carbonate。

形態 呈綠色粉末，常因吸潮凝結成大小不等的塊。具光澤。質鬆較重，捻之光滑染指。燃燒現綠色火焰。氣無味微澀。

分佈 爲人工製品。

採製 銅器久置潮濕處或將醋噴在銅器上，其表面產生青綠色的銅鏽，刮取後，乾燥之。

成分 主含碱式碳酸銅，微量成分爲鈉、鈣、鈦、鎳、銀、鐵、鋁、硅等。

性能 酸，平。退翳，歛瘡，吐風痰。

應用 用於目翳，喉痺，頑癬，疳，痔惡瘡。用量 0.5～1 g。外用適量。

文獻 《大辭典》下，4465。

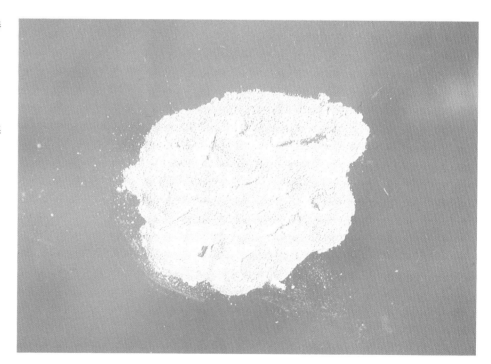

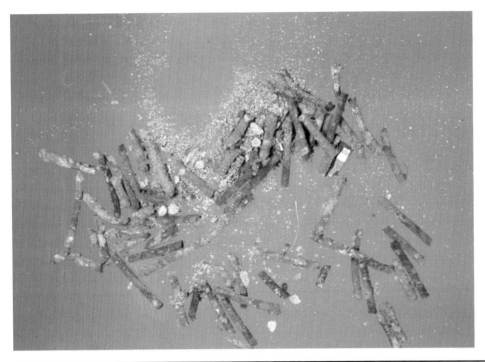

499 綠鹽

來源 為銅在酸性鹽水中生成 Artificial cupric chloride。

形態 呈綠色顆粒狀，質較重，易研碎。氣無，味微鹹而澀（紅褐色長條狀者為銅絲）。

分佈 為人工製品。

採製 取銅絲剪碎，泡於加醋酸的食鹽水中，封嚴，放適溫處，取銅絲表面綠色的顆粒乾燥之。

成分 主含氯化銅，微量成分為鋅、鎳、釩、錳、鈦、錫、鐵等。

性能 鹹，平。退翳，清熱。

應用 用於眼目生翳，赤澀昏花，泪多眵多。外用適量。

文獻 《大辭典》下，4716。

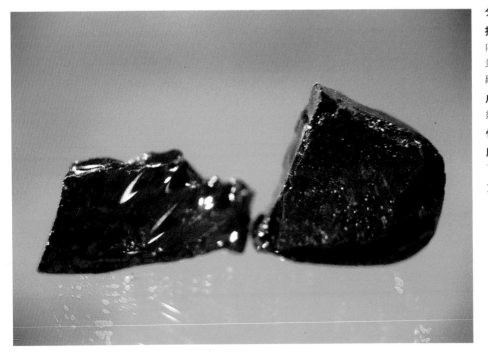

500 小靈丹

來源 以昇華法製成的丹劑Vulcanlizing agent。

形態 呈凝結物的漫圓形，0.5～1.5 cm厚，紅色常可見黃色顆粒（硫黃），玻璃光澤。質重性脆，斷面光澤更強。有特異臭氣。

分佈 北京市中藥一廠生產。

採製 硫黃面、雄黃面混合均勻，置瓷罐內，上蓋仰口鐵盞，罐與盞接口處用鹽泥封固，乾後盞內放冷水，加熱 5～6 小時，離火待涼揭開，取盞底凝結物。

成分 主含三硫化二砷，微量成分順序為鎂、鈣、鐵、鋁、硅等。

性能 甘，溫。溫腎散寒，止痛止瀉。

應用 用於脾虛久瀉，腎寒腹痛，赤白帶下，疝氣，婦女行經腹痛。用量 3～5 g。

文獻 《礦物藥》，311。

參 考 書 目

一、中文及日文

三畫

《大辭典》——《中藥大辭典》
（上、下冊及附編），江蘇新醫學
院編。上海：上海人民出版社，
1977。

四畫

《中草藥》——國家醫藥管
理局中草藥情報中心站，天津。

《中草藥通訊》——湖南醫
藥工業研究所，湖南邵陽。

《中草藥學》——南京藥學
院《中草藥學》編寫組編。江蘇：
江蘇科技出版社，1976。

《中國動物藥》——鄧明魯、
高士賢編著。長春：吉林人民出版
社，1981。

《中國藥用動物名錄》——
高士賢、鄧明魯；長春中醫學院學
報，二期（長春，1987）。

《化學學報》——中國化學
會，上海。

《中藥通報》——中國藥學
會，北京。

《中藥誌》（一至四冊）
——中國醫學科學院藥物研究所等

編著。北京：人民衛生出版社，
1961。

五畫

《四川中藥誌》——中國科
學院中醫中藥研究所主編，1960。

《本草綱目》——〔明〕李
時珍著。北京：人民衛生出版社，
1975。

《甘肅中草藥手冊》——甘
肅衛生局編，1971。

六畫

《吉林省中草藥資源名
錄》——吉林省中藥資源普查辦
公室編。長春：吉林省中藥資源普
查辦公室印，1988。

《西雙版納植物名錄》——
中國科學院雲南熱帶植物研究所
編。昆明：雲南民族出版社，
1984。

八畫

《長白山植物藥誌》，吉林
省中醫中藥研究所等編。長春：吉
林人民出版社，1982。

《東北草本植物誌》——中
國科學院林業土壤研究所（瀋
陽）。北京：科學出版社，1980。

九畫

《香港中草藥》（一至五
冊）——莊兆祥等主編。香港：商
務印書館香港分館，1978～86。

十畫

《原色中國本草圖鑑》（一
至八冊），錢信忠、樓之岑等編。
北京：人民衛生出版社；京都：雄
渾社；1982～1986。

《浙藥誌》——《浙江藥用
植物誌》（上、下冊），《浙江藥
用植物誌》編寫組編。杭州：浙江
科學技術出版社出版，1980。

十一畫

《常用中草藥簡編》——廣
州軍區後勤衛生部，1971。

十二畫

《植物誌》——《中國植物
誌》，中國科學院中國植物誌編委
會。北京：科學出版社，1978～
87。

《植物學報》——中國植物
學會，北京。

《植物藥有效成分手
冊》——國家醫藥管理局中草藥
情報中心站編。北京：人民衛生出
版社，1986。

《雲南民間草藥》——雲南省衛生局編。昆明：雲南人民出版社，1973。

十三畫

《新華本草綱要》——江蘇植物研究所、昆明植物研究所、中國醫學科學院藥用植物資源開發研究所合編。上海：上海科技出版社（即將出版）。

《滙編》——《全國中草藥滙編》（上、下冊），全國中草藥滙編編寫組編。北京：人民衛生出版社，1976。

《新疆中草藥》——新疆維吾爾自治區等編（烏魯木齊），1975。

十五畫

《廣西本草選編》（上、下冊）——廣西壯族自治區革委會衛生局主編。南寧：廣西人民出版社，1974。

《廣西民族藥簡編》——黃燮才等主編。南寧：廣西壯族自治區衛生局藥品檢驗所出版，1980。

《廣西民間草藥》——《廣西民間常用草藥》（一、二集），廣西壯族自治區中醫藥研究所編。南寧：廣西壯族自治區人民出版社，1964。

《廣西植物》——廣西植物研究所、廣西植物學會（桂林）。

《廣西園林中草藥》——《園林中草藥植物名錄》。南寧：南寧市南湖公園編印，1973年。

《廣西藥用動物》——林呂何編著。南寧：廣西人民出版社，1987。

《廣西藥用植物名錄》——廣西壯族自治區中醫藥研究所編。南寧：廣西人民出版社，1986。

《廣西藥園名錄》——《廣西醫藥研究所藥用植物園藥用植物名錄》，廣西壯族自治區醫藥研究所藥用植物園編。南寧：廣西藥用植物園出版，1974。

十九畫

《藥用動物誌》——《中國藥用動物誌》（一、二冊），《中國藥用動物誌》協作組編著。天津：天津科學技術出版社，1979、1982。

《藥典》——《中華人民共和國藥典一九八五年版》（一部），衛生部藥典委員會編。北京：人民衛生出版社，1985年。

《藥學學報》——中國藥學會，北京。

《麗江中草藥》——雲南省麗江地區衛生組編，1971。

二十畫

《礦物藥》——《中國礦物藥》，李大經等編著。北京：地質出版社，1988。

二、英文及其他外文

《蘇聯藥用植物圖誌》——莫斯科，1962。
(Н.В. Цицин: *АТЛАС ЛЕКАРСТВЕННЫХ РАСТЕНИЙ СССР* ГОСУДАРСТВЕННОЕ ИЗДАТЕЛЬСТВО МЕДИЦИНСКОЙ ЛИТЕРАТУРЫ МОСКВА 1962)

C.A. – Chemical Abstracts (weekly), The Chemical Abstracts Service, U.S.

Chem, Pharm, Bull. – Chemical & Pharmaceutical Bulletin (monthly), The Pharmaceutical Society of Japan, Japan.

Handbook on Philippine Medicinal Plants, v.1-3, De Padua, L.S., et al. Los Banos: University of the Philippines, 1982-83.

Phytochemistry (monthly) – A. Wheaton & Co. Ltd, Great Britain.

Plant. Med. – Planta Medica (bimonthly), Georg Thieme Verlag, Germany.

拉丁學名索引

中文名稱索引